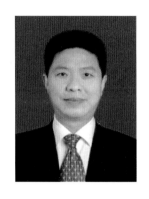

吴绪平

吴绪平，男，三级教授、主任医师，硕士研究生导师。现任中国针灸学会第七届理事会常务理事、中国针灸学会微创针刀专业委员会主任委员、中国针灸学会针刀产学研创新协作组理事长、世界中医药学会联合会针刀专业委员会学术顾问、国家自然科学基金评审专家。已被收录入《针刀医学传承家谱》，为中华针刀传承脉络第一代传承人。2002年赴韩国讲学，2003年、2011年赴香港讲学，先后指导海内外硕士研究生60余名。2013年赴澳大利亚参加第八届世界针灸学术大会，并作学术报告。

在湖北中医药大学从事针灸与针刀教学、临床及科研工作40余年，主讲《经络腧穴学》《针刀医学》及《针刀医学临床研究》。著有《中国针刀治疗学》，主编全国高等中医药院校"十三五"规划教材《针刀医学》、全国中医药行业高等教育"十二五"规划教材《针刀医学》《针刀影像诊断学》《针刀治疗学》及《针刀医学临床研究》《针刀医学临床诊疗与操作规范》《针刀临床治疗学》《分部疾病针刀治疗丛书》等针灸、针刀专著90余部；编著大型系列视听教材《中国针刀医学》（20集）；主持研制的《针刀基本技术操作规范·中国针灸学会标准》《循证针灸临床实践指南：针刀疗法》由中国针灸学会发布。先后发表学术论文80余篇，获省级以上科研成果奖6项。

在中国针灸学会的领导下，吴绪平任项目总负责人，组建中国针灸学会针灸病例注册登记研究联合体针刀疗法工作室，在全国首批成立深圳、十堰、合肥、黄石和成都5个区域性工作室，大力开展真实世界大数据、多中心的针刀临床病例注册登记研究工作，为针刀医学走出国门做出贡献。

临床专长：运用针刀整体松解术治疗各种类型颈椎病、肩周炎、肱骨外上髁炎、腰椎间盘突出症、腰椎管狭窄症、强直性脊柱炎、类风湿关节炎、膝关节骨性关节炎、神经卡压综合征、腱鞘炎及各种软组织损伤疼痛等。

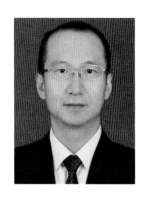

周　鹏

　　周鹏，男，医学博士，主任中医师，博士研究生导师，博士后合作指导教师。现任深圳市宝安区中医院党委书记、院长、针灸学科学术带头人，广东省青年医学杰出人才，深圳市鹏城岐黄中医药领军人才，深圳市高层次人才（后备级），中国针灸学会睡眠管理专业委员会副主任委员，世界中医药学会联合会中医外治操作安全专业委员会副会长，中华中医药学会外治分会副秘书长兼常务委员，广东省针灸学会老年病专业委员会主任委员。

　　主持、参与"调神固本法治疗心身疾病的临床及机制研究"等项目，分获广东省针灸学会科学技术三等奖、中国针灸学会科学技术奖二等奖、广东省优秀科技成果、广东省科技进步二等奖；主持广东省药品监督管理局备案的院内中药制剂"葛根舒筋颗粒"治疗颈肩疼痛、"固腰颗粒"治疗腰腿疼痛等研究项目。主持、参与国家级课题4项、省部级及厅局级课题11项、市区级课题10项；发表论文70余篇，其中SCI 6篇；主编著作2部，参编专著多部；制定行业标准1项，被授权实用新型专利5项。

　　牵头成立广东省首家针灸专科医院，带领针灸科成为广东省中医临床重点专科、深圳市中医特色专科，2018—2021年蝉联"中国中医医院优秀区县临床专科""最佳临床型专科"称号。创新服务模式，牵头成立深圳市首个立足于服务全院各临床病区的针灸亚专科，荣获"2017年改善医疗服务优质服务岗"。

　　临床专长：在临床诊疗中强调"辨体－辨病－辨证"诊疗模式的运用，治疗疾病尤重"调神固本"，并倡导"多维外治"疗法，擅长运用针灸、针刀等结合中药治疗脑卒中、颈椎病、腰椎间盘突出症、肩周炎、膝关节骨性关节炎、咳嗽、失眠、头痛、围绝经期综合征、慢性疲劳综合征等临床常见病、多发病。

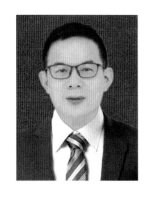

秦 烨

秦烨，男，针灸科副主任，国家执业心理咨询师。现为广东省针灸学会老年病专业委员会秘书、深圳市针灸学会灸法委员会副主任委员、中国中医药研究促进会针灸康复分会理事、中国民族医药学会康复分会理事、深圳市中医药学会第三届外治法专业委员会委员、第一届深圳市养生专业委员会常务委员。发表相关学术论文多篇，参与省级课题2项。参与撰写专著3部。

从事中医康复工作20余年，曾在广东省第二中医院进修脑卒中康复医学。针灸临床特色鲜明，擅长应用头穴丛刺法治疗脑血管疾病，独取翳风穴治疗偏头痛，针刺项七针治疗颈性眩晕，采用面部透穴法治疗周围性面瘫，针刺蝶腭神经节治疗三叉神经痛，电针刺激腰神经干治疗根性坐骨神经痛，条口透承山治疗肩凝症，针刺腰痛点治疗急性腰扭伤。在神经精神疾病方面，善用疏肝调神针法治疗抑郁、焦虑等多种情志疾病；用调神固本针灸法治疗慢性疲劳综合征、亚健康状态、心因性失眠、神经衰弱等心身疾病。在内科疾病方面，擅长通过调节"脑肠轴"功能促进胃肠蠕动和消化，增加食欲，治疗消化系统疾病；针刺内关、郄门穴治疗心血管疾病；针灸气海、关元和五脏背俞穴调理五脏功能，治疗五脏虚证及生育疾患。在妇科方面，善用针灸关元、子宫、地机、三阴交等穴治疗月经不调、痛经、功能性子宫出血、多囊卵巢综合征及不孕症等。

近几年来，运用针刀整体松解、内热针治疗颈椎病、肩周炎、腰椎间盘突出症、膝关节骨性关节炎、神经卡压综合征、脑卒中后痉挛性瘫痪、脊柱相关疾病及各种慢性软组织损伤性疾病取得显著疗效。

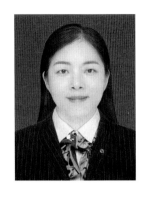

廖晓英

廖晓英，女，副主任护师，现任广东省深圳市宝安区中医院针灸科护士长、广东省护理学会中医痰疗护理专业委员会副主任委员、广东省针灸学会老年病专业委员会常务委员、深圳市灸法委员会常务委员、深圳市康复护理学会常务委员等职务。先后取得中国康复医学会颁发的"康复专科护士"资质、深圳市"中医适宜技术17项技术"技能导师、广东省"中医专科护士"及深圳市"中医老年专科护士"临床带教资质；担任广州中医药大学、福建中医药大学等高等院校的临床护理教学工作及论文指导老师。"全国针刀整体松解治疗疑难病研修班"结业。主持及参与科研课题5项，主编护理专著1部，获国家级实用新型专利2项，发表护理论文多篇。

个人荣获深圳市、院级"优秀护士长"，宝安区"十佳护士"，深圳市"优秀护理管理者"等称号。带领团队获得"深圳市优秀护理集体""最佳运营科室"、广东省中医药学会"优秀科室"等荣誉称号；2019年度精益改善项目"缩短住院患者CT检查时间"通过精益企业中国论证，获得精益医疗绿带证书。主持的"精灸疗法改善中风后抑郁症的临床运用"项目荣获"中医护理新技术"奖，"雷火灸改善慢性湿疹的临床应用"项目获广东省首届灸疗罐特色技术应用个案大赛特等奖。

从事内科、外科临床护理及护理管理工作25年，近10年专注于中医、针灸、针刀治疗常见疾病及疑难疾病的治疗与护理，在中医辨证思维下运用中医适宜技术解决护理难题。目前科室开展中医适宜技术14项，精灸疗法、红炉拨筋罐疗法、雷火灸疗法、芳香疗法等中医特色护理新技术颇具特色，已有5000多人次运用。

临床专长：中西医结合治疗与护理脑卒中、颈椎病、腰椎间盘突出症、骨关节病、焦虑、抑郁、失眠等疑难病及慢性病。

常见疾病针刀
整体松解治疗与护理

主审◎吴绪平　周　鹏
主编◎秦　烨　廖晓英

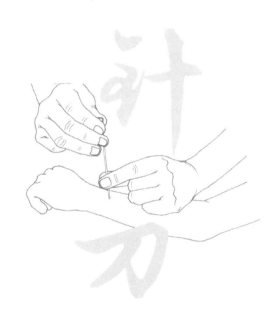

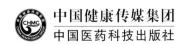

中国健康传媒集团
中国医药科技出版社

内 容 提 要

全书分为上、下两篇，共计 14 章。上篇总论，第一、第二章分别介绍了针刀治疗学基础、常用针刀刀法手法。第三至第七章分别介绍了护理学的形成与发展、护理学的基本概念、护理程序、分科疾病的护理常规、针刀术的护理常规。下篇各论，第八至第十四章详细介绍临床各科疾病的针刀整体松解治疗与护理方法，涵盖头颈躯干部慢性软组织损伤疾病、上肢部慢性软组织损伤疾病、下肢部慢性软组织损伤疾病、神经卡压综合征、常见骨关节疾病、常见脊柱相关疾病、常见美容与减肥疾病，共计 53 种。每种疾病按照概述、针刀应用解剖、病因病理、临床表现、诊断要点、针刀治疗、针刀术后手法治疗及护理措施的体例撰写，详细阐述了疾病的分次针刀整体松解治疗方法、针刀术后手法治疗及护理，使读者学以致用，收到立竿见影的效果。

全书内容丰富，资料翔实，图文并茂，言简意赅，实用性强，适用于广大针刀临床医师、护师及全国高等中医药院校针灸推拿学、骨伤科学、中医护理学等专业大学生、本科生阅读参考。

图书在版编目（CIP）数据

常见疾病针刀整体松解治疗与护理 / 秦烨，廖晓英主编 . — 北京：中国医药科技出版社，2024.6

ISBN 978-7-5214-4694-4

Ⅰ . R245.31

中国国家版本馆 CIP 数据核字第 202428J9M8 号

美术编辑　陈君杞
版式设计　也　在

出版　**中国健康传媒集团** ｜ 中国医药科技出版社
地址　北京市海淀区文慧园北路甲 22 号
邮编　100082
电话　发行：010-62227427　邮购：010-62236938
网址　www.cmstp.com
规格　787×1092mm $\frac{1}{16}$
印张　21
字数　456 千字
版次　2024 年 6 月第 1 版
印次　2024 年 6 月第 1 次印刷
印刷　河北环京美印刷有限公司
经销　全国各地新华书店
书号　ISBN 978-7-5214-4694-4
定价　76.00 元

获取新书信息、投稿、为图书纠错，请扫码联系我们。

编写说明

针刀疗法自诞生至今已有40余年。在全国针刀医务工作者的共同努力下，小针刀疗法如今已发展成为理论体系、诊疗技术和临床应用三位一体的新兴医学学科——针刀医学。针刀医学是中西医结合的典范，具有实用性强、适应证广、临床疗效好、治愈率高的优势。其治疗方法具有独创性，因此针刀护理也尤为重要，它不仅能消除患者的恐惧心理，使患者积极配合医生进行治疗；还能在诊疗全过程中给予患者正确的指导与帮助，促进患者尽快恢复，减少复发率。

本书选取临床上针刀治疗频率较高的常见疾病，详细阐述每种疾病针刀整体松解治疗的过程，以及治疗前、治疗中、治疗后的全方位护理。一方面能够提高针刀医师的基本理论和临床操作技能；另一方面能够给针刀护理提供借鉴与帮助，从而使医护配合相得益彰，更好地服务患者。

全书分为上、下两篇，共计14章。上篇总论，第一、第二章分别介绍了针刀治疗学基础、常用针刀刀法手法。第三至第七章分别介绍了护理学的形成与发展、护理学的基本概念、护理程序、分科疾病的护理常规、针刀术的护理常规。下篇各论，第八至第十四章详细介绍临床各科疾病的针刀整体松解治疗与护理方法，涵盖头颈躯干部慢性软组织损伤疾病、上肢部慢性软组织损伤疾病、下肢部慢性软组织损伤疾病、神经卡压综合征、常见骨关节疾病、常见脊柱相关疾病、常见美容与减肥疾病，共计53种。每种疾病按照概述、针刀应用解剖、病因病理、临床表现、诊断要点、针刀治疗、针刀术后手法治疗及护理措施的体例撰写，详细阐述了疾病的分次针刀整体松解治疗方法、针刀术后手法治疗及护理，使读者学以致用，收到立竿见影的效果。

本书主要特色在于以人体弓弦力学系统和慢性软组织损伤病理构架的网眼理论为理论支撑，从点、线、面、体的立体网络状病理构架分析疾病的发生发展规律，将针刀治疗从"以痛为腧"的病变点治疗提升到对疾病病理构架进行整体松解治疗的高度上来，为针刀临床治疗点的确定、分次治疗部位的选择提供了依据，并以此确立了针刀治疗疾病的根本方法及目的——恢复机体动态平衡及力平衡。同时加入了针刀护理的内容，优化了针刀治疗的临床效果。

书中所有图片都是我们精心绘制的，具有立体感强、清晰度高、大小适中、形象逼真等特点。全书内容丰富，资料翔实，图文并茂，言简意赅，实用性强，适用于广大临床针刀科、针灸科、疼痛科、康复科医师与护师，全国高等中医药院校针灸推拿学、骨伤科学、中医护理学等专业本科生、研究生阅读参考。

编者
2024 年 2 月

目　录

上篇　总论

下篇　各论

针刀

上篇　总论

第一章 ▶ 针刀治疗学基础

第一节 针刀治疗的目的

针刀治疗的目的是在不切除人体组织、器官的前提下，恢复人体的生理平衡。这种平衡包括软组织（如筋膜、腱膜、肌肉、肌腱、韧带、神经、血管、内脏器官等）的动态平衡和骨关节的力平衡。

所谓平衡，就是在生命活动的制约下，在时间和空间的限制下，在特定的量和度以内活动。所谓动态，就是指人体外在的活动状态和人体组织器官内在的活动状态。人体器官在正常生命活动允许范围内，在特定时间和空间的量和度以内自由的活动状态就叫人体的"动态平衡"。人体作为生命活体，最显著的特性就是在哪里受到伤害或有缺损，就在哪里自我修复、自我调节。当伤害和缺损超过人体自我修复、自我调节的限度，则需要借助外来因素的干预达到修复和调节的目的。

在针刀医学理论的指导下，针刀闭合性手术可以在不切除组织、器官的前提下治愈疾病。过去治疗疾病只注意将疾病治愈（所谓治愈是指病变已经停止继续伤害人体，致病因素已经排除），而很少注意到疾病治愈后有关脏器的功能或人整体的状态、工作能力是否受到影响。针刀医学提出的治愈标准是在保证人体组织结构的完整性不受破坏、有关脏器的功能和人的工作能力不受影响的情况下，将致病因素排除。

在研究人的生物特性后，针刀医学提出，治疗手段应引导和帮助人体进行自我调节，战胜疾病，而不是代替或者影响人体的自我调节功能。

针刀治疗的目的有以下几点。

1. 恢复软组织的动态平衡

针刀医学认为，动态平衡失调是慢性软组织损伤根本的病因。动态平衡失调有四大病理因素，即粘连、瘢痕、挛缩、堵塞。而粘连、瘢痕、挛缩、堵塞本身也是人体自我调节、自我修复的过程，如果受损组织的面积小、损伤程度轻，人体通过修复和自我代偿使受损组织恢复功能，则不引起临床表现。但是，如果损伤范围较大，或者损伤程度重，人体不能自我修复组织、器官的形态和功能，引起受损组织、器官的功能障碍，则将引发临床表现。如暴力性、积累性、情绪性、隐蔽性、疲劳性、侵害性、人体自身重力性、手术性、病损性、环境性、功能性损伤等引起筋膜、肌肉、肌腱、韧带、神经、血管、内脏器官的慢性损伤后，人体局部产生炎性渗出，最终通过纤维组织增生修复受损的软组织。纤维组织不是受损组织本身，而是人体在自我修复过程中产生的应激反应产物，其与受损组织之间存在差异和不同，不能与受损组织完全融合在一起，当纤维组织不能填补受损组织的缺损，或大量纤维组织堆积在局部形成瘢痕、粘连、挛缩或堵塞，就必然导致同种组织内部、不同组织之间或相邻组织器官之间的运动轨迹不同步，当这些软组织运动时，就有相应的临床表现。所以，要想使动态平衡恢复，首先要通过针刀闭合性手术调节或清除四大病理因素。人体自身的调节恢复，相应临床表现消失，疾病也就治愈了。

2. 恢复骨关节的力平衡

西医学的退行性变，通俗来讲就是老化的意思。衰老是不可逆转的自然规律，老化也不可逆转。老化不可逆转，退行性变也就不可逆转，因此骨质增生疾病也不可能得到根本治疗。事实是不是这样呢？针刀医学给出了答案。

人体内力平衡失调是骨质增生的根本原因。力有三要素，即大小、方向、作用点，三者缺一不可。力的表现形式是多样复杂的，人体内，力均可以概括为 3 种形式，即拉力、压力和张力，同时存在相对应的应力（即拉应力、压应力和张应力）。正常情况下，人体的力学系统是为了支持各种生理功能而存在的。当骨关节和附于其上的软组织（如肌肉、肌腱、韧带、滑囊等）损伤后，受损软组织的粘连、瘢痕、挛缩、堵塞引起其起止点的力平衡失调，产生高应力，牵拉相应的骨关节，使骨关节产生微小移位或骨质增生。骨质增生是人体自我调节功能对抗性调节的结果，在某种意义上有保护性作用。既然如此，以往那些切骨刺的做法显然是不能解决问题的。另外，药物消除骨刺也是不可能的。因为骨刺的本质就是骨，倘若药物能清除骨刺，同样也把骨给消除了。所以，治疗骨质增生症在于调整力平衡，当异常力和高应力去除，正常的力平衡恢复，骨质增生便可以自行消退。

骨关节力平衡失调的原因是软组织的动态平衡失调。以颈椎病为例，其发病机制是平衡失调。首先是动态平衡失调。颈椎病的发病是从椎周软组织急慢性损伤点开始的，其病理过程是软组织急慢性损伤后人体通过对抗无菌性炎症的形式进行自我修复、自我代偿，最终导致病变软组织本身、病变软组织与邻近软组织之间、相关软组织与之所附着的颈椎骨质之间形成广泛的粘连、瘢痕、挛缩和堵塞。如果没有引起人体动态平衡失调，就不会出现临床表现。反之，若四大病理因素直接刺激、卡压穿行颈椎骨间的血管、神经，就会出现神经、血管受压的临床表现。动态平衡失调得不到纠正，病情继续发展，就会引起颈椎骨关节的力平衡失调。在动态平衡失调的基础上，软组织在颈椎附着部的粘连、瘢痕引起颈椎骨关节应力失衡和集中，人体为了抵抗异常的拉力、压力、张力，一方面在应力点集中的部位（如钩椎关节和椎体前后缘）产生局部硬化、钙化，最终形成骨质增生；另一方面在颈椎水平面、矢状面、冠状面产生单一或复合位移。当骨质增生或者颈椎移位刺激压迫颈部神经、血管、脊髓，就会出现神经、血管和脊髓受压的临床表现。

颈部的软组织损伤部位不同，个体对刺激、损伤的反应程度和代偿能力不同，对损伤的自我修复程度不同，颈椎病的临床表现形式也大相径庭，病情的轻重程度也不一致。也就是说，没有临床表现不等于没有软组织损伤的病理表现。有的损伤在人体的代偿范围以内，还没有引起颈部的动态平衡失调和力平衡失调，故没有临床表现，这时不需要治疗。只有当损伤超过了自我代偿的范围，造成平衡失调，才需要外力干预，才需要治疗。换言之，外因（粘连、瘢痕、挛缩、骨质增生等）是颈椎病的基础，内因（人体的自我调节）才是颈椎病产生临床表现的决定因素。外因必须通过内因才能起作用。

针刀闭合性手术可以松解、切开附着于病变颈椎骨关节的病变软组织，使骨关节的高应力状态缓解。针刀术后手法可使错位的骨关节恢复正常。

综上所述，针刀医学的一切治疗手段都是为了恢复人体的平衡。

第二节　针刀治疗的原则

针刀治疗疾病的原则：针刀为主，手法为辅，康复理疗，配合药物，周密护理。

1. 针刀为主

针刀闭合性手术剥离病变部位软组织关键点的粘连，切开瘢痕，松解挛缩，疏通堵塞（疏通病变部位微循环），调整电生理线路。

2. 手法为辅

针刀术后手法治疗松解病变部位残余粘连、瘢痕、挛缩，整复骨关节微小错位，整复、固定骨折、脱位。

3. 康复理疗

促进局部血液循环，促进组织修复，促进病变部位无菌性炎症的吸收，加速病变部位代谢产物分解、吸收。

4. 配合药物

药物治疗减轻针刀术后疼痛、水肿，调节全身免疫功能，活血化瘀、理气止痛，预防针眼感染。西药可以使用预防性抗生素、消肿止痛药物，中药可以使用活血化瘀、理气止痛类药物。

5. 周密护理

患者针刀治疗后，需有周密仔细的护理。

第三节　针刀的作用原理

1. 针刀机械原理

针刀以刺入的方式进入人体，在体内进行疏通、切割、剥离等操作。针刀刀刃具有切、割、削和分离的作用，针刀体前部参与了针刀分离的功能。比如，针刀刀法中的提插刀法、铲剥刀法、通透剥离刀法就是利用刀刃的切、割、削的功能，纵行疏通和横行剥离则是利用了针刀刃和针刀体前部的分离功能。

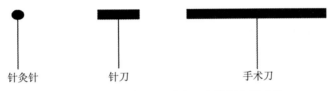

针灸针　　　　　针刀　　　　　手术刀

图 1-1　针灸针、针刀、手术刀皮肤创伤示意图

针刀的刀刃宽度只有 1mm，故可以将其看作以针的方式刺入人体。针刀进入人体后，以线性结构在人体内进行切割、分离，在针刀体刚度允许的情况下，沿直线方向对人体组织进行切割、分离。针灸针也以刺入的方式进入人体，但它以点的原理在人体内进行工作，对人体围绕点进行刺激。手术刀操作是短线性结构工作原理，但手术刀切开皮肤的范围通常较大，人体不能靠自我修复和自我代偿封闭切口，必须通过缝合才能闭合切口。由此可见，针刀、针灸针及手术刀对皮肤的创口大小和工作原理是不同的（图1-1、表 1-1 ）。

表 1-1　针灸针、针刀、手术刀的区别与联系表

工作原理＼器械	针灸针	针刀	手术刀
理论指导	经络理论	针刀医学理论	西医外科理论
进入人体方式	刺入	刺入	切开
工作原理	点	短线性结构	长线性结构
对人体的作用	刺激	切割、分离	切割、切除
术后缝合	不需要	不需要	需要
术后瘢痕	无	无或很小	有，有时较大

2. 针刀治疗原理

针刀刺入人体，不发挥它的切开、剥离等作用的时候，发挥的就是针的作用，但比普通针灸针作用更大更强。因为针刀有一个小小的刀刃，且针刀比普通的针灸针略粗，

所以对人体的刺激效应更大。又由于经络的本质是人体电流的线路，信息通过这个线路传递到相应的部位，所以针刀治疗的效果往往比针灸针更好。另外，针刀同样也是金属做成的，是一个导电体，能对生物电流的线路产生调节作用，因此针灸针发挥的治疗作用针刀都能发挥，且比针灸针的治疗作用更强。

针刀在治疗中也发挥刀的治疗作用。不同于普通的手术刀，针刀操作不需要切开皮肤，而是以针的方式进入人体，到达病所后才开始发挥刀的作用，进行切开、分离、铲剥、割断等操作。针刀和现代的手术刀是两个完全不同的概念，这也是它能够进行闭合性手术的重要特征。针刀的刃非常小，仅有 1mm，在进行正常的手术操作时，与现代手术刀有两点不同：第一，针刀不像普通的手术刀一样进行长距离的切割，而是以"点"的方式刺入病变关键点，之后配合针刀医学的手法进行钝性分离，达到松解目的；第二，针刀治疗是在非直视情况下进行的，要求医者对相关的组织有精确了解。

针刀医学研究发现，慢性软组织损伤疾病及骨质增生疾病是人体弓弦力学系统的力平衡失调引起的，人体失代偿后产生粘连、瘢痕、挛缩和堵塞，形成立体网络状的病理构架。针刀通过在非直视条件下进行的闭合性松解术，切开瘢痕，分离粘连，松解挛缩，疏通堵塞，从而破坏疾病的病理构架，恢复软组织和骨关节的力平衡，使疾病得以治愈。同时针刀还可以发挥刺激穴位、疏通经络、调节人体气血的作用。

第四节　针刀治疗的机制

1. 恢复动态平衡

平衡是正常生理状态的一大属性，针刀医学的一切治疗手段都是在这一观点基础上设计出来的，也就是旨在恢复人体生理状态的平衡。比如，治疗慢性软组织损伤是恢复软组织的动态平衡，治疗骨质增生疾病是恢复骨的力学平衡，治疗内科疾病是恢复机体的代谢平衡、体液平衡、电生理平衡，治疗外科疾病是恢复局部组织间功能的平衡，等等。这也是针刀医学根治疾病的原因。

慢性软组织损伤的病理构架呈网状结构，包括相同软组织的起止点及其行经路线之间的粘连、瘢痕，也包括相同位置的不同组织结构之间的粘连、瘢痕。按照慢性软组织损伤病理构架的网眼理论，用针刀切开这些网状结构结点处的粘连、瘢痕、挛缩和堵塞，机体就恢复了动态平衡。

2. 调节力平衡

如骨质增生的原因是骨关节周围的粘连、瘢痕和挛缩造成骨关节的力平衡失调，人体为了调节力平衡，经过硬化、钙化和骨化形成骨质增生。换言之，骨质增生不是骨质本身的问题，而是骨关节周围的软组织的粘连、瘢痕、挛缩。按照慢性软组织损伤病理构架的网眼理论，用针刀切开骨关节周围的网状结构结点处的粘连、瘢痕、挛缩和堵塞，配合术后手法调节骨关节的力线，就可恢复骨关节的力平衡。

3. 促进能量释放和能量补充

根据针刀医学的有关理论，有些疾病的真正病因是局部病灶的能量蓄积或能量缺乏。比如，有一些组织受到损伤或细菌感染后，循环通道的阻塞和代谢物质积聚，局部内压增高，产生严重的临床症状，这时将针刀刺入病灶，轻轻一剥，患者就会感到局部出现明显的酸胀，这是能量推动代谢物质向周围辐射所产生的感觉。几分钟以后，患者感到症状基本消失，这就是针刀治疗能量释放的原理。

还有些损伤性疾病是神经系统某一部分衰退，引起局部微循环障碍导致的，通常表现为局部肌肉萎缩、活动无力或功能障碍，以及疼痛、麻木等临床症状。此时用针刀沿着微循环通路的走向进行疏通剥离，即可使病变部位迅速恢复血流供应，得到能量和营养的补充，病灶部位的组织器官则得以修复，功能也就得到恢复，临床症状基本消失。这就是针刀治疗能量补充的作用。

4. 疏通体液潴留和促进体液回流

许多疾病的实质原因是体液潴留和循环障碍，针刀可以迅速而准确地解决这一问题。比如类风湿关节炎关节肿胀疼痛，常用药物只能进行止痛治疗，药效一过，疼痛依旧。若用针刀将关节囊切开，关节囊内的渗出液排到关节囊外，症状就会立即缓解。许多慢性软组织损伤疾病的急性发作期情况也是如此。

另外，有些疾病是体液回流障碍所引起的，比如劳损导致的腱鞘炎、筋膜炎、关节炎等，由于滑液不能正常分泌、排放或供应，肌肉和腱鞘之间的相对运动滞涩，筋膜和相邻肌肉之间的相对运动受到影响，关节屈伸运动不灵活，产生相应的临床症状。通常用药物或其他方法消除这些症状是非常困难的。用针刀对腱鞘、筋膜、关节囊的有关部位进行适当疏通、剥离，就会使腱鞘、筋膜、关节囊的体液回流恢复，临床症状也会随之消失。

针刀疏通体液潴留和促进体液回流，实质是使人体内的体液代谢平衡，与上文谈到的能量释放和能量补充不同。释放和补充的能量主要是指人体内血液和其他有机物所携带或释放的能量，体液潴留和体液回流障碍问题则是指人体内的体液运行问题，这些体液本身并不具备能量特性。

5. 激发生物能转变成生物电流

针刀刺入人体内时会切断少量神经末梢，损伤少量细胞，此时人体的自我保卫功能就会做出反应，大脑的调节指挥系统就会迅速加强该处的生物电流，以传达指令性信息，调动人体自我保护功能来对抗伤害性刺激，并使此种刺激尽早结束，并且把修复伤害的有关物质送达此部位。这一过程的进行，客观激发了生物能量转变为生物电能，使该部位生命活动功能低下的状态（如新陈代谢缓慢）得到改善，生命活动恢复到平衡状态。

此种方法一般用于局部生命活动功能低下的部位。针刀直接刺入，刀口线沿着肌肉和神经走向（电生理线路的走向一般都与肌肉、神经走向相同）纵向反复快速疏通拔离2~3次即可。

6. 促进局部微循环

有些疾病是局部微循环障碍引起的。微循环障碍导致局部的营养和能量得不到供应，用药物来促进微循环恢复比较困难（比如组织结构内部有广泛的粘连、瘢痕、结节、堵塞等因素），用针刀在局部进行纵向疏通剥离或通透剥离，可以使血流立即恢复，病变组织得到营养和能量，疾病也就会治愈。

第五节　针刀治疗的适应证与禁忌证

1. 针刀治疗的适应证

针刀医学的适应证范围比较广泛。大量临床实践证明，针刀疗效卓越、安全可靠，目前形成了针刀医学庞大的治疗体系，涉及内、外、妇、儿科及诸多杂病。其比较成熟的适应证如下。

（1）各种慢性软组织损伤性疾病。

（2）骨质增生性疾病与骨关节疾病。

（3）神经卡压综合征。

（4）与脊柱相关的慢性支气管炎、功能性心律失常、慢性胃炎等内科疾病。

（5）与脊柱相关的痛经、月经不调、慢性盆腔炎等妇科疾病。

（6）先天性斜颈、"O"形腿、"X"形腿等儿科疾病。

（7）鸡眼、胼胝、带状疱疹后遗症等皮科疾病。

2. 针刀治疗的禁忌证

（1）凝血机制异常。

（2）施术部位有红肿、灼热、皮肤感染、肌肉坏死，或在深部有脓肿。

（3）心、脑、肾脏器衰竭。

（4）糖尿病或皮肤破溃不易愈合。

（5）高血压病。

（6）严重代谢性疾病，如肝硬化、活动性结核。

（7）施术部位有重要神经血管，或者重要脏器而施术时无法避开。

第六节　针刀操作注意事项

（1）准确选择适应证，严格规避禁忌证。按前文所述适应证、禁忌证，针对每位患者、每个疾病的不同情况（个体差异和疾病的不同阶段）精心选择。这是取得较好疗效，避免失误的根本。

（2）熟练掌握解剖知识。要深入了解和熟练掌握针刀施术处的解剖特点、动态改变，主要包括血管、神经的体表投影，体表标志和体内标志。在胸背部、锁骨上操作时要避免刺入胸膜腔，在颈部、腰部及四肢操作时注意不要损伤大血管、神经干或内脏器官。

（3）严格执行无菌操作。针刀是闭合性手术，虽然创面很小，但一旦感染却也很难处理。一则位置深，二则可能是关节腔。因此要求所有物品达到高压灭菌的要求，消毒要正规，操作要符合无菌规范。

（4）妇女月经期、妊娠期及产后慎用。针刀刺激能促使盆腔充血，加剧子宫收缩，月经期治疗可能会导致月经不调；妊娠期治疗可能会导致流产；产后针刀治疗可能会导致恶露不尽，甚至引发盆腔炎。

（5）瘢痕体质者慎用。瘢痕体质的人在人群中占比极小，其表现为伤口愈合后表面瘢痕持续性增大，不但影响外观，而且局部疼痛、红痒。瘢痕收缩还影响功能运动，应慎用针刀疗法。

（6）针刀治疗部位有毛发者宜备皮，以防止感染。头发和毛囊是细菌藏身的地方，针刀治疗时应剃去治疗部位的毛发，防止感染，也便于针刀术后贴无菌敷料。

（7）患者精神紧张、劳累后或饥饿时行针刀治疗会增加晕针刀的几率，不适宜运用本疗法。

第七节　针刀术前准备

一、针刀手术室的设置

针刀是一种闭合性手术，与普通手术一样，必须在无菌手术室进行。我国对手术室环境有严格的规定，但由于针刀是新生医学，针刀手术的无菌观念普及性不强。

有条件的医院应建立针刀专用手术室，一般医院要开展针刀治疗也必须有单独的针刀手术间。手术室手术区域应划分为非限制区、半限制区和限制区，区域间标志明确，手术室用房及设施要求必须符合有关规定。为了防止手术室空间存在的飞沫和尘埃带有致病菌，应尽可能净化手术室空气。

目前常用的空间消毒法有紫外线照射和化学气体熏蒸法。

1. 紫外线照射法

多用悬吊紫外线灯管（电压220V，波长253.7nm，功率30W），距离1m，强度＞ $70\mu w/cm^2$ ，每立方米空间用量＞115W，照射时间大于30min。室温宜在20~35℃，湿度＜60%。须有消毒效果监测记录。

2. 化学气体熏蒸法

（1）乳酸熏蒸法：每100m²空间用乳酸12ml，加等量水，放入治疗碗内，加热。所产生的气体能杀灭空气中细菌。加热后手术间要封闭4~6h。

（2）福尔马林（甲醛）熏蒸法：将40%甲醛（4ml/m³）加水2ml/m³，与高锰酸钾（2g/m³）混合，二者反应产生的气体能杀灭空气中细菌。手术间封闭12~24h。

除了定期进行空间消毒外，尽量限制进入手术室的人数；手术室的工作人员必须按规定更换着装并戴口罩；患者的衣物不得带入手术室；用湿法清除室内墙地和物品上的尘埃。

此外，要严格执行手术管理制度：①严格手术审批制度，正确掌握手术指征，大型针刀手术由中级及以上职称医师操作。②术前完善各项常规检查，如血常规、尿常规、凝血功能等检查，对中老年人进行心电图、肝肾功能检查等。③手术室备常用急救药品，如中枢神经兴奋剂、强心剂、升压药、镇静药、止血药、阿托品、地塞米松、氨茶碱、静脉注射液、碳酸氢钠等。④手术室应配有麻醉机、呼吸机、万能手术床、无影灯、气管插管、人工呼吸设备等。

二、针刀手术的无菌操作

（1）建立针刀治疗室手术环境。室内紫外线空气消毒60min。治疗台上的床单要经常换洗、消毒。每日工作结束时，彻底洗刷地面。每周彻底大扫除1次。

（2）手术用品消毒。针刀（推荐使用一次性针刀）、骨科锤、手套、洞巾、纱布、外固定器、穿刺针等需高压蒸气消毒。

（3）医生、护士术前必须洗手。先用普通肥皂洗1遍，再用洗手刷蘸肥皂水交替刷洗双手，特别注意指甲缘、甲沟和指蹼，之后以清水冲洗。

（4）术野皮肤充分消毒。选好治疗点，用棉棒蘸紫药水在皮肤上做一记号。然后用2%碘酒棉球在记号上按压一下使记号不致脱落，以记号为中心向周围涂擦，涂擦直径>5cm。不可由周围再返回中心。待碘酒干后用75%乙醇脱碘两次。若用0.75%碘伏消毒皮肤可不用乙醇脱碘。之后，覆盖上无菌小洞巾，使进针点正对洞巾的洞口中央。

（5）术时医生、护士应穿干净的工作服，戴帽子和口罩。医生要戴无菌手套。若做中大型针刀手术，如关节强直、股骨头缺血性坏死、骨折畸形愈合等的治疗操作，则要求医生、护士均穿无菌手术衣，戴无菌手套。患者术后常规服用抗生素3日，防止感染。

（6）术中护士递送针刀等手术用具时，均应严格按照无菌操作规程进行。不可在手术人员的背后传递针刀及其他用具。

（7）一支针刀只能在一个治疗点使用，不可在多个治疗点进行治疗，以防不同部位交叉感染。连续给不同患者做针刀治疗时，应更换无菌手套。

（8）参观针刀操作的人员不可太靠近术者或站得太高，也不可随意在室内走动，以减少污染的概率。

（9）术毕，迅速用创可贴覆盖针孔。若同一部位有多个针孔，可用无菌纱布覆盖、包扎。嘱患者3日内不可洗擦施术部位。3日后，可除去包扎。

三、患者体位的选择

1. 俯卧低头位

适用于头颈部疾病的针刀治疗。患者俯卧在治疗床上，胸部置软枕，头部突出于床缘，尽量收紧下颌，低头（图1-2）。该体位适于松解颈项部的软组织粘连、瘢痕、挛缩和堵塞，大多数颈项部疾病的针刀治疗均选用俯卧低头位。

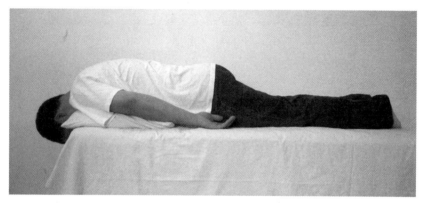

图 1-2　俯卧低头位

2. 仰卧位

患者平躺于治疗床上，项部加软枕（图1-3）。此体位适用于松解侧颈部软组织的粘连、瘢痕、挛缩和堵塞，如针刀松解颈椎横突后结节部的粘连和瘢痕。也可用于咽喉部疾病及胸腹部、下肢前缘疾病的针刀松解治疗。

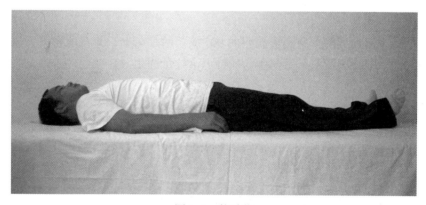

图 1-3　仰卧位

3. 俯卧位

患者俯卧在治疗床上，腹部置软枕（图1-4）。适用于背部、腰骶部、臀部及下肢外侧后缘的针刀松解治疗。

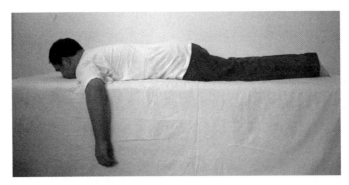

图 1-4　俯卧位

4. 侧卧位

患者侧卧于治疗床上，下肢屈曲 90°（图 1-5）。适用于侧头部、股骨大转子周围及下肢外侧中间的针刀松解治疗。

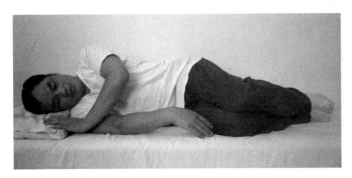

图 1-5　侧卧位

5. 坐位

患者端坐于治疗床前，患侧上肢屈曲 90° 放于治疗床上，并将前臂下置软枕。该体位适用于肘部、前臂部及腕、手部疾病的针刀治疗（图 1-6）。

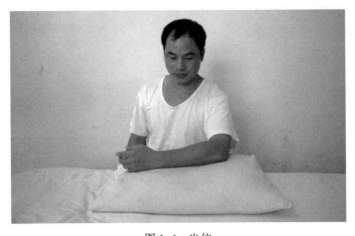

图 1-6　坐位

6. 端坐颈椎牵引位

患者坐在颈椎牵引椅上，在颈椎牵引下进行针刀松解（图 1-7）。该体位适用于需要多方位整体针刀松解的严重颈椎病患者。

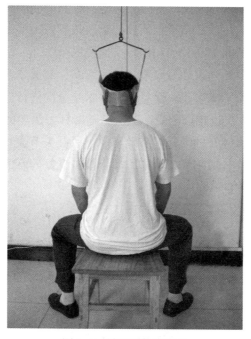

图 1-7 端坐颈椎牵引位

7. 俯卧腰椎牵引位

患者俯卧于治疗床上，在腰椎牵引下进行针刀松解（图 1-8）。该体位适用于脊柱侧弯及严重的腰椎管狭窄症患者。

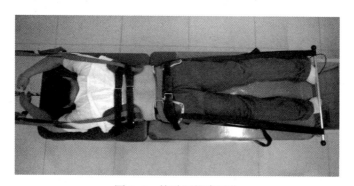

图 1-8 俯卧腰椎牵引位

四、针刀手术的麻醉选择

针刀闭合性手术术前是否需要配合麻醉一直存在争议。一些学者认为，术前进行局部麻醉，针刀进入体内就没有刀下"感觉"了，针刀手术就无法进行，且针刀手术时间短，不需要麻醉；另一些学者认为，针刀手术属于闭合性手术，而且需要分次进行，虽然针刀较细，但刺入皮肤时患者痛感强烈，需要局部麻醉方可实施针刀手术。

一般而言，针刀手术应该在麻醉下进行。首先，针刀闭合性手术不仅仅是针灸刺激，它是根据人体的局部解剖对病变部位实施的一种精确松解手术。虽然是以针灸的方式进入体内，但针刀刺入皮肤只是手术入路的第一步。针刀不是寻找酸、麻、胀感，而是要对具体病变组织进行松解、分离和切割，通过纵行疏通、横行剥离、通透剥离、铲剥等手术方法，达到剥离粘连、切开瘢痕、松解挛缩、疏通堵塞的目的。如果没有麻醉配合，患者难以耐受整个手术过程。而且针刀手术是分次进行的，即使患者能够承受第1次手术，第2次、第3次也难以承受。其次，随着针刀医学的发展，针刀治疗疾病的适应证不断扩大，如强直性脊柱炎脊－肢畸形、类风湿关节炎、膝关节骨性关节炎关节强直等众多临床疑难病症皆可用针刀治疗，如果没有良好的麻醉配合，是不可能完成此类复杂而精确的针刀手术的。

针刀手术的麻醉可选择以下几种方式。

1. 局部浸润麻醉

由针刀术者完成局部麻醉。选用 1% 利多卡因，一次总量不超过 400mg。适用于单一、局部慢性软组织损伤及部分骨质增生的治疗，如颈椎病、腰椎间盘突出症、腰椎管狭窄症等。

2. 神经阻滞麻醉

需请麻醉科医生实施麻醉。适用于强直性脊柱炎、类风湿关节炎、骨性关节炎、创伤性关节炎引起的上下肢关节强直，肢体外伤、手术后的瘢痕松解，股骨头缺血性坏死等疾病的治疗。

3. 全身麻醉

需请麻醉科医生实施麻醉。适用于强直性脊柱炎、类风湿关节炎所引起脊－肢联合畸形等疾病的治疗。

第八节　针刀异常情况的处理与预防

一、晕针刀

晕针刀是指在针刀治疗过程中或治疗后半小时左右，患者出现头昏、心慌、恶心、肢冷汗出、意识淡漠等症状。西医学认为晕针刀多为"晕厥"现象，是针刀强烈刺激使迷走神经兴奋，导致周围血管扩张、心率减慢、血压下降，引起脑部短暂的（或一过性）供血不足而出现的缺血反应。

晕针刀本身不会给机体带来器质性损害，在晕针刀出现早期（患者反应迟钝，表情呆滞或头晕、恶心、心慌等）及时采取应对措施，可避免发生严重晕针刀现象。据统计，在接受针刀治疗患者中，晕针刀的发生率为 1%~3%，男女之比约为 1：1.9。

1. 发生原因

（1）体质因素：有些患者属于过敏性体质，血管、神经功能不稳定，多有晕厥史或肌内注射后的类似晕针史，采用针刀治疗时很容易出现晕针刀现象。

饥饿、过度疲劳、大汗、泄泻、大出血后，患者正气明显不足，此时接受针刀治疗亦容易导致晕针刀。

（2）精神因素：恐惧、精神过于紧张是不可忽视的原因。特别是对针刀不了解、怕针的患者，针刀治疗过程中出现的正常针感（酸、胀、痛）和发出的响声（针刀在骨面剥离的"嚓"声、切割硬结的"咯吱"声、切割筋膜的"嘣"声）往往可使患者紧张情绪加剧。

（3）体位因素：正坐位、俯坐位、仰靠坐位、颈椎牵引状态下坐位针刀治疗时，晕针刀发生率较高。卧位治疗时晕针刀发生率低。

（4）刺激部位：在肩背部、四肢末端部位治疗时，针刀剥离刺激量大，针感强，易出现晕针刀。

（5）环境因素：严冬酷暑，天气变化、气压明显降低时，针刀治疗易致晕针刀。

2. 临床表现

（1）轻度晕针刀：患者轻微头痛、头晕，上腹及全身不适，胸闷，泛恶，精神倦怠，打呵欠，站起时有些摇晃或有短暂意识丧失。

（2）重度晕针刀：患者突然昏厥或摔倒，面色苍白，大汗淋漓，四肢厥冷，口唇乌紫，双目上视，大小便失禁，脉细微。通过正确处理，患者精神渐渐恢复，可觉周身乏力甚至有虚脱感。头部不适，反应迟钝，口干，轻微恶心。

3. 处理方法

（1）立即停止治疗，将针刀拔出，用无菌敷料或创可贴覆盖针刀施术部位。

（2）患者平卧，头部放低，松开衣带，注意保暖。

（3）立即给予温开水送服，嘱患者静卧休息。在上述处理的基础上，选取水沟、合谷、内关等腧穴进行针刺或指压。

（4）重者应给予吸氧或做人工呼吸，静脉推注 50% 葡萄糖 10ml，或采取其他急救措施。

4. 预防措施

（1）对初次接受针刀治疗和精神紧张者做好术前解释工作。

（2）患者选择舒适持久的体位，尽量采取卧位。

（3）针刀治疗时，要密切注意患者的整体情况，如有晕针刀征兆，立即停止针刀治疗。

二、断针刀

断针刀是在针刀手术操作过程中，针刀突然折断，没入皮下或深部组织里，是较常见的针刀手术意外。

1. 发生原因

（1）针具质量不好，韧性较差。

（2）针刀反复多次使用，在应力集中处发生疲劳性断裂。针刀操作中借用杠杆原理，以中指或环指做支点，手指接触针刀处是针体受剪力最大的部位，也是针刀容易弯折的部位，多露在皮肤之外。

（3）反复多次使用消毒液消毒，造成针身腐蚀锈损；或因长期放置而发生氧化反应，致使针体生锈；或术后不及时清洁刀具，针体上附有血迹而发生锈蚀，操作前又疏于检查。

（4）患者精神过于紧张，肌肉强烈收缩；或针刀手术时针感过于强烈，患者不能耐受而突然大幅度改变体位。

（5）针刀插入骨间隙，刺入较硬较大的变性软组织中，治疗部位肌肉紧张痉挛，发生滞针刀，仍强行大幅度摆动针体或猛拔强抽。

2. 临床现象

针刀体折断，残端留在患者体内，部分针刀体露在皮肤外或全部残端陷没在皮肤、肌肉之内。

3. 处理方法

（1）术者应冷静，嘱患者不要恐惧，保持原有体位，防止针刀体残端向肌肉深层陷没。

（2）若皮肤外尚露有针刀体残端，可用镊子钳出。

（3）若残端与皮肤相平或稍低，但仍能看到残端，可用拇、食两指按压针刀旁皮肤使之下陷，以使残端露出皮肤，再用镊子将针刀钳出。

（4）针刀残端完全没入皮肤下面，若残端下面是坚硬的骨面，可用力下压针刀孔两侧皮肤，借骨面将残端顶出皮肤；若残端下面是软组织，可捏住该部位肌肉将残端向上托出；若断端埋入深部，在体表无法触及，应采用外科手术方法取出。手术宜就地进行，不宜搬动移位。必要时，可借助 X 线定位。

4. 预防措施

（1）术前认真检查针刀有无锈蚀、裂纹，针刀钢性和韧性是否合格，不符合要求者须剔除。

（2）在针刀治疗操作过程中，患者不可随意改变体位。

（3）针刀刺入人体深部或骨关节内时，应避免用力过猛；针刀体在体内弯曲时，不可强行拔出针刀。

（4）医生应常练指力，熟练掌握针刀操作技巧，做到操作时稳、准、轻、巧。

三、出血

细小的毛细血管无处不在，针刀刺入体内寻找病变部位，切割、剥离病变组织，出血是不可避免的。但刺破大血管或较大血管引起大出血或造成深部血肿的现象也时有出现。

1. 发生原因

（1）术者对施术部位血管分布情况不够了解，或对血管分布情况的个体差异估计不足而盲目下刀。

（2）不按四步进针规程操作，也不询问患者感受。强行操作，一味追求快。

（3）血管病变，如动脉硬化使血管壁弹性下降，壁内附着粥样硬化物而致肌层破坏，管壁变脆，受到突然的刺激容易破裂。

（4）血液病变，如有些患者血小板减少，凝血时间延长，血管破裂后出血不宜停止。凝血功能障碍的患者一旦出血，常规止血方法难以有效止血。

（5）某些肌肉丰厚处，深部血管刺破后不易被发现，针刀术后行手法治疗或在针孔处再行拔罐，易造成血肿或较大量出血。

2. 临床表现

（1）表浅血管损伤：针刀起出后针孔迅速涌出色泽鲜红的血液，多为刺中浅部较小动脉血管。若是刺中浅部小静脉血管，针孔溢出的血多为紫红色，且发黑、发暗。有的血液不流出针孔，瘀积在皮下形成青色瘀斑，或局部肿胀，活动时疼痛。

（2）肌层血管损伤：刺伤四肢深层血管后多造成血肿。损伤较严重，血管较大者，出血量也较大，血肿非常明显，致局部神经、组织受压而引起症状，可表现为局部疼痛、麻木，活动受限。

（3）椎管内血管损伤：针刀松解黄韧带时，如果用力过猛或刺入过深，可刺破椎管内动脉，易在椎管内形成血肿，压迫脊髓。压迫部位不同会表现出不同的脊髓节段压迫症状，严重者可致截瘫。若在颈椎上段损伤，可影响脑干血供，威胁患者生命。

3. 处理方法

（1）表浅血管出血：用消毒干棉球压迫止血。手足、头面、后枕部等小血管丰富处，针刀松解后，无论出血与否，都应常规按压针孔 3~5min。少量出血导致皮下青紫瘀斑可不必做特殊处理，待其自行消退即可。

（2）深部血肿：一般较小的血肿无须特殊处理，1~2 周可自行吸收。若局部肿胀疼痛明显或仍继续加重，可先做局部冷敷止血或肌内注射酚磺乙胺，48h 后局部热敷，外擦活血化瘀药物，以加速瘀血的消退和吸收。较大的血肿可在 B 超定位下穿刺抽除，同时局部用弹力绷带加压包扎。穿刺治疗无效，血肿不消或继续增大时，可切开引流并止血。

（3）重要脏器出血：椎管内、胸腹腔内出血较多或不易止血者，需立即进行外科手术。

4. 预防措施

（1）熟练掌握治疗局部精细、立体的解剖知识，弄清周围血管的确切位置及体表投影。

（2）术前应耐心询问患者病情，详细了解病史，做出凝血时间检查。

（3）严格按照四步进针规程进针刀，施术过程中密切观察患者反应。认真体会针下感觉，若针下有弹性阻力感，患者诉针下刺痛，应将针刀稍提起，略改变进针方向再刺入。若施术部位在骨面，松解时针刀刀刃不能离开骨面，更不可大幅度提插。

四、周围神经损伤

临床上治疗时，针刀多在神经、血管周围操作，若针刀操作不规范、术后手法过于粗暴或可导致神经损伤。大多数只引起强烈的刺激反应，遗留后遗症者极少。

1. 发生原因

（1）解剖知识不全面，立体概念差，没有充分考虑人体生理变异。

（2）麻醉（局部麻醉、神经阻滞麻醉、全身麻醉）后实施针刀手术，特别是在肌肉丰厚处（如腰、臀部）治疗时，针刀刺中神经干，患者没有避让反应或避让反应不明显而被忽视。

（3）盲目追求快针，强刺激，采用重手法操作而致损伤。

（4）针刀术后，用手法矫形时过于粗暴，夹板固定太紧，时间太久。

2. 临床表现

在进针、松解过程中，突然有触电感或出现沿外周神经向末梢或逆行向上放散的麻木感。若有损伤，多在术后 1 日左右出现异常反应。轻者无其他症状，较重者可同时伴有该神经支配区内的麻木、疼痛、温度觉改变或功能障碍。根据损伤的神经干不同，其临床表现也各有特点。

（1）正中神经损伤：桡侧 3 个半手指掌侧及相应指远节背面皮肤感觉障碍。前臂屈肌无力，桡侧三指不能屈曲，拇指对掌功能障碍，日久可出现大鱼际萎缩，握拳无力，拇指与小指不能对捏。

（2）桡神经损伤：第 1、2 掌骨背侧皮肤感觉减退或消失。桡神经支配区域肌肉无力，伸腕肌、伸指肌麻痹而致腕下垂，日久出现前臂背侧肌肉萎缩。如果在桡神经沟以上损伤，则可使肱三头肌麻痹，出现主动伸直时关节障碍。双手举起，手掌向前，四指并拢伸直，拇指自然伸开，两手掌相比观察可见，患侧拇指处于内收位，不能主动外展和背伸。握拳试验、合掌分掌试验阳性。

（3）尺神经损伤：小指、环指指间关节屈曲，掌指关节伸直，形成"爪状"畸形。拇指不能内收，其余四指不能外展。骨间肌无力，小鱼际萎缩。尺侧 1 个半手指感觉障碍。拇指尖和食指尖不能相触成"O"形。握拳试验、夹指试验阳性。

（4）坐骨神经损伤：腘绳肌无力，主动屈曲膝关节困难，小腿外侧、足部皮肤疼痛或感觉障碍，肌肉麻痹，垂足畸形，趾、踝关节屈伸活动障碍。

（5）腓总神经损伤：足不能主动背屈或外翻，自然状态表现为足下垂。行走困难，行走时需高抬脚。落下时足尖下垂先着地，足跟后着地，否则容易摔倒。小腿前外侧、足背部皮肤感觉障碍。

3. 处理方法

（1）出现神经刺激损伤现象应立即停止针刀操作。若患者疼痛、麻木明显，可局部先以麻醉药、类固醇类药、维生素 B 族药物等配伍封闭。

（2）24h 后给予热敷、理疗，口服中药，按照神经分布区行针灸治疗。

（3）局部轻揉按摩，在医生指导下加强功能锻炼。

4. 预防措施

（1）严格按照四步进针刀规程操作。病变部位较深者，治疗时宜摸索进针刀。若刺中条索状坚韧组织，患者有触电感沿神经分布路线放射，应迅速提起针刀，稍改变位置后再进针刀。

（2）在神经干或其主要分支循行路线上治疗时，不宜局麻后针刀治疗，也不宜在术后向手术部位注射普鲁卡因、氢化可的松等药物，否则可能导致周围神经损害。

（3）术前要检查针刀是否带钩，是否有毛糙、卷刃，如发现上述情况应立即更换。

（4）术后手法治疗忌粗暴，特别是在腰麻或全麻下进行手法矫形时，患者没有应有的避让反应，易造成损伤。

（5）针刀操作时忌大幅度提插。但需注意的是，刺伤神经出现的反应与刺中经络引起的循经感传现象有明显区别，不可混淆。刺伤神经出现的反应沿神经分布线路放射，有触电感。其传导速度异常迅速，并伴有麻木感。刺中经络或松解神经周围变性软组织时，患者的感觉则是酸胀、沉重，偶尔有酥麻感，其传导线路是经络循行线路，传导速度缓慢，术后有舒适感。

五、创伤性气胸

针刀引起的创伤性气胸是指针具刺穿了胸腔且伤及肺组织造成气胸，气体积聚于胸腔，导致患者呼吸困难。

1. 发生原因

针刀刺入胸部、背部和锁骨附近的穴位过深，针具刺穿了胸腔且伤及肺组织，气体积聚于胸腔而造成气胸。

2. 临床表现

患者突感胸闷、胸痛、气短、心悸，严重者呼吸困难、发绀、冷汗、烦躁、恐惧，到一定程度会发生血压下降、休克等危象。查体：患侧肋间隙变宽，胸廓饱满，叩诊鼓音，听诊肺呼吸音减弱或消失，气管可向健侧移位。如气至皮下，患侧胸部、颈部可出现握雪音。X 线检查可见肺组织被压缩现象。

3. 处理方法

一旦发生气胸，应立即出针刀，要求患者半卧位休息，平静心情，切勿反转体位。一般漏气量少者可自然吸收。同时要密切观察，随时对症处理，如给予镇咳消炎药物，以防止咳嗽扩大肺组织创孔，加重漏气和感染。对严重病例，如发现呼吸困难、发绀、休克等现象，需组织抢救，进行胸腔排气、少量慢速输氧、抗休克治疗等。

4. 预防措施

针刀治疗时，术者必须思想集中，选好适当体位，注意选穴，根据患者体型胖瘦掌握进针深度，操作幅度不宜过大。胸部、背部等施术部位最好平刺或斜刺，且不宜太深，以免造成气胸。

六、内脏损伤

针刀引起内脏损伤是指针刀刺入内脏导致内脏受损的现象。

1. 发生原因

术者缺乏解剖学知识，对施术部位和其周围脏器的解剖关系不熟悉，针刀刺入过深。

2. 临床表现

刺伤肝、脾时，可引起内出血。患者可感到肝区或脾区疼痛，有的可向背部放射。如出血不止，腹腔内聚血过多，会出现腹痛、腹肌紧张，并有压痛、反跳痛等急腹症症状。刺伤心脏时，轻者出现强烈的刺痛；重者有剧烈的撕裂痛，引起心外射血，甚或导致休克、死亡。刺伤肾脏时，可出现腰痛、肾区叩击痛，呈血尿，严重时血压下降、休克。刺伤胆囊、膀胱、胃、肠等空腔脏器时，可引起局部疼痛、腹膜刺激征或急腹症症状。

3. 处理方法

损伤严重或出血明显者，应密切观察，注意病情变化，定时检测血压。对于出现休克、腹膜刺激征者，应立即采取相应措施进行抢救。

4. 预防措施

掌握重要脏器的解剖位置，了解躯干部施术部位的脏器组织。操作时，凡针下有脏器组织、大的血管、粗的神经，都应改变针刀进针方向，避免深刺。同时注意体位，避免视角产生的谬误。肝、脾、胆囊肿大及心脏扩大的患者，胸、背、胁、腋等部位不宜深刺。

（秦烨）

第二章 常用针刀刀法手法

第一节 常用术语及针刀刀具简介

一、术语和定义

1. 针刀

由针刀柄、针刀体和刀刃三部分组成，能够切割、分离病灶组织，具有疏通经络作用的治疗工具。

2. 刀口线

针刀刀刃端呈线形的刃口称刀口线，其方向与针刀柄一致。

3. 针刀疗法

在针刀医学理论指导下，应用针刀治疗疾病的方法。

4. 针刀治疗点

病变组织解剖结构的体表投影点。

二、常用针刀刀具

1. Ⅰ型针刀

Ⅰ型针刀（图2-1）根据尺寸不同分为4种型号，分别记作Ⅰ型1号、Ⅰ型2号、Ⅰ型3号、Ⅰ型4号。

图 2-1 Ⅰ型针刀示意图

（1）Ⅰ型1号针刀：全长15cm，针刀柄长2cm，针刀体长12cm，刀刃长1cm。针刀柄为长方形或扁平葫芦形；针刀体为圆柱形，直径1mm；刀刃为楔形，末端扁平，刀口线1mm，刀口为齐平口。刀口线和刀柄在同一平面内，刀刃刺入肌肉后可以刀柄的方向辨别刀口线在体内的方向。

（2）Ⅰ型2号针刀：结构模型同Ⅰ型1号。针刀体长度比Ⅰ型1号短3cm，即针刀体长度为9cm。

（3）Ⅰ型3号针刀：结构模型同Ⅰ型1号。针刀体长度比Ⅰ型1号短5cm，即针刀体长度为7cm。

（4）Ⅰ型4号针刀：结构模型同Ⅰ型1号。针刀体长度比Ⅰ型1号短8cm，即针刀体长度为4cm。

Ⅰ型针刀适用于治疗各种软组织、骨关节损伤及其他杂病。

2. Ⅱ型针刀

Ⅱ型针刀（图2-2）全长12.5cm，针刀柄长2.5cm，针刀体长9cm，刀刃长1cm。针刀柄为梯形葫芦状；针刀体为圆柱形，直径3mm；刀刃为楔形，末端扁平，刀口线1mm，刀口线和刀柄在同一平面内，刀口为齐平口。

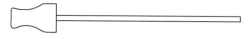

图2-2　Ⅱ型针刀示意图

Ⅱ型针刀适用于深层大范围软组织松解、骨折固定及骨折畸形愈合的折骨术。

3. 注射针刀

注射针刀（图2-3）根据其长短分为2种。

（1）长型注射针刀：全长10cm，针刀柄长2cm，针刀体长7cm，刀刃长1cm。针刀柄为扁平葫芦形；针刀体为圆柱形，直径2mm；刀刃为楔形，末端扁平，刀口线1mm，刀口为斜口。刀口线和刀柄在同一平面内，刀刃刺入肌肉后可以刀柄的方向辨别刀口线在体内的方向。针刀柄、体、头均为中空设计，针刀柄端有一注射器接口，可接注射器。

（2）短型注射针刀：全长7cm，针刀柄长2cm，针刀体长4cm，刀刃长1cm。其他结构与长型注射针刀相同。

注射针刀用于针刀松解的同时注射麻醉药物、封闭药物及神经营养药物等。

针刀为中空设计　　　　　　　　　　　注射器接口

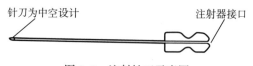

图2-3　注射针刀示意图

4. 芒针刀

芒针刀（图2-4）根据尺寸不同分为3种型号，分别记作1号、2号、3号。

（1）芒针刀1号：全长10cm，针刀柄长2cm，针刀体长7cm，刀刃长1cm。针刀柄为扁平葫芦形；针刀体为圆柱形，直径0.5mm；刀刃为楔形，末端扁平，刀口线0.4mm，刀口为齐平口。刀口线和刀柄在同一平面内，刀刃刺入肌肉后可以刀柄的方向辨别刀口线在体内的方向。

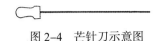

图 2-4　芒针刀示意图

（2）芒针刀 2 号：结构模型和芒针刀 1 号相同。针刀体长度比芒针刀 1 号短 3cm，即针刀体长度为 4cm。

（3）芒针刀 3 号：结构模型和芒针刀 1 号相同。针刀体长度比芒针刀 1 号短 5cm，即针刀体长度为 2cm。

芒针刀适用于治疗眼角膜及其他黏膜表面疾病，同时可治疗电生理线路紊乱或短路引起的各种疾病。

第二节　针刀刀法

一、持针刀

持针刀姿势正确与否关系到针刀操作是否准确。针刀和针灸针、手术刀不同，针刺用的毫针没有方向性要求，针刀对方向性的要求非常严格；手术刀在人体内不能够任意转变方向，针刀在人体内可以根据治疗要求转动方向。且针刀是一种闭合性的手术器械，治疗不同的疾病时刺入深度不同，因此持针要求既能掌握方向性又便于转动方向，且能控制刺入的深度。

以术者的食指和拇指捏住刀柄，控制刀口线的方向。中指置于针体的中上部位托住针体。如果把针刀总体比作一个杠杆，中指就是杠杆的支点，便于根据治疗需要改变进针角度。无名指和小指置于施术部位的皮肤上，作为针体刺入的支撑点，以控制针刺的深度。在针刀刺入皮肤的瞬间，无名指、小指的支撑力和拇指、食指的刺入力方向是相反的，以防止针刀在刺入皮肤的瞬间因惯性力作用而过深。

使用长型号针刀时基本持针姿势和前者相同，只是要用押手拇、食指捏紧针刀体下部，一方面起扶持作用，另一方面起控制作用，防止刺手刺入时针体过长而产生弓形变，导致方向改变（图 2-5）。

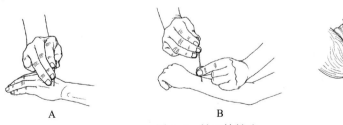

A　　　　　　　　B　　　　　　　　C

图 2-5　针刀持针法
A. 常用持针法；B. 长针刀持针法；C. 管腔持针法

在特殊情况下，治疗特殊部位时，针刀型号、持针姿势随具体情况有所变化。如在开口于体表的管腔内、体表皮肤上操作，应用旋转针刀、鸟嘴舌针刀、剪刀刃针刀等，采用持笔式、持刀式或两手配合式。

二、进针刀

进针刀方法即朱汉章教授提出的针刀四步进针规程，是针刀手术必须遵循的 4 个步骤。

1. 定点

即定进针点，是基于对病因病理的精确诊断，对进针部位立体解剖结构的微观掌握。定点的正确与否直接关系到治疗效果。

确定病变部位、准确掌握病变处的解剖结构后，在进针刀部位用记号笔做一标记，局部碘酒消毒后再用乙醇脱碘，覆盖无菌洞巾。

2. 定向

是在精确掌握进针部位的解剖结构前提下，采取正确的手术入路，确保手术安全进行。应既能有效地避开神经、血管和重要脏器，又能确保手术的成功。

将刀刃压在进针刀点上，刀口线与重要血管、神经或肌腱走行方向平行。

3. 加压分离

是在浅层部位有效避开神经、血管的一种方法。

持针刀手的拇、食指捏住针刀柄，其余三指托住针刀体，稍加压力，不使刀刃刺破皮肤，使进针刀点处形成一个线形凹陷，将浅层神经和血管分离在刀刃两侧。

4. 刺入

继续加压，快速刺破皮肤，匀速推进，到达病灶部位（图 2-6）。

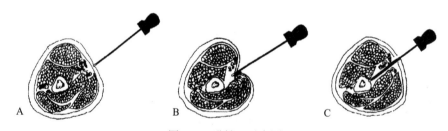

图 2-6 进针刀示意图
A.定点、定向；B.加压分离；C.刺入

三、手术入路

针刀手术入路是一种闭合性手术入路，要保证手术安全有效，就要有一套精确科学的手术入路方法。闭合性手术入路是建立在对病变部位精确定位基础上的，不仅要平面定位，而且要立体定位，难度相对较大。如治疗肱桡关节滑囊炎，不仅要掌握其体表的平面定位（上肢伸直状态在肘横纹偏桡侧的远侧约 1.5cm 处），而且要知道它浅层被桡肱肌近端尺侧覆盖，在肱二头肌止腱深面，桡骨粗隆前面，内侧中层有桡动、静脉和正中神经向远端桡侧走行，在肱二头肌止腱的末端尺侧为桡动、静脉所覆盖，桡侧缘有桡动脉返支和桡神经深支和浅支。在这样精确定位的前提下，必须选择一个安全而科学的手术入路才能安全有效地进行手术。

闭合性手术入路有治疗多种疾病的一般手术入路，有用于特殊疾病的特殊手术入路。本章主要介绍几种常用的针刀手术入路。

1. 针刀入皮法

按照针刀四步进针规程定好点，将刀口线放好以后（刀口线和施术部位的神经、血管或肌肉纤维的走行方向平行），给刀刃加以适当压力，不刺破皮肤，使体表形成一线形凹陷，这时刀刃下的神经、血管都被推挤在刀刃两侧，再刺入体内，借肌肉的弹性，肌肉和皮肤膨隆起来，线形凹陷消失，浅层的神经、血管也随之膨隆在针体两侧。这一方法可有效地避开浅层的神经、血管。

2. 按骨性标志的手术入路

骨性标志是在人体体表可以触知的骨性突起。这些骨性突起除了是部分病变组织的参考标志外，也是手术入路的重要参考。骨突一般都是肌肉和韧带的起止点，也是慢性软组织损伤的好发部位。如治疗颈椎病时，常将 C_2 棘突部和 C_7 棘突部作为颈椎序列的定位标志。

3. 按肌性标志的手术入路

肌性标志是在人体体表可以看到或触知的肌肉轮廓和行经路线，是针刀手术体表定位的常用标志之一。

4. 以局部病变点为标志的手术入路

病变局部的条索、硬结、压痛点是针刀手术体表定位的参考标志。

手术入路要注意角度问题：一是刀口线和神经、血管、肌纤维、肢体纵轴之间的夹角，二是针体和施术部位体表或骨平面的夹角。另外，在施术过程中，刀口线和针体变换角度时需搞清方位，否则将导致手术失败。

四、针刀刀法

1. 纵行疏通法

以皮肤为中心，针刀刀刃端在体内沿刀口线方向做纵向运动。主要以刀刃及接近刀刃的部分刀体为作用部位。运动距离以厘米为单位，范围根据病情而定，进刀至剥离处组织实际上已经切开了粘连。如果疏通阻力过大，可以沿着肌或腱等病变组织的纤维走行方向切开，进行纵行疏通（图 2-7）。

2. 横行剥离法

横行剥离法是在纵行疏通法的基础上进行的。以皮肤为中心，针刀刀刃端在体内垂直刀口线方向做横向运动。横行剥离使粘连、瘢痕等组织在纵向松解的基础上松解度进一步加大。活动距离以厘米为单位，范围根据病情而定（图 2-8）。

纵行疏通法与横行剥离法是针刀手术操作的最基本和最常用的刀法，临床上常将二者结合使用，简称纵疏横剥法。纵疏横剥 1 次为 1 刀。

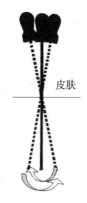

图 2-7　纵行疏通法示意图

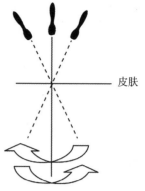

图 2-8　横形剥离法示意图

3. 提插切割法

刀刃到达病变部位以后切割第 1 刀，然后针刀上提 0.5cm 再向下插 0.5cm，切割第 2 刀。如此提插 3 次为宜。适用于粘连面大、粘连程度重的病变，如肌腱、韧带（图 2-9）、关节囊粘连、挛缩等。

4. 骨面铲剥法

针刀到达骨面，刀刃沿骨面或骨嵴将粘连的组织铲开，感觉针刀下有松动感时为度。此法适用于骨质表面或骨质边缘的软组织（肌肉起止点、韧带及筋膜的骨附着点）病变，如对肩周炎喙突点、肱骨外上髁、枕骨上下项线点进行松解（图 2-10）。

5. 通透剥离法

针刀刺进囊内，刺破对侧囊壁。此法适用于腱鞘囊肿、滑囊积液、肩峰下滑囊炎、髌下脂肪垫损伤等疾病（图 2-11）。

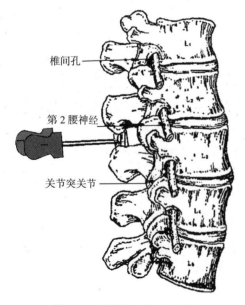

图 2-9　韧带针刀松解示意图

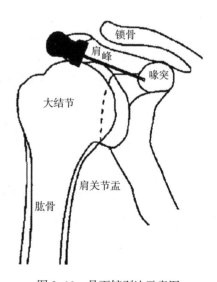

图 2-10　骨面铲剥法示意图

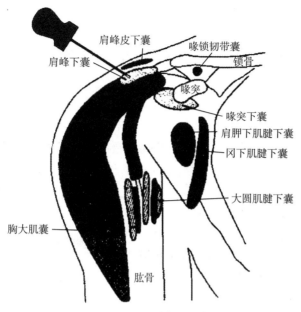

肩峰皮下囊

喙锁韧带囊

肩峰下囊

锁骨

喙突

喙突下囊

肩胛下肌腱下囊

冈下肌腱下囊

大圆肌腱下囊

胸大肌囊

肱骨

图 2-11 通透剥离法示意图

6. 注射松解剥离法

应用注射针刀，在针刀刺入过程中同时注射麻药（图 2-12），此法局部麻醉和针刀手术同时进行，适用于第三腰椎横突综合征、臀上皮神经卡压综合征等的治疗。

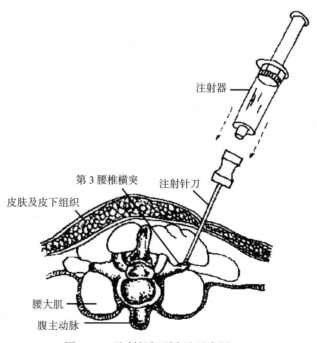

注射器

第 3 腰椎横突

注射针刀

皮肤及皮下组织

腰大肌

腹主动脉

图 2-12 注射松解剥离法示意图

第三节　针刀术后手法

一、原理

针刀术后手法是针对针刀术后残余的粘连和瘢痕进行的徒手松解治疗手段。根据网眼理论，针刀松解病变的关键点（软组织的起止点和顽固性压痛点等），针刀术后手法则是在针刀手术破坏整个病理构架结点的基础上，进一步分离局部粘连和瘢痕。

针刀术后手法是建立在西医病理学、生理学、解剖学、生物力学基础上的，也针对传统手法的不足之处进行了比较全面的改造，使之符合现代治疗疾病的要求。针刀术后手法首先从研究力学开始，然后研究手法、技巧，以生理学、病理学和解剖学为根据，使之达到科学治病目的，现简要叙述如下。

力由三大要素构成，即作用点、大小、方向。针刀手法对于力的作用点选择是按照力学原理确定的。如利用杠杆原理，力臂越长，作用力越小；反之，力臂越短，作用力越大。所以针刀术后手法根据人的生理、病理和解剖学特点确定作用点。同时，以治愈疾病为第一前提条件；以医生用力最少，最大限度减少患者的痛苦为第二前提条件。这样大多数手法能找到最佳作用点。力的大小是根据生理情况、病理情况和治疗部位的解剖结构来确定的。比如治疗腕管综合征时，当针刀将腕横韧带松解后，要想使腕管立即宽松且不压迫腕管内的神经、血管和肌腱，彻底治愈此病，就必须立即配合手法使腕关节过度背伸，利用背伸时的张力和屈肌腱被拉紧时的张力将腕横韧带迅速拉长，达到治疗目的。这种手法的力度是根据腕管的解剖结构和生理功能确定的，且治疗目的非常明确，就是在针刀松解之后拉长腕横韧带。这样的手法从作用点到力的大小都是准确无误的。针刀医学手法在研究力的方向时也非常准确。治疗腕管综合征做针刀术后手法时，除了腕关节背屈的方向，选择其他方向都不能达到治疗目的，也不符合生理、病理和解剖学特点的。

力是矢量，世界上没有无方向的力，所以物理学上同时表示力的大小和方向时，可在符号"F"的上面加上个小箭头，即"$\vec{F}$"。手法既然是一种力的作用，就不能离开方向。

二、3个标准

针刀术后手法是以现代科学为基础的一种新的治疗方法，同时对针刀闭合性手术有极为重要的辅助作用，应达到一定的科学水平和标准。总的来说应达到稳、准、巧三大标准。

1. 稳

所谓稳，就是针刀术后手法的每一个操作的设计都以安全为第一，绝对避免因手法设计错误而导致的后遗症或并发症。

以钩椎关节旋转移位性颈椎病为例，对损伤的软组织进行松解后，必须通过手法来纠正钩椎关节的旋转移位。根据此病的治疗要求和颈部的解剖学、生理学、生物力学特点，针刀医学设计了两点一面颈部旋转复位手法。患者仰卧位，医生一手食指钩住患椎棘突，方向和病理性旋转方向相同，拇指推住患椎横突的后侧缘；另一只手托住患椎面部的一侧（与患椎病理性旋转方向相反的一侧），使患者头部向一侧旋转（方向和患椎病理性旋转方向相反）。当旋转到最大限度时，医生双手一起用力，食指钩住患椎棘突，拇指推顶患椎横突；另一手压住面部的一侧，向床面方向按压，此时可轻轻地将患椎的移位纠正到正常。此种手法的设计遵循旋转物体力偶矩的力学原理，所以非常省力。按压面部是根据旋转面的力学原理（颈部有矢状面和冠状面），轻微按压（实际是让颈部沿切线旋转）即可达到目的。另外，当面部向床面转动时，最大旋转角度不会超过人体颈部的最大旋转角度（因为有床面的绝对阻碍）。这一手法的设计可以说达到了目前治疗钩椎关节旋转移位型颈椎病的最安全标准。针刀术后手法的设计都建立在安全可靠基础之上的。

2. 准

所谓准，就是针刀术后手法的每一个操作都能够准确作用到病变部位。不管是间接的还是直接的，尽量避免无病组织受到力的刺激，即使为了手法操作的科学性和精确性而通过某些健康组织来传递力的作用，也不会使健康组织受到损害性刺激。

以肱二头肌挛缩为例，通过针刀松解后，要使肱二头肌恢复原来的长度，必须配合手法。医生一只手托住患肢肘关节的背侧，另一只手握住患肢的腕部。肘关节背侧的手向患肢掌侧用力，腕部的手向背侧用力。助手将患肢肩部固定，反复让患肢背伸。当患肢伸直后，医生用弹性力使患肢过伸 1~2 次，手法即告结束。这个操作虽然通过前臂传达手法的作用力，但是前臂不会受到任何损伤性的力的刺激，其真正的作用力全在肱二头肌上。针刀手法对治疗的准确性要求很高，不允许任何一个手法操作的主要作用力作用到非病变组织上。

3. 巧

所谓巧，是指针刀手法要达到操作巧妙、用力轻柔的目的。从手法学上来说，"巧"是一个贯穿始终的主题，没有巧无法达到无损伤、无痛苦且立竿见影的效果。怎样才能达到巧呢？巧来源于对生理、病理、解剖学的熟悉和对力学知识、几何知识的灵活运用。

以针刀治疗冻结肩为例，针刀松解后肩部的疼痛基本消失，但肩关节仍然不能立即抬到 90°，此时就必须配合手法。患者仰卧位，助手托住患侧上肢外展，此时三角肌处于松弛状态。医生一只手抓住三角肌，将三角肌推向背侧，使三角肌前侧的深面和下层组织的粘连分开，原来被三角肌前侧覆盖的胸大肌、胸小肌肌腱暴露在皮下。另一只手的拇指侧压在胸大肌、胸小肌肌腱之间，并沿两肌腱之间向上推进。此时两肌腱之间的粘连也就被分开了。然后让患者俯卧位，同法将三角肌推向胸侧，三角肌后侧的深面和下层组织的粘连即被分开，此时冈上肌、冈下肌、小圆肌、大圆肌肌腱即暴露在皮下。

医生另一只手用相同手法将冈上肌、冈下肌、小圆肌、大圆肌肌腱之间的粘连分开。此时患肢上举大都可以达到 90° 以上，但是仍然达不到正常的状态，这是因为肩关节囊的挛缩和粘连还没有解开。在上述手法操作结束时，医生托扶患侧上肢令其上举。当达到一定高度，患侧上肢不能继续上举时，医生突然而迅速地将患侧上肢推弹至 180°，此时能听到关节囊被松开的"咝咝"声。待患者反应过来，手法已经完成，整个操作不到 1s。这一手法的妙处在于利用患者努力上举上肢的意志，肩部的所有肌群都在为实现这一意志做自己应该做的工作，医生的推弹力仅仅是协助而已。如果让患者知道要做这一手法，因恐惧疼痛而和医生做对抗，肩部的所有肌群也做和医生意志相反的动作，不仅不能达到轻巧将关节囊松开的目的，还会使肩部的软组织受到损伤。可见，上述手法的轻巧是完全建立在对生理学、病理学、解剖学、生物力学、几何学的恰当运用之上的。

（秦烨）

第三章	护理学的形成与发展

护理学由简单的、医学的辅助学科发展成为现代的、独立的学科，是由人类生活、生产和人民保健事业对护理工作越来越高的需求所决定的。随着人类对客观世界认识的加深和科学技术的发展，护理学经历了从简单的清洁卫生护理到以疾病为中心的护理，再到以患者为中心的整体护理，直至以人的健康为中心的护理的发展历程，通过实践、教育、研究，不断得到充实和完善，逐渐形成了自己特有的理论和实践体系。在医学科学技术飞速发展的今天，护理专业技术水平有了明显的提高，护理技术范围不断扩大，护理概念也发生了较大转变。

第一节　现代护理学的形成

一、现代护理学的雏形

护理活动有着悠久的历史，其起源可追溯到上古时代，可以说自从有了人类就有了护理活动。远古时代人们就会使用简单的医疗护理技术，如用唾液涂抹伤患处，用流水冲洗伤口，用松叶包扎伤口止血，用石头按压疼痛部位解除疼痛，用炽热的石头做热敷等。可以说这一阶段是现代护理的萌芽。

基督教创立初期，护理是一种博爱事业。1世纪开始，欧洲最早的医院前身是一些修道院，是为收容来自各国朝圣的信徒所设的。当时神学渗透到文化各个领域，医学也由教会所掌握。修道士担任医疗工作，修女担任简易护理工作。修道院收容患者多出自宗教的信仰，之后逐渐发展为医院。

4~5世纪，对促进护理事业发展有所贡献的基督教徒法标拉创办的医院是基督教徒最早开设的医院。罗马帝国时代，欧洲经过长期战争，有些社会人士为救济流离失所的难民而设立收容所，组织妇女成立慈善淑女团等，从事护理工作。

中世纪欧洲政治、经济、宗教的发展及战争、疫病流行等对护理工作起到一定的促进作用，但仍以基督教为中心进行活动。由于有医院为基地，这时的护理活动较前有了很大发展。当时有代表性的护理组织有随军护理团、僧侣护理团及俗僧护理团。11世纪中叶，耶路撒冷设立的约翰尼斯救护所参加了十字军的骑兵团，在照顾护理军队伤病员的工作中做出了突出贡献，创立的很多传统一直保留到今天。

17~19世纪中叶的200多年间，宗教出现改革动乱，教会与修道院被关闭，收容贫困者的机构也被废除，由宗教徒兴办的护理事业也就随之衰败了。宗教改革运动对护理学的影响是使护理成为一个以女性为主的职业，护理与家庭服务相关联，护理工作不再由仁慈博爱的神职人员担任。此时的护理人员多数为了谋生，缺乏文化教养和专门训练，服务态度差。因此，护理人员的地位在当时非常低。直至宗教影响恢复，为了满足社会需要，众多医院兴办起来，这些医院大多是国家和地方政府举办的公共事业，所以护理人员也不再带宗教色彩了。1836年，在德国莱茵河畔的凯瑟沃兹城，博立德牧师夫妇建立了一所医院并开办短期训练班。1850年，佛洛伦斯·南丁格尔前往德国凯瑟沃兹医院创办的短期训练班学习。此期间，尽管护士作为一种职业有了雏形，但是却没有很大发展。宗教恢复运动使人们对护士的尊重增加，并有了护士教育模式，对护理学产生了很大的影响。

二、南丁格尔与近代护理学

护理发展成为一门学科是从19世纪中叶开始的。南丁格尔首创了科学的护理和护理教育事业，被誉为近代护理事业的创始人。

南丁格尔于1820年5月12日出生于意大利的佛罗伦萨，父母都是英国人，父亲是英国的贵族。南丁格尔受过良好的教育，精通英、法、德、意等国语言，具有较高的文化修养，从小就表现出很深的慈爱心，乐于助人。长大成人后，南丁格尔对护理工作产生了浓厚的兴趣，1850年，她说服父母，力排众议，去德国凯瑟沃兹医院的护士学校学习护理，并对英、法、德等国的护理工作进行了考察研究。1853年，南丁格尔被聘为英国妇女医院院长。1854—1856年，英、俄、土耳其等国在克里米亚交战时，她率领38名妇女前往前线医院，以陆军医院为基地，发挥博爱精神，参加伤病员的护理实践。同时还对医院管理、医院建筑及军队的保健医疗政策进行了全面考察，并提出了变革建议，从而使战伤的英国士兵死亡率从50%下降到2.2%，士兵们都非常爱戴她，感谢她，称她为"提灯女神"。

1860年，南丁格尔在英国伦敦的圣多马医院创办了世界上第一所护士学校，是现代护理教育的主要起点。她的办学宗旨是将护理作为一门科学、一项职业，尝试用新的教育体制和方法培养护士，对学校管理、入学标准、课程安排、实习和评审成绩等都有明确的规定，因此得到了政府、军民和社会多数人士的赞助和支持。她当时所教授的一些原则一直沿用至今，如"护理既是艺术又是科学""患者是有个人需求的人""护理是一项专业，护士的精神和身体都应该是健康的""护士应将时间用于照顾患者，而不是做清洁""护士必须自己酌情决定，但又必须按照医生的医嘱去执行""教学是护理的一部分"等。

南丁格尔还写了不少有关护理教育、军队卫生保健、医院建筑设计和护理科学管理的专著。她撰写了"关于健康、效率和医院管理对英国军队的影响"的报告，成为世界上第一个论述医院管理的护士。她的《医院札记》《护理札记》奠定了医院管理、护士教育和课程内容的基础，开创了护理学的新纪元，使她成为欧美近代护理学和护士教育创始人。

之后，随着科学发展和各国护理界人士的不懈努力，护理逐渐成为一门学科，即为护理学。

1907 年，由于南丁格尔显著的工作成绩和贡献，英国政府授予她最高荣誉勋章。她献身护理事业，终身未嫁，1910 年 8 月 13 日逝世，享年 90 岁。

南丁格尔以她高尚的品德、远大的目光开创了科学的护理专业，多少年来一直是世界各国护士学习的榜样。人们为了纪念这位伟大的"护士之祖"，把她的生日 5 月 12 日定为"国际护士节"，每年都举行纪念活动。

第二节　中医学与护理

中医学源远流长，是我国劳动人民自古以来与疾病斗争的经验总结。考古学证实，石器时代即出现了砭石和石针。《说文解字》称："砭，以石刺病也。"石针则是用石针刺身体一定部位以治病。从护理角度推测，当时的原始人类已经学会用石治病，如以烧热的石块做热疗，以石块捶拍、刺压病痛部位来缓解疼痛，以石针刺破脓疡等，这些都是护理技术的雏形。

春秋战国时期我国产生了系统的医学理论，当时虽然没有形成系统的护理学和护理专业，但不能否定护理的存在和它在治疗疾病中所起的重要作用。中医学强调"三分治，七分养"，"七分养"实质就是护理。护理学很大部分是研究"七分养"的科学。从浩如烟海的医学典籍，到历代名医传记，不乏护理知识和技术的记载，有些内容甚至对现代护理仍有指导意义。扁鹊反对迷信、巫卜，重视病情观察。他曾说："切脉、望色、听声、写形，言病之所在。"不仅为脉学作出了重大贡献，而且提出了观察病情的方法和意义，也是护理的重要内容。

《黄帝内经》阐述了不少护理理论，书中记载了引起疾病的多种因素，如精神、情志生活、气候剧烈变化，以及饮食不节、五味失调、醉酒等。这些病因学的理论与现代护理学所提出的护士应了解不同患者的不同致病因素，因人而异地进行心理护理、生活护理，注意自然环境和社会环境的影响而给予个别护理相一致。《黄帝内经》十分重视人体对疾病的自身防御能力，将其称为"正气"，将引起疾病的内外因素谓之"邪气"，提倡加强自身防御，扶正祛邪。19 世纪，南丁格尔也十分强调人的自身调节能力。她说："只有患者的自身能力才能治愈疾病。外科从肢体中取出了子弹，去掉了治疗的障碍，然后人的自身能力进行修补和治疗，使伤口愈合了。"她还说："在任何情况下，护理都是帮助患者，使他处于最佳状态，以便他的自身能力更好地治疗疾病。"这与《黄帝内经》学说不谋而合，而《黄帝内经》比南丁格尔早 2000 多年。更值得一提的是，《黄帝内经》积极提倡预防疾病，书中载有"圣人不治已病治未病"，要求做到防微杜渐，不要等到病入膏肓再治。所谓"上工救其萌芽"即是早防早治的意思。这与我国"预防为主"的卫生政策精神相一致。

秦汉三国时期，医药学理论有显著进步。当时的杰出医学家华佗学识渊博，医技精湛，他在医治疾病的同时竭力宣传体育锻炼，号召群众开展运动，锻炼身体。他说："人体欲得劳动，但不当使极耳。动摇则谷气全消，血脉流通，病不得生。"这就是说只有坚持适当劳动才能促进血液循环，提高消化功能，增强体质，抵抗疾病。他模仿虎、鹿、熊、猿、鸟 5 种动物的动作姿态创制"五禽之戏"，以利活动头、腰、四肢及各个关节，是最早的体育疗法。

唐代的孙思邈是当时具有丰富医学知识和实践经验的医学家。其所著《备急千金要方》一书不仅论述了各科医学理论，总结了实践经验；而且阐述了医护人员应具备的医德，要求注意自身修养和具备正确的服务态度。他说："夫为医之法，不得多语调笑，谈谑喧哗，道说是非。议论人物，炫耀声名，訾毁诸医，自矜己德。"

宋代《医说》一书中记有"早漱口，不若将卧而漱，去齿间所积，牙亦坚固"的口腔护理知识。同时代的名医陈自明著《妇人大全良方》，提供了大量妊娠期和产后的护理知识。这说明口腔护理和妇产科护理在宋代即已得到重视。

明清之际，瘟疫流行，先后出现了不少专门研究传染病的医学家和医学名著，其中有许多消毒隔离的护理技术，如明代医家胡正心提出用蒸气消毒法处理传染病患者的衣物。当时还流行用艾叶、喷洒雄黄酒消毒的方法。

总之，从中医学发展史可以看出，许多医学家在治疗和用药的同时十分重视护理，他们将护理理论结合其他医学理论，使之在防治疾病中协同发挥作用。中国古代虽然没有护理学这门独立学科，但是大量护理工作和护理理论确实存在并广为运用。

第三节　我国护理学发展概况

时代在前进，人们在生活和劳动中对于卫生保健、医疗护理的要求逐渐提高。我国护理学也和其他学科一样，经历了不同阶段，促使现代护理学日趋完善。

1949 年以前，我国护理专业发展缓慢，成立了少量护士学校和护训班，但是护士学校的校长或医院护理部负责人多由外国人担任，不可避免地形成了欧美式的中国护理。护士学校的教科书都采用外国原著或翻译本，护士和护生的服装及护理操作规程多半沿袭西方，护理专业全盘西化。

1949 年以后，护理事业得到重视而进入迅速发展阶段。特别是十一届三中全会后，改革开放进一步推动了护理事业的发展。1981 年，原卫生部、中国科学技术协会和中华护理学会在北京联合召开首都护理界座谈会，我国著名科学家、全国政协原副主席、原中国科学技术协会主席周培源同志对护理学是一门独立学科做了精辟分析，充分体现了我国对护理学科及护理事业的重视。护理学科作为独立学科由此而确立，护理人员被认为是科技工作者。随之，护理专业队伍不断壮大，护理服务范围日益增加，护士素质和护理服务质量不断提高。同时，新的护理模式和观念正影响着护理专业的发展。

1. 护理组织和管理体系逐步建立并完善

1979 年，国务院批准原卫生部颁发了《卫生技术人员职称及晋升条例（试行）》，其中明确规定护士的技术职称分为主任护师、副主任护师、主管护师、护师和护士（正规护校毕业生）。各地根据这一条例制定了护士晋升考核的具体内容和办法。由此，从护理人员作为科技工作者有了自己的职称序列。

1982 年，原卫生部医政司成立护理处，以加强对护理工作的领导。1985 年 9 月，经卫生部批准成立护理中心，为制定护士法和实施护士注册做准备。卫生行政部门自上而下都设有管理护理工作的机构或护理专干，医院建立健全了三级护理、管理体制、规章制度、质量标准、管理指标体系、操作规程等，使护理质量有了保障。

1993 年 3 月，原卫生部颁发了我国第一个关于护士执业和注册的部长令和《中华人民共和国护士管理办法》。1995 年，国家考试中心按此办法组织举行了首次全国护士执业考试，使我国护士执业管理走上了法治化轨道，护理队伍的整体素质有了可靠的保证。

2. 建立多层次、多规格的护理教育体系

1950 年，第一届全国卫生工作会议将护士教育列为中级专业教育之一，纳入了正规教育系统，并制定全国统一教学计划，编写统一教材。中等护理教育为国家培养了大批合格的实用型人才。1921 年，北京协和医学院开办护理高等教育，30 余年后我国停办了高等护理教育。1980 年，南京医学院（现南京医科大学）率先开办高级护理专修班。在中华护理学会的指导支持下，1983 年天津医学院（现天津医科大学）成立了护理系，并开始正式招生。1985 年，北京中医学院（现北京中医药大学）成立了护理系，创建了中医学史上第一个护理专业，继之而来，高等护理教育得到了恢复和发展。

1992 年，经国务院学位委员会及国家教育委员会批准，北京医科大学（北京大学医学部前身）护理系建立了护理硕士点，并于同年招收第一届护理硕士生。此后，中国协和医科大学（现北京协和医学院）和天津医科大学护理系建立护理硕士点并招生。同年，中国 8 所重点医科大学及泰国清迈大学在美国中华医学基金会（CMB）的资助下，于西安医科大学开办以培养护理师资为主的护理硕士班，实施了中国高级护理教育发展项目。2003 年，经国务院学位委员会及国家教育委员会批准，第二军医大学护理系建立了护理博士点。到目前为止，全国共有 500 余所全日制普通中等卫（护）校、近百所大专层次的护理教育高校、40 余所本科层次的护理教育院校。全国已有多个硕士点、博士点招收护理专业研究生，形成了中专、大专、本科、研究生 4 个层次的护理教育体系。同时，继续教育得到发展，函授大学、夜间大学、国家开放大学、自学考试等办学形式给护士提供了进一步深造的条件，促进了护理人才的培养，体现了终身教育对护理队伍建设的意义，满足了临床护理、护理管理及护理教育发展的需要。

3. 临床护理实践的范围和内容不断扩大

自 1950 年以来，临床护理工作一直以疾病为中心，护理技术操作常规围绕完成医疗任务而制定，医护分工明确，护士为医生的助手，护理工作处于被动状态。1980 年以后，随着改革开放，我国逐渐引入国外有关护理的概念和理论，认识到人的健康与疾病受心理、社会、文化、习俗等诸多因素的影响，护理人员开始加强基础工作，并分析、判断患者的需求，探讨如何以人为中心进行整体护理，应用护理程序为患者提供积极、主动的护理服务，护理工作的内容和范围不断扩大。同时，器官移植、显微外科、重症监护、介入疗法、基因治疗等专科护理及中西医结合护理、社区护理等也迅速发展起来。

4. 护理学术氛围浓厚

随着高等护理教育的发展，一批高级护理人才走上了护理教育、管理和临床岗位，在各个领域里研究创新，推动了护理学科的发展。一些高等护理教育机构或医院设立了护理研究中心，为开展护理研究提供了场所和条件。护理学者、专家著书立说，大量的护理专著与科普读物相继出版，各级护理专业教材比比皆是，临床护理指导用书各具特色。《中华护理杂志》《中国实用护理杂志》《护士进修杂志》《护理学杂志》《中华护理教育》等护理期刊相继创刊。1977 年以来，中华护理学会和各地分会先后恢复，各级学会举办的学术活动丰富多彩。国际学术交流日益扩大，护理人员出国考察、进修、深造人数不断增多。有些国家或地区的护理人士与我国一些省、市分会和单位建立了友好联系，互派进修、交流，交换期刊、书籍等，加速了我国护理与国际的接轨。

5. 形成有中国特色的中西医结合护理学

中医护理和西医护理是护理学科的两个分支，其理论体系和护理手段有一定的区别，但有着共同的目标——解决患者的健康问题。中医护理和西医护理在理论和技术手段上各有优势，单纯的中医护理或西医护理已不能满足当今人们对健康的需求，科学技术的进步、综合学科的建立及人们对自然的崇尚促进了中西结合护理的形成与发展。在临床护理方面，中西医结合护理相互渗透、取长补短、有机结合。中西结合护理将是我国护理走向国际市场的一条出路。

（廖晓英）

第四章

护理学的基本概念

护理学中，人、环境、健康及护理被认为是影响和决定护理实践的 4 个基本概念。在这些概念中，护理实践的核心是人，从人可以引导出其他概念。

第一节　人

护理的服务对象是人，护理学是研究人的健康、为人类健康服务的学科。能否正确认识人的整体特征，熟悉人与周围环境的广泛联系，把握人体需求的特点，直接影响着护理实践。

1. 人是一个整体

人和动物一样是生物体，具有受自然生物规律所控制的器官、系统等。但人又不同于一般动物，而具有意识、思维、情感、创造力和交往能力。因此，人是包含生理、心理、社会、精神等要素的统一整体，任何一方面功能变化都可在一定程度上引起其他方面的功能变化，对整体造成影响。因此，护理人员在护理服务对象时，应从整体出发，在护理疾病的同时更应注重人的整体性，进行整体护理。

2. 人是一个开放的系统

开放系统即不断与周围环境相互作用，进行物质、能量和信息交换。人作为生物体，内部各个器官、系统之间互相联系，不停进行着各种物质和能量的交换，同时又作为整体不断与周围环境（自然和社会环境）进行着能量、物质和信息交换。因此人与环境可以互相作用和影响。强调人是一个开放系统，就要求护理中不仅要关心机体各系统、各器官功能的协调平衡，还要注意环境对机体的影响，能使人的整体功能更好地发挥和运转。

3. 人有基本的需要

人的基本的需要是指个体为了维持身心平衡并求得生存、成长与发展，在生理和心理上最低限度的需要。从维持生存的角度出发，首先必须满足生理的需要，如吃饭、饮水、呼吸、排泄、休息与活动等；其次，人作为高级生物体，还有人际交往与情感交流等心理与精神需要。所以人必须努力满足基本需要才能维持生命。当基本需要得不到满足时，就会出现机体的失衡，进而导致疾病。

4. 人对自身健康有良好愿望

每个人都希望有一个健康的身体和健全的心理状态，努力实现个人价值。同时，每个人都有维护和促进自身健康的责任，在患病后积极寻求帮助或自我努力恢复健康。护士可通过健康教育等方式丰富人们的健康知识，支持、帮助护理对象恢复或增强自理能力，从而提高其生存质量。

第二节　健康

健康是个变化的概念，不同历史条件、不同文化背景、不同价值观的个体都对健康有不同理解。

中世纪，医学与宗教不分，疾病被视为鬼神作祟或犯罪不贞的结果。随着文明的进步，细菌被发现，为疾病找到了生物因素致病的证据，医学才逐渐与宗教分离。春秋战国时期，医家认为阴阳平衡失调人便会生病，这一理论现仍存在于中医的理论体系中，影响着中国人的健康观念。在西方，古希腊的医学之父希波克拉底根据哲学家恩培多克勒提出的"四元素说"（水、火、气、土）创立了"四液体学说"，认为人体由血液、黏液、黄胆汁和黑胆汁组成，健康是4种体液协调的结果。

许多学者试图对健康作出较为全面的释义。对健康概念的认识，归纳起来大致有3种：①没有疾病就是健康；②生理、心理健全就是健康；③完整的生理、心理状况和良好的社会适应能力就是健康。

1948年，世界卫生组织制定且在宪章中提出："健康不但是没有疾病和身体缺陷，还要有完整的心理状态和良好的社会适应能力。"这一说法一出现便得到了人们普遍的接受，它将健康的领域拓展到生理、心理及社会3个层面，认为理想的健康状况不仅仅是免于疾病的困扰，而且要有充沛的精神活力、良好的人际关系和心理状态。由此，健康是指个人在某一特定的条件下，生理、心理、社会、精神等符合其性别、成长与发育的需要，且适应良好，能发挥个人最佳状态。每个人生理状态、心理和社会适应能力不同，健康标准并非绝对一致，但每个人都可根据自身条件努力达到最佳的状态。

第三节　环境

人类赖以生存和发展的一切周围事物称为环境，包括内环境和外环境。人的一切活动离不开环境，并与环境相互作用、相互依存。

1. 人的内环境

人的内环境是指人的生理及思维、思想、心理等。生理学家伯纳德认为，一个生物体要生存，就必须努力保持其体内环境处于相对稳定状态。大量研究表明，人体有不断使其内环境维持动态相对稳定状态的倾向。这种相对稳定状态是靠机体的各种调节机制（如神经系统和内分泌系统的功能）在无意识状态下以自我调整的方式来控制和维持的。

2. 人的外环境

人的外环境主要包括生态环境和人文社会环境。另外，与医疗护理专业有关的环境还包括治疗性环境。生态环境即自然环境，是存在于人类周围自然界中各种因素的总称，是人类及其他一切生物赖以生存和发展的物质基础，包括物理环境（如空气、阳光、水等）和生物环境（如动物、植物、微生物等）。人文社会环境是人们为了提高物质和文化生活而创造的社会环境，如社会经济、文化、道德、风俗习惯、政治制度、法律等。治疗性环境是指健康保障人员在以治疗为目的的前提下创造的适合患者恢复身心健康的环境。

人的内外环境变化将影响人的健康。随着社会发展、人的平均寿命延长和疾病谱改变，环境对人的健康影响日益受到关注。保护自然资源、维持生态平衡、控制环境污染、整顿社会治安、减少社会暴力、改善生活和工作条件、降低工作压力、开展全民健身运动等，都是为了改善环境，提高人的健康水平。

第四节　护理

护理人员只有对护理及护理专业有所认识，才能不断塑造自己的专业特征，提高自己的专业素养，在今后的健康照顾体系中扮演好自己的角色。

护理的概念是随着护理专业的形成和发展而不断发展的。自南丁格尔以来，先后有许多护理学者提出了有关护理的概念。1859 年，南丁格尔提出护理的独特功能在于协助患者置身于自然而良好的环境下恢复身心健康。1966 年，美国护理学家韩德森指出，护理的独特功能在于协助患病或健康的人实施各项有利于健康或恢复健康（或安详死亡）的活动。这些活动是个人在拥有足够的体力、意愿与知识时无须协助，可以独立完成的。护理的贡献在于协助个人早日不必依靠他人而能独立地执行这些活动。1980 年，美国护士学会（ANA）将护理定义为"诊断和处理人类对现存的或潜在的健康问题的反应"。

尽管护理在近百年来发展迅速，变化颇大，但它所具有的一些基本内涵，即护理的核心却始终未变，包括照顾、人道、帮助性关系。

1. 照顾

照顾是护理永恒的主题。纵观护理发展史，无论在什么年代，无论以什么样的方式提供护理，照顾（患者或服务对象）永远是护理的核心。

2. 人道

护士是人道主义忠实的执行者。护理工作提倡人道，首先要求护理人员视每一位服务对象为具有人性特征的个体，从而尊重个体，注重人性。提倡人道也要求护理人员对服务对象一视同仁，不分高低贵贱，不论贫富与种族，积极救死扶伤，为人们的健康服务。

3. 帮助性关系

帮助性关系是护士用来与服务对象互动以促进健康的手段。护士和患者的关系首先是一种帮助与被帮助、服务者与顾客（或消费者）之间的关系，这就要求护理人员以自己特有的专业知识、技能与技巧提供帮助与服务，满足患者特定的需求，与其建立起良好的帮助性关系。护士在帮助患者的同时也从不同的患者身上深化了自己所学的知识，积累了工作经验，自身也获益匪浅。因此这种帮助性关系是双向的。

（廖晓英）

| 第五章 | 护理程序 |

护理程序是一种科学确认问题和解决问题的工作方法，是临床护理中完整的工作过程，是有计划、有步骤地为患者提供护理服务的科学工作程序。

护理程序由护理评估、护理诊断、护理计划、护理实施和护理评价 5 个步骤组成。这 5 个步骤相互联系、相互依赖、相互影响，是一个循环往复的过程。例如针对一个患者，当其入院后，护士应该对其生理、心理、社会等方面的状况和功能进行评估，即收集这些方面的有关资料，根据资料判断患者存在哪些护理问题，作出护理诊断，围绕护理诊断制订护理计划，然后实施制订护理措施，并对执行后的效果及患者的反应进行评价。护理程序的任何一步出现问题都会影响其他步骤的有效进行。

第一节 护理评估

评估是从各个方面有步骤、有计划地收集资料以预测患者健康状态的过程，是护理程序的第一阶段，是整个护理程序的基础。护理包括收集资料和整理分析资料。评估的根本目的是找出待解决的护理问题。护士通过与患者交谈、观察和护理体检等方法，有目的、有计划地收集患者的健康资料、家庭及社会情况，以了解患者的需要、问题、担忧及个人反应，为确定患者的护理诊断、制订目标、实施护理计划和评价护理效果提供依据。评估阶段的工作质量受护理人员观念、知识、思维及技巧的影响。优质有效的资料可为护理程序奠定基础。如果评估不准确，将导致护理诊断错误，计划和实施有误，护理目标难以实现。

一、收集资料

收集资料十分重要，除了入院第一次的总体评估外，在护理程序实施的过程中还应对患者进行随时评估，及时确定患者病情的进展情况，发现患者住院期间出现的新问题，并根据这些资料确定是否需要修改、中断或继续护理措施。

1.收集资料的目的

（1）建立基础资料，为评估患者健康状况、确定护理诊断奠定基础。

（2）为制订护理措施提供依据，达到因人施护的目的。

（3）有利于对护理效果进行客观评价。

（4）为护理科研提供资料。

2. 资料的种类

资料可分为主观资料和客观资料两大类。

（1）主观资料：多为患者的主观感觉，如患者对疾病过程的描述、对疾病的心理反应、社会背景及对护理人员的要求和愿望等。

（2）客观资料：护理人员对患者进行观察、体格检查及借助医疗仪器检查而获得的资料，如体温、脉搏、血压、各系统检查的结果。辅助检查如X线检查、心电图检查、实验室检查及各种内窥镜检查的结果。

3. 资料收集的范围

资料收集的范围很广泛，来自对患者的身体、心理和社会的健康资料的调查，包括对患者的身体状况、精神状况、社会和家庭情况、文化和经济状况等进行全面了解。应该强调指出，不仅要在患者入院时收集基本资料，还应贯穿整个护理过程，如随时了解患者对治疗及护理措施的反应，评价护理措施的有效性，患者的健康状况、生命体征变化、症状轻重及情绪的改变。因此，资料收集是一个连续性的过程。

4. 资料的内容

所收集的资料必须从整体护理思想出发，不仅涉及护理对象身体状况，还应包括心理、社会、文化、经济等方面。护理评估的资料应包括以下几个方面。

（1）一般资料：包括姓名、性别、年龄、民族、职业、婚姻状况、受教育水平、家庭住址、联系人等。

（2）现在健康状况：包括此次发病情况、主诉及当前的饮食、营养、睡眠、自理、排泄、活动等日常生活形态。

（3）既往健康状况：包括既往史、创伤史、手术史、过敏史、既往日常生活形态、烟酒嗜好。还应了解女性护理对象的月经史和婚育史。

（4）家族史：家族其他成员是否有与患者类似的疾病或家庭遗传病史。

（5）护理体检的检查结果：按照护理体检的要求，有侧重地检查护理对象的身体情况，获得真实的资料。

（6）实验室及其他检查结果：查看护理对象近期检查的报告结果、实验室检查的数据。

（7）心理状况：包括对疾病的认识和态度，康复的信心，病后精神、行为及情绪的变化，人格类型，应对能力。

（8）社会状况：包括文化程度、职业及工作情况、目前享受的医疗保健待遇、经济状况、家庭成员对护理对象的态度和对疾病的了解、社会支持系统状况等。

二、整理分析资料

1. 资料整理分类

把收集的资料进行整理和分类。分类的方法很多，如可按马斯洛的需要层次进行整理，把资料分为生理基本、安全需要、爱及尊重等心理需要、自我实现需要。

2. 复查核实

对某些不清楚或有疑问的资料进行复查或核实。对有用的资料进行记录，无用的资料予以删除。将生理、社会、心理等资料进行总体分析，对患者有总体了解和认识。

3. 分析资料

分析资料的目的是发现健康问题，做出护理诊断。将整理分类的资料与健康标准进行衡量和比较。健康标准可来自医疗、诊断或检查的正常值，如体温、脉搏、血压的正常值，实验室检查的正常值，心理测试的标准，某些学说中规定的正常模式，工业、学校劳动卫生管理的有关规定等。如果患者的资料与正常值相一致，即属正常；反之即为异常，即患者存在健康问题。此外，护理人员还必须运用专业知识对资料进行预测性估计，估计患者是否有危险因素存在。有些因素若不加以预防或消除就会发生意外病变，称为潜在健康问题。

必须注意，人在发育的不同阶段需要也大有不同，正常值也不相同。护理人员必须掌握生长发育规律、心理及行为科学的理论，辨别不同年龄阶段中哪些生理、心理的发展是正常的，哪些是异常的。

（1）影响生理需要的健康问题：如氧气的供应、水电解质平衡、食物进出平衡、代谢排泄、保持正常体重、睡眠与休息保证、活动与运动存在、舒适性、性生活等问题。

（2）影响安全需要问题：如身体伤害、医院内感染、心理威胁、有序和安全、生活及职业保障等问题。

（3）影响爱与归属感的需要问题：家庭主要成员的爱和支持、与所爱的人和睦相处、家庭与社会认可、与他人的友谊等问题。

（4）影响自尊需要问题：个人独立受影响、角色紊乱、被尊敬被重视受影响、地位与声誉受影响。

（5）影响自我实现问题：个人成长和成熟受影响、学习和工作的成就受影响、解决问题的能力和创新能力受影响等问题。

第二节 护理诊断

做出护理诊断是护理程序的第 2 步，护士运用评判性思维的方式确定护理对象的健康问题，也就是找出和确定护理诊断过程。

1. 定义

护理诊断是对一个人生命过程的生理、心理、社会文化背景及精神方面健康问题的说明。这些问题属于护理职责范围以内，能用护理方法解决或缓解的问题。

2. 组成部分

（1）名称：是对个人健康情况的概括性描述，可以是现有的（是指此时此刻患者感到的不适或反应），也可以是潜在的（是指有危险因素存在，若不加以预防将会发生的健康问题）。

（2）诊断依据：是作此诊断时所应具有的有关病史、一组症状和体征。可分为主要依据（作此诊断必须具备的症状和体征）和次要依据（可能出现的症状和体征）。

（3）原因、促成因素和危险因素：是指导致问题发生和发展的原因。这些原因可以是病理生理、情境和年龄等方面的。

3. 陈述

护理诊断主要有以下 3 种陈述方式。

（1）三部分陈述法：即 PES。护理诊断＝健康问题（P）＋原因（E）＋症状和体征（S）。如体温过高（P），口表 39℃（S），由呼吸道感染引起（E）。常用于现存的护理诊断的陈述。

（2）二部分陈述法：即 PE 或 SE。护理诊断＝健康问题（P）＋原因（E）；或护理诊断＝症状或体征（S）＋原因（E）。如体温过高由于呼吸道感染引起（P+E），发热由于呼吸道感染引起（S+E），焦虑与担心手术效果不理想有关（P+E）。常用于有危险的护理诊断的陈述或三段式护理诊断的简化。

（3）一部分陈述：即健康问题（P）。如潜在的精神健康增强（P）。常用于健康的护理诊断的陈述

4. 注意事项

（1）诊断名称要明确、易懂。

（2）提出问题必须是患者存在的健康问题，防止把护理措施上的问题作为健康问题，防止把医疗诊断、治疗或仪器的使用作为护理诊断。

（3）护理诊断必须根据评估资料作出。

（4）护理诊断应有利于护理措施的制订，因此应列出原因和促成因素。潜在的护理问题应列出危险因素。

（5）制定护理诊断时应贯彻整体观点，从生理、心理、社会等方面作出全面的诊断。一个患者可以有几个护理诊断，并可随着病情的发展变化而增加或改变诊断。

第三节　护理计划

制定护理计划是护理程序的第 3 步，是对患者进行护理活动的具体决策，是护理活

动的指南。

（一）设定先后次序

制订护理计划的第 1 步是确定问题。重点问题是威胁患者生命、急需解决的问题，如心搏骤停、呼吸道阻塞、严重出血等。一般问题指虽然可能导致身体或情绪不健康的后果，但并不会直接威胁患者生命，如长期卧床不动可能导致某些合并症。非重点问题是指患者调适及生活上改变所碰到的问题。这些问题只要护理人员给予一点帮助和支持，靠患者自己就能解决。

排列时可参考马斯洛的需要层次，基本的生命需要先获得满足，随着病情好转，高级需要就成为重点问题。

（二）确定护理目标

护理目标针对护理诊断而定，是护理活动所期望达到的护理结果，也就是健康问题解决后患者达到的新的健康状况。目标是患者行为的表现，而不是护理人员行为的表现。

1. 分类

护理目标可分为短期目标和长期目标。

（1）短期目标：是指护理人员在较短时间内（几天甚至几小时）可能达到的目标，适用于病情变化快、病情不稳定、长期目标不易制定的患者。

（2）长期目标：系相对需要较长时间才能实现的目标，分为 2 种。一种需要护理人员针对一个长期存在的问题采取直接性的护理活动。如截瘫患者需要护理人员在患者整个住院期间给予精心的皮肤护理，以预防压疮的发生，长期目标可陈述为“患者卧床期间，皮肤保持完整无破损”。另一种长期目标需要几个短期目标的实现才可达到，也是护理人员要得到的最终结果。如肌肉萎缩的患者长期目标是“患者在 1 个月内能自己行走 20m”。这一长期目标需要通过几个短期目标来实现，如患者在第 1 周内完成床上主动运动锻炼，第 2 周在护理人员协助下下床走 5m，第 3 周自己下床行走 10m，第 4 周能行走 20m。

2. 书写公式

护理目标陈述为“主语＋谓语＋行为标准”。

（1）主语：指的是患者或患者的任何一部分，不必在陈述时经常标明。如护理目标写作“患者 2 个月内能在室内活动”，也可写作“2 个月内能在室内活动”。

（2）谓语：指主语将要完成的行动。

（3）行为标准：是患者进行的行为所要达到的程度及时间。如“2 个月内在室内（行为标准）活动（谓语）”。因目标是具体的，并且是可测定或可观察到的，所以也可作为效果评价时的标准。

3. 注意事项

（1）制订护理目标是为了指导工作。

（2）限定目标的时间可调动患者和护理人员的主动性，使护理活动有目的性和紧迫感，并赋予患者和护理人员一种成就感。

（3）目标的制定必须对患者切实可行，是在患者能力可及范围内和护理技能所能解决的。

（4）目标的制定要防止与医疗冲突，如对一个肌肉萎缩的患者，医疗上要求绝对卧床休息，就不可制定"1周内能下地活动"的护理目标。

（5）一个目标来自一个护理诊断，但一个诊断可有几个护理目标。

（三）制定护理措施

护理诊断与护理目标之间的差距需要应用方法解决，选择最好、最适合的方法，制订协助患者达到护理目标的方案并按照一定顺序列出。

1. 类型

护理措施可分为以下3种类型。

（1）依赖性护理措施：是指护士执行医嘱的措施，如给药、化验、各种治疗等。

（2）相互依赖的护理措施：是指护士与其他医务人员合作完成的护理活动，如患者出现"活动无耐力"的问题时，护士为帮助患者恢复活动耐力。应该与其主管医生协商、讨论，根据患者的情况制订促进康复的措施，并将之融入护理计划。

（3）独立性护理措施：是指护士根据所收集的资料独立思考、判断后做出的决策，如2h为患者翻身、拍背1次。

2. 注意事项

（1）措施应针对原因提出，必须为达到护理目标而选择措施。如同样诊断为"营养失调，低于机体需要量"的两个患者，在制订饮食措施时，应根据患者的饮食习惯、经济条件等差异，制订不同的食谱，以便达到最佳效果。

（2）护理措施要明确、具体，如"多饮水"的措施欠具体，必须订出具体饮水量和内容，如"每日口服茶叶水1500ml"。

（3）护理措施要保证患者的安全，应在患者耐受范围以内。如有不同的措施可供选择，应选择损伤小、容易做、效果好、患者乐意接受的方案。

（4）鼓励患者与家属参与措施制订。护理人员应在自己掌握医学知识的基础上采纳患者或家属的有价值的建议。

（四）构成护理计划

护理工作的系统性和计划性通过护理计划得以体现。每个患者都应有完整的护理计划，使各项措施有条不紊地完成，亦便于其他护理人员了解及协助实施。护理计划通常包括日期、护理诊断、护理目标、护理措施、效果评价等基本项目，要不断反馈计划是否与诊断密切相关，患者是否乐意接受，是否有新的健康问题产生，从而及时调整诊断及实施方案。

第四节　护理实施

实施是为达成护理目标而将计划中的内容付诸行动的过程。实施不仅要求护士具备丰富的专业知识，还要求其具备熟练的操作技能和良好的人际沟通能力，保证患者得到高质量的护理。从理论上讲，实施是在护理计划制订之后，但在实际工作中，特别是在抢救危重患者时，实施常先于计划。

（一）实施内容

（1）将计划内的措施进行分配、实施。

（2）解答患者及家属的问题，进行健康教育，指导他们共同参与护理计划的实施。

（3）及时评价计划实施的质量、效果，观察病情变化，处理突发病症。

（4）继续收集资料，及时、准确完成护理记录，不断补充、修正护理计划。

（5）与其他医护人员保持良好、有效的合作关系，尽可能提高护理工作的效率。

（二）实施方法

（1）分管护士直接为护理对象提供护理。

（2）与其他医护人员合作进行护理。与其他护士合作提供24h连续的、整体的护理。在连续执行护理工作中，必须有书面或口头交接班。

（3）要求护理对象及其家属共同参与护理。应提前了解患者及其家属的年龄、职业、文化程度和对改变目前状况的信心与态度，了解患者目前的健康状态和能力，掌握宣教的内容与范围，采用适当的方法和通俗的语言，以取得良好效果。

（三）实施步骤

1. 准备

准备工作包括进一步评估患者、审阅计划，分析实施计划所需要的护理知识与技术，预测可能会发生的并发症，安排实施计划的人、物与时间。

2. 执行

将计划内的护理措施进行分配、实施。在执行医嘱时，应将医疗与护理有机结合，保持护理与医疗活动的协调一致。解答患者及家属的疑问，进行健康教育，指导他们共同参与护理计划的实施。要充分发挥患者及其家属的积极性，与其他医护人员相互协调配合，熟练运用各项护理操作技术，同时密切观察执行计划后患者的反应及效果、有无新的问题发生，及时收集资料，迅速、正确处理新的健康问题。

3. 记录

实施各项护理措施后，及时准确地进行记录，包括护理活动的内容、时间及患者的反应等。这样可以反映出护理效果，并为下一阶段护理措施的实施做好准备，也称护理病程记录或护理记录。

第五节　护理评价

护理评价是将实施护理计划后患者的健康状况与护理计划中预定的护理目标相比较，并做出判断的过程。通过评价可以了解患者是否达到预期的护理目标，患者的需求是否得到满足。虽然护理评价是护理程序的最后一个步骤，但实际上贯穿整个护理活动的始终。评价的核心内容是患者的行为和身心健康改善的情况。

1. 评价方式

（1）护士自我评价。

（2）护士长与护理教师的检查评定。

（3）护理查房。

2. 评价内容

（1）护理过程的评价：检查护士进行护理活动的行为过程是否符合护理程序的要求。包括检查护理病历质量、护理措施实施情况等。

（2）护理效果的评价：为评价中最重要的部分，核心内容是评价患者的行为和身心健康状况的改善是否达到预期目标。

3. 评价步骤

（1）收集资料：通过护理过程的记录，与患者交流及检查评估等，收集患者各方面的资料进行分析，列出执行护理措施后患者的反应。

（2）判断效果：将患者的反应与护理目标进行比较，衡量目标实现情况。目标实现的程度分为3种：①目标完全实现：患者目前的反应与护理目标、预期效果相同；②目标部分实现：护理措施只解决了患者的一部分问题，患者健康状况部分好转；③目标未实现：所有预期效果均未实现，患者情况恶化。

如预定目标为"患者1周后能行走20m"，1周后评价。若患者已能行走20m，为目标完全实现；若患者能行走5m，为目标部分实现；若患者拒绝下床行走或无力行走，为目标未实现。

（3）分析原因：对目标部分实现和未实现的原因进行分析、探讨，如分析收集的资料是否真实、护理诊断是否正确、护理目标是否切实可行、护理措施是否恰当、措施是否执行、患者是否出现新问题。

（4）修订计划：对患者目前的健康状况重新评估，然后做出停止、修订、排除、增加的决定。

停止：对于已解决的护理问题，目标已全部实现，其相应的护理措施可以同时停止。

修订：对护理目标部分实现和未实现的情形进行分析，然后对护理诊断、护理目标、护理措施中不恰当的地方进行修改。

排除：经过分析和实践，排除已经不存在的护理问题。

增加：评价也是一个再评估的过程，根据对所获得的资料的判断，可发现新的护理问题，对出现的新问题，在重新收集资料的基础上做出新的诊断并制订新的目标与措施，进行新一轮护理活动，直至使护理对象达到最佳健康状态。

参考文献

1. 罗坤华. 中医护理理论基础［M］. 长沙：湖南科学技术出版社，2003.

2. 傅维康，陈道瑾. 中医护理学历史与中医护理学临床应用［M］. 上海：上海中医药大学出版社，2001.

3. 殷磊. 护理学基础［M］. 北京：人民卫生出版社，2002.

4. 邵阿末. 护理学概论［M］. 北京：科学技术出版社，2003.

5. 张正浩. 实用中西医结合护理学［M］. 北京：中国中医药出版社，1999.

（廖晓英）

第六章 分科疾病的护理常规

第一节 分级护理常规

按分级护理医嘱，指导患者卧床休息或参加适当活动。

一、一级护理

1. 病情根据

（1）病危、病重及严重呼吸困难。

（2）各种原因所致的急性失血及内出血。

（3）高热、昏迷、心力衰竭、肝肾衰竭。

（4）子痫、惊厥。

（5）特殊治疗期。

2. 临床护理要求

（1）严格卧床休息，协助各种生活需要。

（2）尽量减少会客及谈话。

（3）擦澡每周1~2次，洗脚隔日1次。注意皮肤护理，预防压疮，每日翻身擦背2~3次。

（4）口腔护理2~3次/日。

（5）注意特殊药物治疗效果及反应。

（6）测体温、脉搏、呼吸，一般每日4次，特殊需要时增加次数。瘫痪、牵引、卧石膏床患者病情稳定，可每日2次。

（7）协助患者进行床上活动或进行被动性活动。

（8）每15~30min巡视1次。

（9）如病情危急亦可指派专人特别护理，负责24h内一切护理工作，并制订特别护理计划。

（10）做好心理护理，使患者处于接受治疗的最佳状态。

二、二级护理

1.病情根据

（1）病重期间急性症状已过，但仍应卧床休息。

（2）慢性病不宜过多活动，或年老体弱。

（3）特殊复杂手术及大手术后病情已趋稳定，而身体仍虚弱。

2.临床护理要求

（1）保持卧床休息，患者可在室内活动。

（2）在生活上给予必要协助。

（3）每周洗澡 1~2 次，可由患者自己洗，或协助其擦澡。

（4）每 2h 巡视 1 次。

（5）协助功能锻炼，开展疾病保健的宣传咨询工作。

三、三级护理

1.病情根据

（1）一般诊疗前检查、准备阶段。

（2）各种疾病及手术恢复期。

（3）轻症慢性病。

2.临床护理要求

（1）各项生活自理。

（2）督促患者每周洗澡 1~2 次。

（3）进行一般卫生、防病教育及康复指导。

（4）每日巡视至少 3 次。

第二节　内科疾病的一般护理常规

（1）患者入院后热情接待，安排病室床单位，分发常规生活用品。

（2）病室保持清洁、整齐、安静、舒适，室内光线充足，室温保持在 18~22℃，湿度 50%~70%。

（3）建立病历，测试患者入院时体温、脉搏、呼吸、血压、体重、身高（危重患者可暂不测体重身高），并准确记录在病历首页三测单上。

（4）新患者入院体温、脉搏、呼吸、血压每日测 4 次，正常者 3 日后改为每日测 2 次，发热患者（体温高于 37.5℃）每日测 4 次，直至体温正常 3 日后改为每日 2 次。

（5）责任护士收集各类信息填写患者护理首页，并对患者进行入院指导。

（6）安排患者饮食并做标记，同时根据病情及等级护理要求定时巡视病房。

（7）每周测体重、血压各 1 次，并准确记录在体温单第一日栏目内。

（8）认真制订护理计划，有针对性地进行健康指导。

（9）认真实施护理措施，及时评价护理效果。

（10）了解患者的心理需求，给予心理支持，做好耐心细致的解释工作，执行保护性医疗措施。向患者宣传精神因素在治疗疾病及康复过程中的重要性，帮助患者克服各种不良情绪，引导其以乐观向上的态度积极配合治疗。

第三节 外科疾病的一般护理常规

（1）热情接待新患者，安排床位及用物，并向其介绍住院规则。及时通知主管医生。如为危重患者，应立即做好抢救工作，并协助医生进行紧急处理。

（2）建立病历后为患者测体重、血压、体温、脉搏、呼吸，并准确记录在三测单上。

（3）新患者体温在 37.5℃ 以上及危重、手术患者每日测体温、脉搏、呼吸 4 次，正常 3 日后改为每日 2 次。体温在 38.5℃ 以上按发热护理常规给予物理降温。

（4）根据诊断，观察患者的主要症状、体征及其演变，酌情收集护理资料，拟订护理计划并实施。

（5）急腹症患者暂不给任何饮食，未查明原因时禁止使用止痛、镇静剂。

（6）了解患者思想情况，协助解除顾虑，使患者情绪稳定，配合治疗，安心休养。

（7）注意观察有无伤口渗出、渗血情况及敷料包扎是否严密，有无脱落、移位或过紧等情况。

（8）有各种引流管的患者要妥善固定并保持引流管通畅，观察、记录引流液的量及性质。

（9）危急大手术后的患者应做好口腔护理、皮肤护理，鼓励患者咳嗽并协助排痰、翻身、活动四肢，防止口腔感染、压疮、肺部感染等并发症

（10）注意手术或固定肢体的血液循环，防止神经及骨突处受压。

（11）凡用中药治疗的患者应详细交代服药方法及注意事项，观察用药后的效果。

（12）出院时根据病情做好出院指导。

第四节 妇科疾病的护理常规

一、一般护理常规

（1）按内科入院进行常规处理。

（2）按病室工作总则及一般疾病护理常规实施。

（3）阴道出血者注意出血量及排出的组织块，必要时保留会阴垫备查。

（4）阴道排出物多者，指导患者每日清洗会阴部；不能自理者，每日为其冲洗1次。

（5）妇幼卫生宣传教育至少每周1次。

二、一般诊疗护理技术

1. 外阴阴道擦洗消毒法

（1）患者排空小便后取膀胱截石位。

（2）用长柄镊子夹大棉球蘸0.1%苯扎溴铵液或其他消毒液由内向外擦洗外阴部，最后擦洗肛门。用另一长柄镊子夹大棉球饱蘸消毒液，伸入阴道穹窿部擦洗阴道周壁，由里向外擦净。

（3）用窥阴器暴露宫颈，擦去积液，以碘酊涂宫颈及阴道穹窿部，并以细棉签蘸碘酊涂宫颈管内，待碘酊干后，用75%乙醇擦净。

2. 阴道灌洗术

（1）患者取膀胱截石位，或仰卧于床上，双腿屈曲，臀下垫便盆。

（2）灌洗液温度调至38~41℃，吊桶高于检查台或床面60~70cm。

（3）排出灌洗管内空气，让灌洗液流出少许，术者用手再试温，确认温度适宜后以灌洗液冲净外阴。

（4）将灌洗头轻轻放入阴道深处（6~8cm），拧开活塞，上下移动灌洗头，以7~10min内流量约1000ml的速度灌注，特别注意洗净穹窿部及阴道皱襞处。

（5）洗毕将灌洗头向下压，使阴道内液体流出。

（6）用窥阴器扩开阴道，擦净阴道内积液，或嘱患者坐起1~2min，使液体流尽，然后用干棉球擦净外阴部。

三、痛经的常规护理

针刀手术后，让患者在手术床上休息3~5min，并检查进针点处有无出血和皮下血肿，如发现要及时对症处理，嘱患者在2日内不可坐浴。

其他护理参照妇科一般护理常规进行。

四、慢性盆腔炎的护理

针刀手术后即配合相应的西药静脉滴注和中药内服，嘱患者2日内不可坐浴。

其他护理参照一般妇科护理常规进行。

五、功能性子宫出血的护理

针刀手术后，每个进针刀点指压2min，防止出血。禁止性生活两周，嘱患者2日内不可坐浴。

其他护理参照妇科一般护理常规进行。

第五节　儿科疾病的护理常规

一、一般护理常规

（1）测量体温、脉搏、呼吸，每日4次。3岁以下免测脉搏、呼吸。但病危、病重、发热及心血管系统疾病患儿应每4h测1次体温、脉搏及呼吸。测体温一般用肛表或腋表，慎用口表。长期住院而病情稳定的无发热患儿，可每日测体温2次。体温正常范围不超过37.8℃。

（2）要注意饮食卫生，饭前便后洗手。应鼓励患儿进食，并随时注意其饮食情况，如有恶心、呕吐、厌食等，应及时给予对症处理。家属送来的食物经检查符合病情和卫生要求方准给予。

（3）病室应安静、清洁、整齐，温度、湿度适宜，定时通风，保持空气新鲜，床头避免受风。呼吸系统疾病流行季节，应每日进行空气消毒。

（4）测量体重、修剪指甲，每周1次。夏季每周沐浴3次，必要时每日1次，保持被褥、衣裤、尿布等清洁干燥。每日登记大便次数，用尿布者，每日洗臀部至少2次，皮肤皱褶及出汗处可扑粉或擦油。

（5）随时观察病情，病危患儿每隔15~30min巡视1次，一般患儿2h巡视1次。如病情有特殊变化，及时对症处理。

（6）切实执行小儿生活制度，应予卧床休息。恢复期患儿，经医师许可，可适当下床活动，如散步、学习或参加文娱活动等。注意保证充足的睡眠，每日中午及晚9时后，应引导患儿入睡。

二、新生儿疾病护理常规

（1）专室护理，按病种隔离，室温应维持在22℃左右，相对湿度55%左右，保持空气新鲜。

（2）体温不升或体重不足者，应设法保暖或放入新生儿暖箱，保持温度恒定，并集中操作，防止经常开箱，影响保暖。如体温过高，可给适当物理降温。

（3）严格执行消毒隔离制度。工作人员进入新生儿病室应戴帽子、口罩，穿隔离衣，着隔离鞋。检查患儿及进行治疗护理时，必须先用消毒液或流水洗手后方可进行。严禁探视。母亲患传染病时，应暂停直接喂奶，可吸出母乳经消毒后喂予。患乳腺炎时停母乳。工作人员如有皮肤或其他传染病不应接触患儿；如有感冒，禁止入新生儿病室，必须进入者须戴双重口罩。

（4）入院前 3 日测量体温，每日 4 次；体温平稳 3~4 日后，改为每日 2 次；暖箱中患儿，每 4h 测体温 1 次。

（5）宜进行母乳或人工喂养，不能吸吮者用滴管或鼻饲。患儿应抱起喂奶，喂奶前换尿布，喂时防止呛咳，喂毕轻拍背部排气，并使侧卧。喂药时亦应抬高其头部，顺口角缓慢喂入，防止呛咳。

（6）皮肤皱褶部位、五官、颈部、腋部、臀部及会阴等处保持清洁干燥，每次大便后用温水洗臀部，并涂以 10% 鞣酸软膏或其他消毒油剂。臀红时，可涂氢化可的松软膏。

（7）脐带未脱落时，应保持干燥，防止污染。有感染现象时及时处理。

（8）每 3~4h 为患儿更换体位 1 次。

（9）注意安静，操作应轻柔稳妥，及时清除口鼻分泌物，保持呼吸道通畅。呼吸困难者给氧。

（10）经常巡视，观察病情。如发现有气急、发绀、高热、呕吐、面色苍白等情况，立即对症处理。

（11）记录每日液体输入量及大便次数、性状，母乳喂哺者可不记入量，但须记录每日吮奶次数及每次吮奶的量和时间。

（12）擦浴或洗浴视病情而定。每周测体重 2 次。

（13）新生儿病室应每日紫外线照射消毒，每次 30min。照射时应注意遮藏患儿眼部。新生儿的衣服、被褥、尿布等清洗后应煮沸或高压消毒，专柜存放。

三、未成熟儿疾病护理常规

（1）未成熟儿室室温应保持在 24~26℃，相对湿度保持在 60%~65%。体温不升者放入暖箱或设法保暖，暖箱温度应依未成熟儿的体重和体温情况随时调整。

（2）严格隔离，防止感染，同新生儿疾病护理常规。

（3）每 4h 测体温、脉搏、呼吸 1 次。酌情测量体重。

（4）护理、喂奶、治疗及检查各项工作须事先充分准备，以便集中进行。动作宜轻柔，并注意速度。

（5）体重 1500g 以上，有吸吮能力的未成熟儿，应尽量使其直接吸吮母乳。有吞咽能力而无吸吮能力者，可用滴管喂哺，滴管前端应加小橡胶管。无吞咽能力时，可用鼻饲法。喂哺注意点同新生儿疾病护理常规。

（6）其他参照新生儿疾病护理常规进行。

四、安全护理常规

（1）儿科护理人员应特别严格执行各项查对制度，加强无菌观念，坚持正规操作。精力高度集中，切忌粗心草率，以免发生事故。

（2）随时注意患儿安全，操作完毕后必须立即关上并扣牢床栏，以免坠床。注意勿挤伤患儿手足。

（3）患儿在治疗台上时，应在旁守护或正确使用约束带，慎防跌伤。

（4）热水、热饭、电插座等，禁止患儿接触，必须由护理人员妥善安排照顾。患儿不可进入杂用室及开水房，以防意外。

（5）一切针类及玻璃用品，如别针、大头针、图钉、玻璃球、接管、试管等，不可遗留在病床上或其周围。住院患儿不得携带刀、剪等锐器。禁止患儿进食瓜子、花生、豆类等，以防吸入气管引起窒息。

（6）接触患儿的玻璃用具，如注射器、滴药管、饮水管等，应加橡胶头。

（7）测量婴幼儿体温时应始终以手扶持。注射时应固定好患儿，以防断针。

（8）患儿户外活动及游戏时应有专人带领，防止跑失、跌碰或其他意外，必须保证患儿安全。

（9）婴幼儿给药时应用水剂、粉剂或压碎的片剂经水溶，由护理人员亲自喂予，切勿捏鼻灌药，以免呛入气管造成窒息。

（10）非治疗需要，患儿不得进入治疗室。药品应严格管理，坚持加锁，以防患儿误服。

（11）置有氧气筒的病室应加强管理，严防患儿或陪护人员扭动，以免发生意外。

（12）注意对陪护人员的卫生教育，嘱其协助做好安全护理。

第六节　五官科疾病的护理常规

一、眼科一般护理技术常规

1. 局部用药常规

（1）每次治疗或检查眼部前后均须洗手，以免交叉感染。

（2）滴药前须仔细查对瓶签、姓名与左右眼。特殊药物应贴不同颜色的瓶签，并放于瓶架的固定位置。

（3）应用散瞳药或能致痛的眼药须事先告诉患者，以消除其顾虑。

（4）对角膜溃疡患者用药或检查时切忌压迫眼球，以免穿破。

（5）滴药或冲洗，一般先右眼后左眼，以免错用眼药。但如右眼疑为传染性眼病则应先左眼，以免两眼间传染。

（6）用药前应先用棉球吸去眼泪，以免冲淡药液，一眼须滴数种药液时，两药间至少相隔 3min，以免降低疗效。

（7）滴阿托品、毒扁豆碱等毒性药液后，应以手指压迫泪囊 2~3min，避免中毒。

（8）银制剂（硝酸银、蛋白银等）不可久用，以防银沉着症。通常应每隔 2 周停药数日。

（9）滴用荧光素等带色药液时注意勿使外流，以防污染面部或衣服。

（10）药物应注意经常灭菌，防止细菌污染。

2. 结膜囊冲洗法

（1）一般用微温生理盐水或3%硼酸水（32~37℃）作冲洗剂。

（2）患者仰头坐于诊疗椅上或仰卧床上，头向病眼侧倾斜。以塑料布置于患者肩前或枕后，以免污染衣服或床单。

（3）将受水器紧贴颊部，先轻轻冲洗眼睑皮肤，再用拇指与食指轻轻分开上下眼睑，嘱患者向上、下、左、右各方向转动眼球，由内眦至外眦冲洗结膜囊各部分。每次冲洗时间为1~2min。

（4）冲洗完毕，应以无菌棉球揩拭患眼及颊部，然后取下受水器。

（5）对不能配合的患儿，操作者膝上盖塑料布，与助手对坐，患儿躺在两人膝上，操作者以两膝固定其头部，并将其双腿向助手两侧胁部分开，助手以前臂及双手夹住患儿身体及双手，使其不能乱动。操作者用一手拇指与食指向上下眶缘方向微加压。分开上下睑，患儿眼睑自行翻转，暴露睑结膜及穹窿结膜；另一手用预先准备好的冲洗液冲洗结膜囊，然后滴眼药水或涂眼膏。

3. 鼻泪道冲洗

（1）按结膜囊冲洗法准备。

（2）先以手指压挤泪囊部，排出泪囊内的黏液、脓液，同时注意泪点处有无分泌物排出，观察分泌物性质。

（3）以棉签蘸表面麻醉剂，夹于内眦部上下睑之间，嘱患者两眼闭合约5min。

（4）取出棉签后，以泪点扩张器扩张下泪点。先将扩张器之尖端垂直捻入1.5~2mm，再指向鼻侧转为水平，进入泪管，换冲洗器弯针头顺此方向伸至泪囊部注入生理盐水。如有分泌物逆流或流出，应记录其性质。治疗时以同法注入所用药液。

4. 剪睫毛法

（1）于术前1日剪去手术眼上下睑之睫毛。

（2）涂薄层凡士林或其他软膏于剪刀上，以便粘住剪下的睫毛，使其不落入结膜囊内。

（3）剪上睑毛时嘱患者向下看，操作者用手指压住上睑皮肤稍往上推，使上睑缘轻度外翻，再剪除睫毛；剪下睑睫毛时嘱患者向上看，操作者用手指压住下睑皮肤并稍往下推，使下睑缘轻度外翻，再剪除睫毛。应尽量剪短，但勿损伤睑缘皮肤。

（4）用干棉球擦净剪刀刃上的睫毛，如须继续操作，则须再涂一层软膏。

（5）操作毕，须检查睑缘和结膜囊，如有睫毛遗留，应予取出。

5. 电解倒睫法

（1）睑缘皮肤以75%乙醇消毒，以2%普鲁卡因液注入毛囊附近皮下。

（2）电解器之正极加垫盐水棉球后置于患者面部，以负极针沿睫毛方向刺入毛囊，深约3mm，通电10~15s，电流2~3mA。破坏毛囊后，用拔毛镊子轻轻拔出睫毛。拔出时无须用力，若不易拔出，须再电解。

（3）术后涂抗生素药膏。

6.眼部检验标本采集法

（1）结膜囊分泌物涂片法：用无菌白金圈采取结膜表面分泌物，涂于洁净玻片上送检。

（2）上皮刮片法：先滴0.5%丁卡因溶液表面麻醉后，用无菌棉签轻轻拭去或用生理盐水冲洗结膜表面的分泌物。取结膜标本时，先翻出睑结膜，刮刀与结膜面垂直，轻轻刮取上皮作涂片。取角膜标本时，须充分麻醉角膜表面，用开睑器开大睑裂，固定镊子固定眼球，再行刮术。应刮取角膜溃疡的进行缘，不应刮取溃疡的基底，更不应损伤正常角膜组织。刮毕滴抗生素液。

（3）培养标本采取法：用无菌白金圈在下穹窿和泪阜部轻轻从结膜刮取物质，并立即在培养基上接种；或用浸有血清汤、生理盐水或肉汤的无菌棉花签，在下穹窿部和泪阜处轻轻拭擦。注意避免接触睫毛和睑缘皮肤。之后立即在血液琼胶培养基上接种。

二、耳鼻喉科一般护理常规

1.鼻腔冲洗法

常用于萎缩性鼻炎，冲洗出鼻腔的脓痂，以减少臭味。

（1）患者取坐位，面前放盛水器，头向前倾。

（2）将盛有温生理盐水的冲洗器悬挂于吊架上，冲洗器底与患者头顶等高，以免压力太大致水流入咽鼓管内。

（3）嘱患者张口呼吸，将橄榄头放入一侧鼻前庭，使水缓缓流入鼻腔而由对侧鼻孔流出。同法冲洗另一侧。

（4）洗鼻时嘱患者头向前俯，使水流出。患者不宜说话，切忌将两侧鼻孔压紧或用力擤鼻，以免造成咽鼓管感染。

2.耳冲洗法

（1）患者取坐位，将弯盘置于耳下，盘口紧贴面颊，使冲耳水流入弯盘。

（2）将耳冲洗器置于外耳道口上缘，向外耳道后上壁注入生理盐水即可冲洗出耵聍、分泌物、异物。切不可直接冲向鼓膜。

（3）冲洗干净后，用棉签擦干外耳道，再以硼酸乙醇拭净，保持外耳道清洁。

3.咽部涂药法

患者坐位，对准光线，张口发"啊"音，施药者左手持压舌板压舌体前2/3部位，右手持浸有药液的喉卷棉签，迅速轻巧而准确地涂药于患处。

4.咽喉部喷雾法

压舌操作同咽部涂药法。用右手持喷雾器对准患者咽喉部，用力挤压皮球，使药液喷出。

5. 喉部手术后护理常规

患者暂时失去语言表达能力及上呼吸道的保护功能，应密切观察，及时了解其需求及病情变化。各项操作均应按无菌技术要求进行。

（1）室内要保持清洁、安静、空气新鲜，室温在 22℃ 左右，相对湿度约 60%。

（2）床旁置无菌换药盘（内放气管扩张器、同型气管套管、无菌敷料及洗套管用品）及吸引器、氧气等，以备必要时用。

（3）体位不宜变动过多。头、颈及上身应保持在同一水平，翻身或改变体位时，应同时转动。避免套管活动造成刺激或套管脱出导致呼吸困难。患儿或可能自行拔除套管者，应设法固定其上肢，以免发生意外。

（4）密切注意呼吸，有呼吸困难现象，如呼吸次数增多、阻力增大、有喘鸣声等，应立即检查套管及呼吸道内有无阻塞及压迫情况，如套管通畅，应注意有无肺部或全身其他原因。

（5）注意创口及套管内有无出血，皮下有无气肿或血肿。如有出血现象，应仔细找寻原因，予以处理。

（6）气管切开辅助呼吸的患者，应注意预防套管的气囊破裂或滑脱。

（7）要随时吸痰，经常注意清除套管内的分泌物，以免咯出之痰液再次吸入气管内或结痂阻塞管道。如分泌物过稠，可先向套管内滴入生理盐水、糜蛋白酶或 4% 碳酸氢钠溶液等，然后吸引。吸痰操作要轻柔，根据患者咳嗽反射强弱及排痰能力，确定吸痰管进入的深度，做到既吸净又减少刺激，避免损伤气管黏膜。

（8）每隔 1~4h 清洗内套管 1 次，每日煮沸灭菌内套管 1~2 次。外套管一般大手术后 7~10 日内无须更换；如因特殊需要须在术后 48h 内更换者，应作好充分准备，切不可随意拔除外套管。长期戴管者，每 2~4 周更换 1 次。

（9）套管口应盖双层湿盐水纱布，防止灰尘或异物吸入。改善吸入空气的湿度，根据需要向气管内滴入抗生素液或做蒸汽吸入。

（10）创口敷料及周围皮肤应保持干燥清洁。按无菌操作要求每日至少更换敷料 2 次。注意检查气管套管固定带松紧是否合适，结扣要牢固。皮肤切口上的缝线可于术后 5~7 日拆除。

（11）术后进流食或半流食，之后根据情况增改。如进食时呛咳，有食物自套管喷出，应查明原因，必要时暂行鼻饲。

（12）保持口腔清洁，用含漱剂漱口，不能漱口者应做口腔护理。

（13）禁用镇咳、抑制呼吸或减少呼吸道腺体分泌的药物，如吗啡、阿托品等。

（14）造成气管切开的病原治愈，经过完全堵管 24~48h 以上，患者呼吸及排痰功能良好，不发热，即可拔管。拔管后的创口一般无须缝合，可用凡士林纱布换药，贴蝶形胶布。患儿应力争早日拔管。

三、口腔科一般护理常规

1. 牙齿部位的记录符号

以"十"字形线条将上下左右四区的牙齿依照牙位排列顺序，自前至后，用数字代表，分别记载于各区内。恒牙用阿拉伯数字代表，乳牙用罗马数字代表。

2. 形态、数目、色泽及位置

注意牙齿形态、大小，观察有无畸形、缺牙及多生牙，色泽是否正常，有无拥挤、稀疏、错位、倾斜等情况。

3. 松动度

正常生理性松动度不计度数，大于生理性松动度而不超过 1mm 者为Ⅰ度，松动 1~2mm 者为Ⅱ度，松动大于 2mm 者为Ⅲ度，异常松动至上下浮动者为Ⅳ度。

4. 牙体缺损及病变

记录病变名称、牙位、范围及程度等，必要时进行温度、电活力或局部麻醉试验，以查明病变部位及性质。

5. 修复情况

观察有无充填物、人造冠、固定桥及托牙等，注意其密合度。注意有无继发性病变。

6. 缺牙情况

观察缺牙数目、位置及创口愈合情况。

7. 牙龈的形态、色泽及坚韧度

注意有无炎症、溃烂、肿胀、坏死、增生、萎缩、瘘管，色泽是否异常，是否易出血。

8. 盲袋情况

盲袋分为龈袋、牙周袋及骨间袋 3 种。记录其部位及范围，并测量其深度（以毫米计算）。观察盲袋内有无分泌物。

9. 牙石

牙石分为龈上及龈下两类。注意其部位及程度。龈上牙石可分为 3 度：少量（＋）、中等量（＋＋）、大量（＋＋＋）（牙石多或颌面亦附有者）。

10. 唇及黏膜

注意有无色泽、形态异常，有无疱疹、皲裂、脱屑、角化、充血、出血、溃疡、糜烂、结痂、硬结、畸形等。记录其部位、大小及范围。

11. 舌

注意舌体大小、颜色，有无硬结、溃疡、肿块、印迹，是否松软、肿胀，有无舌苔及其颜色、厚薄，舌背有无裂纹、角化，舌乳头有无异常，舌的运动及感觉功能有无障碍，舌系带是否过短。

12. 腭

注意有无瘘管、充血、角化、糜烂、溃疡、肿块、畸形等，观察软腭运动有无障碍。

13. 涎腺及其导管

观察是否有肿胀、压痛、阻塞、充血、溢脓、外瘘等。

14. 淋巴结

注意耳前、耳后、颊、颏下、颌下及颈部各组淋巴结的数目、大小、硬度、活动度、压痛等。

15. 面部

观察面部表情、外形是否对称，有无畸形、缺损、肿胀、瘢痕、瘘管、颜色改变，查明痛区及麻木区。

16. 颌骨

分别检查上下颌骨的外形，两侧是否对称，有无畸形、肿大、压痛、缺损或不连接等。注意咬合及开口情况。

17. 颞下颌关节

注意形态及运动情况，观察有无压痛、弹响，并以两侧作对比。张口受限时，其程度以张口时上下切牙切缘间相距的厘米数表明。

18. 其他

（1）肺结核患者术前或口腔溃疡久不愈合时，应留痰检查结核菌。

（2）心血管患者于术前做心电图检查，必要时做心向量图、超声心动图等检查。

（3）颌面部植皮或植骨手术的患者，术前应测定血红蛋白。颌面部整形需要多次手术的患者及下颌骨植骨、上颌骨或下颌骨截除等手术患者，术前均须做肝、肾功能检查。

（4）凡有口腔结核或口腔恶性肿瘤可疑者，应测定血沉及碱性磷酸酶。外伤或拔牙手术后出血不止或有长时间出血史的患者，除做出血、凝血时间及血常规检验外，尚应测定凝血酶原时间及血小板计数等。口腔恶性肿瘤在化学治疗或放射治疗期内，每周须做白细胞计数 1~2 次、胸透 1 次。

第七节　皮肤科疾病的护理常规

一、一般护理常规

（1）按内科疾病护理常规及分级护理常规执行。

（2）协助患者剪短指甲，并嘱避免搔抓或用热水肥皂烫洗。洗浴不可过勤，化脓性或传染性皮肤病洗浴、理发需特殊处理

（3）患者宜穿通气性好、柔软、宽松的棉质内衣裤，不宜穿尼龙、化纤等材质的内衣。

（4）禁烟酒，避免辛辣、鱼虾、羊肉等食物。

（5）除随时注意全身病情变化外，外用药者须注意敷料包扎是否妥善舒适，如有过敏、刺激或吸收中毒等情况，应及时处理。

（6）病房床铺要保持清洁、干燥，定期消毒。患者衣服被单污染浸湿后应及时更换。皮肤科病房宜用深色内衣及床单。

（7）进行健康教育，帮助患者解除思想负担，鼓励其树立战胜疾病的信心。

二、神经性皮炎的护理

（1）按皮肤科一般护理常规护理。

（2）防止患者搔抓。在针刀治疗之后，立即用火罐在针孔处吸拔 10~12min，取罐后用无菌纱布擦干净。可以用氦氖激光在针刀治疗部位照射，以利于伤口恢复。

（3）注意衣服、被单等的杀虫处理。

三、荨麻疹一般护理

（1）按皮肤科一般护理常规护理。

（2）注意急性或血管性水肿患者有无呼吸困难，防突然窒息。

四、带状疱疹的护理常规

（1）按皮肤科一般护理常规护理。

（2）针刀治疗后，用创可贴严密覆盖针孔，防止潮湿，保持皮肤干燥，并配合少量药物外涂，以吸收疱疹的渗出液为主。

五、银屑病的护理

（1）按皮肤科一般护理常规护理。

（2）在进行针刀治疗时，尽量避免在皮表有病变的位置进针。术后应将针孔用创可贴严密覆盖 3 日。

（3）患者宜勤沐浴。头部外用药者每周至少理发 1 次。

（4）红皮病型、全身性脓疱型及关节炎型银屑病应加强护理。

（廖晓英）

第七章 针刀术的护理常规

第一节 针刀术前护理

1. 治疗前 1~3 日

（1）了解病情，严格掌握适应证。做好术前辅助检查，如血、尿、便常规化验，肝、肾、心脏功能检查。如有严重的器质性心脏病或全身感染性疾病，禁止手术。X 线检查是必不可少的检查手段，必要时做 CT 或核磁共振，为手术提供定位依据。注意患者有无发热、上呼吸道感染、皮肤化脓灶、月经来潮等。如有异常，应更改手术日期。

（2）做好解释工作，消除患者对麻醉、手术的疑虑和害怕，取得配合。初次接受针刀手术的患者对针刀手术不甚了解，护士应耐心细致地向患者介绍针刀手术的规则及注意事项，安慰患者，消除其恐惧心理，使其以最佳的心理状态接受治疗。

（3）询问药物过敏史，术前做青霉素、链霉素、普鲁卡因皮肤试验，并观察记录结果。有药物过敏者通知医生更换药物，做醒目的过敏标记。

（4）训练患者床上大小便，某些腰椎病（如腰椎骨质增生、腰椎滑脱、腰椎间盘突出）患者术后需要绝对卧床休息，对这类患者应术前训练床上大小便，以防术后不习惯而导致便秘或尿潴留。

（5）协助患者做好卫生处置工作（沐浴、更衣、理发、剪指/趾甲），并根据手术部位备皮。骨科手术应每日清洁、消毒局部并用无菌巾包扎。

（6）肠道手术给少渣或流质饮食，服消炎药，清洁肠道，术前一晚用肥皂水灌肠 1 次。

（7）每日测分别体温、脉搏、呼吸 4 次。

（8）术前一晚酌情给予镇静药，保证充足的睡眠。

2. 术日晨准备

（1）测体温、脉搏、呼吸、血压并记录。

（2）肛门、会阴部及肠道手术者清洁灌肠。

（3）根据不同疾病需要留置胃管或导尿管并妥善固定。骨科手术局部皮肤用无菌巾包扎。

（4）去手术室前，将贵重物品交由护士长或家属保管。女患者梳头，取下发卡。嘱患者排尿，全麻者术前取下假牙。

（5）做好术前皮肤准备。护士应根据手术部位做好皮肤准备，如颈椎病针刀术备皮范围上至枕骨粗隆，下至第2胸椎，左右分别至耳根部。凡针刀达关节腔或骨髓腔的手术，如股骨头坏死、骨性关节炎针刀手术，应按骨科手术要求常规备皮3日，防止手术感染。

（6）患者进入手术室后，停止术前医嘱，根据手术需要准备床铺及所需用物。

第二节　针刀术中配合与护理

针刀手术较开放性手术简单，无须设专门手术室护士，一般病房护士均应掌握术中配合与护理方法。

（1）患者进入手术室后根据手术部位摆好体位，如需做牵引，协助医生做颈或腰椎牵引。充分暴露手术野，并用紫药水棉棒定进针点。

（2）术野常规皮肤消毒，铺无菌洞巾。

（3）根据手术要求，给术者递送相应的针刀。

（4）手术完毕以创可贴或无菌纱布覆盖创口，并稍加按压，防止出血。

（5）协助医生做手法整复，然后固定。

（6）整个手术过程中应密切观察患者的病情变化，经常询问针感，观察面色。如患者出现面色苍白、出冷汗、脉搏增快、头晕、恶心等症状，应立即停止手术，取平卧位或头低脚高位，必要时给予氧气吸入。

（7）针刀手术虽为闭合性手术，但也应严格遵守无菌操作规程，以防感染。

第三节　针刀术后护理

（1）术后要保持伤口清洁干燥，避免水和汗渍浸湿伤口。观察伤口有无渗血或皮下血肿，如有应加压包扎。创可贴或敷料如有脱落应及时更换，并经常察看贴胶布处有无皮肤过敏现象。对行肢体手术的患者，应抬高其患肢观察肢体血运情况。

（2）体位：视病情而定，颈椎病术后用适宜的围领固定7~15日，取去枕平卧、头部中立位，避免前后左右旋转运动。腰椎病术后卧硬板床3~6周，翻身时采用轴心整体翻身法，保持脊柱挺直，不得扭曲防止脊柱滑脱。对术后需要牵引的患者及时给予有效牵引。

（3）做好基础护理。应鼓励卧床的患者定时深呼吸、咳嗽，并定时为患者按摩骨突受压部位。做好床头交接班，减少并发症的发生。部分患者术后不愿做床上牵引，此时护士应耐心做好患者的思想工作，向患者讲明牵引是治疗的重要环节，使其克服负性情绪，配合治疗。

（4）密切观察病情变化。术后应观察治疗效果，打石膏或以托板固定者，要观察其末梢血运情况。腰椎术后患者并发腹胀和尿潴留时，应加强观察，及时给予对症处理。有石膏固定者，按石膏护理常规进行护理，并注意观察患肢的温度、颜色、感觉、活动及脉搏搏动情况。

（廖晓英）

针刀

下篇　各论

第八章 ▶ 头颈躯干部慢性软组织损伤疾病

第一节　帽状腱膜挛缩

【概述】

帽状腱膜挛缩是头部浅表软组织慢性损伤后，在组织修复过程中帽状腱膜与周围组织发生的瘢痕化挛缩。该病卡压血管、神经，引起多种头部不适症状。

【针刀应用解剖】

帽状腱膜紧邻头部皮下，由致密的结缔组织和脂肪组织构成，并通过结缔组织小梁将脂肪组织分成无数小格，内有血管及神经通过。帽状腱膜与颅骨骨膜之间没有肌间膜相连，只在耳后肌和耳前肌起始处有少量肌间膜，但不像四肢和躯干之间的肌间膜那样多。具体分为前组和后组。前组距正中线 2cm 处有滑车上动静脉和滑车上神经，距正中线 2.5cm 处有眶上动静脉和眶上神经；后组为行于枕区的枕动静脉和枕大神经。帽状腱膜与皮肤紧密相连，共同构成不易分层剥离的"头皮"，因而在维持头部表面正常结构方面具有重要作用。

【病因病理】

头部浅表外伤或皮肤的感染性疾病均可累及帽状腱膜，造成其损伤。组织修复过程中，损伤处腱膜与周围组织粘连，进而纤维化形成瘢痕并挛缩，通过其中的血管、神经受牵拉压迫，挛缩造成局部体液流通不畅、代谢产物堆积、局部张力增加，刺激局部敏感神经末梢，引发神经刺激症状。

【临床表现】

头部有不适、紧箍感，通常为顶枕部胀痛发麻，甚至放射至颞部。持续性钝痛，受寒或挤压病损处时痛感加剧，可为针刺状。挛缩严重者可压迫枕大神经，引起相应症状。

【诊断要点】

（1）头部区域性胀痛发麻并有紧箍感。
（2）头部浅表有外伤或感染性疾病发作史。
（3）病损处有压痛点，受寒冷刺激或挤压损伤区痛感加剧。
（4）排除其他引起头痛的内、外科疾病。

【针刀治疗】

（一）治疗原则

依据人体弓弦力学系统解剖结构及疾病病理构架的网眼理论，用针刀整体松解帽状腱膜的粘连、瘢痕与挛缩。针刀术后进一步松解残余的粘连、瘢痕，达到治疗目的。

（二）操作方法

（1）体位：坐位。
（2）体表定位：①用手触压头皮，额、顶部病灶处的条索、结节状物即为进针刀点。②后枕部枕外隆凸旁开 3cm（图 8-1）。

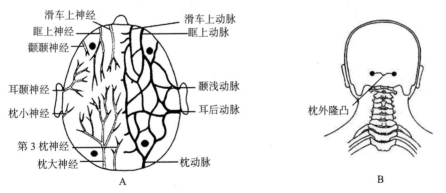

图 8-1　帽状腱膜挛缩针刀松解体表定位
A. 水平面观；B. 后面观

（3）消毒：将施术部位用碘伏消毒 2 遍，然后铺无菌巾，使治疗点正对洞巾中间。
（4）麻醉：用 1% 利多卡因局部浸润麻醉，每个治疗点注药 1ml。

（5）刀具：Ⅰ型 4 号直形针刀。

（6）针刀操作：①第 1 支针刀松解头右前顶部帽状腱膜的粘连、瘢痕。针刀体与进针处颅骨骨面垂直，刀口线与帽状腱膜纤维走行方向一致。严格按照四步进针规程进针刀，刺入皮肤到达骨面后纵疏横剥 3 刀，范围不超过 0.5cm。（图 8-2）术毕，拔出针刀，局部压迫止血 3min 后，以创可贴覆盖针眼。②合并卡压枕大神经时，第 2 支针刀松解右侧枕大神经的卡压。以枕外隆凸右侧平行旁开 2.5~3cm 作为进针刀点，刀口线与人体纵轴一致，针刀体向脚侧倾斜 90°。严格按照四步进针规程进针刀，针刀经皮肤、皮下组织直达骨面，先纵疏横剥 3 刀，范围 0.5cm，然后调转刀口线 90°，在枕骨面上铲剥 3 刀，范围 0.5cm。③第 3 支针刀松解左侧枕大神经的卡压，松解方法与右侧相同。（图 8-3）

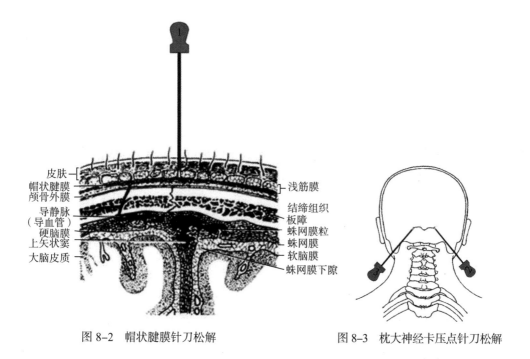

图 8-2　帽状腱膜针刀松解　　　　　图 8-3　枕大神经卡压点针刀松解

【针刀术后手法治疗】

用拇指将痛点处头皮向周围推拉 2 次。

【护理措施】

1. 生活起居护理

居室内阳光充足，空气新鲜流通。受寒或推动病损处时患者痛感加剧，因此应指导患者注意头部防寒保暖，勿用力按压或推动痛处，以免疼痛加重。

2. 饮食护理

饮食宜清淡、营养丰富，多食一些易消化且富含维生素的食物，禁食辛辣、肥甘厚腻之品。食品种类应多样化，合理调配，每日更换品种。长期卧床患者应多吃蔬菜、水果，预防便秘。亦可给予适当的药膳，在骨肉汤中加入党参、怀山药、枸杞子各2~3g，以增加食欲。

3. 情志护理

家属应给予患者足够的关心及谅解。医生应该及时和患者沟通，向其解释该病的病因机制，使其对自己的病情有所了解。鼓励患者消除思想包袱及心理压力，保持情绪稳定，对病情的康复充满信心，消除顾虑，积极配合医生完成各项治疗。

4. 对症处理及护理

可进行头部按摩，用指腹梳摩头皮。避免做提眉蹙额动作。

（崔晓峰）

第二节 胸锁乳突肌肌腱炎

【概述】

胸锁乳突肌肌腱炎常于突然过度转头或睡醒后发病，可能是劳损引起肌腱慢性损伤所致。白天头颈部活动频繁，血运良好，代谢较快；睡眠时头颈部活动减少，肌腱的局部血运较差，代谢减慢，加之睡眠姿势不良，可加重胸锁乳突肌的牵拉损伤。如果颈部保暖不好，会使肌腱血供进一步减少，肌腱受损部位的坏死细胞、渗出物不能被排出，形成水肿，刺激神经末梢，引起一系列临床表现。

【针刀应用解剖】

胸锁乳突肌（图8-4）起自胸骨体及锁骨胸骨端，止于乳突及枕骨上项线。该肌一侧收缩使头转向对侧，两侧收缩使头后仰，还有提胸廓、协助深吸气的作用。胸锁乳突肌由副神经、颈丛肌支（C_2~C_3）支配。

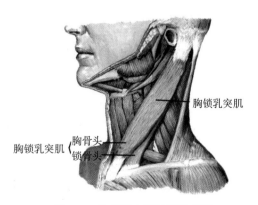

图8-4 胸锁乳突肌解剖示意图

【病因病理】

突然转头或睡姿不良损伤胸锁乳突肌，会造成胸锁乳突肌肌腱积累性损伤。肌腱劳

71

损后，受寒或再次过度牵拉，造成局部代谢障碍而引起水肿，代谢物刺激肌腱可导致肌腱疼痛、肌肉痉挛。

【临床表现】

一般于睡眠起身后突然发作，患者颈部旋转活动受限，僵硬，勉强转颈会引起患侧颈部痉挛性疼痛。

【诊断要点】

（1）无明显外伤史，但有经常转颈、突然过度转头、睡眠姿势不良和颈部扭转斜置等劳损史。

（2）转颈受限，颈部僵硬。

（3）被动转颈或后伸颈部可引起胸锁乳突肌痉挛或肌腱疼痛。

（4）胸锁乳突肌附着处有明显压痛。

【针刀治疗】

（一）治疗原则

依据针刀医学人体弓弦力学系统及疾病病理构架的网眼理论，胸锁乳突肌受到异常应力刺激损伤后，肌肉起止点及行经途中形成粘连、瘢痕和挛缩，造成颈部的力学平衡失调，而产生临床表现。胸锁乳突肌损伤的部位在胸骨体、锁骨胸骨端、乳突及枕骨上项线肌肉的起止点和肌腹部。用针刀将其关键点的粘连松解，切开瘢痕，恢复颈部的力学平衡，疾病得愈。

（二）操作方法

（1）体位：卧位，头偏向对侧。

（2）体表定位：胸锁乳突肌起止点、肌腹部压痛点。

（3）消毒：将施术部位用碘伏消毒2遍，然后铺无菌巾，使治疗点正对洞巾中间。

（4）麻醉：用1%利多卡因局部浸润麻醉，每个治疗点注药1ml。

（5）刀具：Ⅰ型4号直形针刀。

（6）针刀操作（图8-5）：①第1支针刀松解胸锁乳突肌胸骨头起点。触压到肌肉起点的压痛点后，刀口线与胸锁乳突肌肌纤维方向一致，与皮肤成60°刺入，达胸骨肌肉起点处。后调转刀口线90°，与胸锁乳突肌肌纤维方向垂直，在骨面上向内铲剥3刀，范围不超过0.5cm。出针刀后，针眼处以创可贴覆盖。②第2支针刀松解胸锁乳突肌锁骨部起点。触压到肌肉锁骨头起点的压痛点，刀口线与胸锁乳突肌肌纤维方向一致，针刀体与皮肤成 90° 刺入，达胸锁乳突肌锁骨起点处。后调转刀口线 90°，与胸锁乳突肌肌纤维方向垂直，在骨面上向内铲剥 3 刀，范围不超过 0.5cm。出针刀后，针眼处以创可贴覆盖。③第 3 支针刀松解胸锁乳突肌止点。针体与枕骨面成 90° 刺入，达乳突骨面。后调转刀口线 90°，在乳突骨面上向乳突尖方向铲剥 3 刀，范围不超过 0.5cm。出针刀后，针眼处覆盖创可贴。④第 4 支针刀松解胸锁乳突肌肌腹部压痛点。刀口线与胸锁乳突肌肌纤维方向一致，针刀体与皮肤

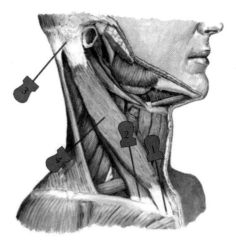

图 8-5　胸锁乳突肌肌腱炎针刀松解

成 90° 刺入，有落空感后再刺入肌肉内，纵疏横剥 3 刀，范围不超过 0.5cm。

术毕，拔出全部针刀，局部压迫止血 3min 后以创可贴覆盖针眼。

如果两侧胸锁乳突肌同时出现损伤症状，患者能够承受手术，可以在一侧手术完成后将头转向对侧，再行另一侧手术。

（三）注意事项

（1）在胸锁乳突肌胸骨头及锁骨部起点处进行松解时，针刀在骨面上进行，不可偏离骨面。严格遵照上述松解范围操作，否则可能引起创伤性气胸。

（2）肌腹部松解时，针刀在肌腹内部寻找病变点，不可穿过肌肉，否则易引起出血。

【针刀术后手法治疗】

针刀术毕，用一手前臂尺侧压住患者患侧下颌，另一手掌托在对侧枕部，将颈部转向对侧，用力牵拉下弹压数次。以颈托固定 7 天。

【护理措施】

1. 生活起居护理

避免经常转颈、突然过度转头、不良睡眠姿势或颈部扭转斜置等，以免加重病情。风寒侵袭肌筋，颈项强直而发为本病，所以患者应注意颈部的保暖，避免受到风寒湿邪的侵袭而加重病情。

2. 饮食护理

饮食宜清淡、营养丰富，多食一些易消化且维生素含量丰富的食物，禁食辛辣、肥甘厚腻之品。食品种类应多样化，合理调配，每日更换品种。亦可给予适当的药膳，在

骨肉汤中加入党参、怀山药、枸杞子各 2~3g，以增加食欲。

3. 情志护理

家属应给予足够的关心及谅解，医生应该及时和患者进行沟通，向其解释该病的病因病机，使其对自己的病情有所了解，消除思想包袱及心理压力，保持情绪稳定，对病情的康复充满信心，积极配合医生完成各项治疗。

4. 健康教育

嘱患者进行胸锁乳突肌的功能锻炼。

（崔晓峰）

第三节　头夹肌劳损

【概述】

头夹肌第 7 颈椎处和枕骨上项线处极易受损。经常肩挑重物者易患头夹肌劳损。肩挑重物时，头夹肌处于紧张状态，肌肉附着处易受损。第 7 颈椎的附着点处损伤后，因机化、增生形成瘢痕，造成第 7 颈椎处圆形隆起，俗称"扁担疙瘩"。

【针刀应用解剖】

头夹肌位于颈后部，斜方肌深面。起于项韧带下部，第 7 颈椎、第 1~3 胸椎棘突，止于颞骨乳突及枕骨上项线外侧 1/3 下方。头夹肌双侧收缩时，使头颈伸直；单侧收缩时，使头颈向同侧侧屈和回旋。头夹肌由颈神经后支支配。

【病因病理】

头夹肌的表层有斜方肌、背阔肌，深层有竖脊肌，是使头部后仰的主要肌肉。头颈部的活动以第 1 胸椎为支点，第 1 胸椎本身活动幅度较小。头颈部在频繁大幅度地活动时，第 7 颈椎棘突成为应力的中心，其附着处极易受损。

头夹肌的附着处损伤后，头颈部其他肌肉活动会影响头夹肌的修复。即使肌腱处在制动状态，肌腹也会在其他肌肉的活动下不停地运动。因此，头夹肌损伤后，其修复和损伤同时进行，损伤点的瘢痕组织会越来越厚。

【临床表现】

患侧枕骨缘的上项线或第 7 颈椎棘突处疼痛，转头或仰头受限，颈项部有僵硬感。

热敷可使颈项松弛，但附着处疼痛始终存在。气候变化时不适感加重。

【诊断要点】

（1）有外伤史或劳损史。

（2）第 7 颈椎棘突处、枕骨上项线单侧或双侧有压痛。

（3）用手掌压住患者颈后部，下压颈部使其低头，患者努力抬头伸颈时疼痛加剧。

【针刀治疗】

（一）治疗原则

依据针刀医学关于人体弓弦力学系统及疾病病理构架的网眼理论，头夹肌损伤后引起粘连、瘢痕和挛缩，造成枕项部的力学平衡失调，产生临床表现。用针刀将头夹肌起止点的粘连松解，切开瘢痕，使枕项部的力学平衡得到恢复。

（二）操作方法

（1）体位：俯卧低头位。

（2）体表定位：①肌肉起点：C_3~T_3 棘突顶点；②肌肉止点：上项线外侧端及乳突后缘压痛点。

（3）消毒：将施术部位用碘伏消毒 2 遍，然后铺无菌巾，使治疗点正对洞巾中间。

（4）麻醉：用 1% 利多卡因局部浸润麻醉，每个治疗点注药 1ml。

（5）刀具：Ⅰ型 4 号直形针刀。

（6）针刀操作：①第 1 支针刀松解头夹肌起点。触压到肌肉起点的压痛点，刀口线与人体纵轴一致，针刀体与皮肤成 90° 刺入，达肌肉起点的颈椎棘突顶点及两侧。不可超过棘突根部，以免损伤神经或脊髓。紧贴棘突顶点及两侧纵疏横剥 3 刀，范围不超过 0.5cm。出针刀后，针眼处创可贴覆盖。②第 2 支针刀松解头夹肌止点：如疼痛，压痛点在肌肉止点，在患侧压痛点处进针刀。针刀体与枕骨面成 90° 刺入，进针刀时应注意避开神经和血管。达骨面后，纵疏横剥 3 刀，范围不超过 0.5cm。出针刀后，针眼处以创可贴覆盖。（图 8-6）③若病情较重，松解头夹肌起止点后症状仍然存在，需要做头夹肌行经路线上的针刀松解（图 8-7），一般松解 2 刀。刀口线与肌纤维方向一致，针刀体与皮肤成 90° 刺入，达肌肉时，有韧性感，纵疏横剥 3 刀，范围不超过 0.5cm。出针刀后，针眼处覆盖创可贴。

术毕，拔出全部针刀，局部压迫止血 3min 后，用创可贴覆盖针眼。

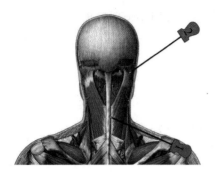

图 8-6　头夹肌起、止点针刀松解

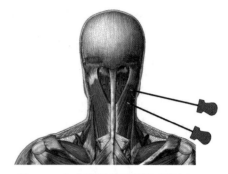

图 8-7　头夹肌行经路线针刀松解

【针刀术后手法治疗】

针刀术毕，以一手前臂尺侧压住患侧下颌，另一手掌托在对侧枕部，将颈部转向对侧，用力牵拉下弹压 2 次。以颈托固定 7 天。

【护理措施】

1. 生活起居护理

天气变冷时，患者常会感觉颈项部疼痛加剧，因此要注意局部防寒保暖，避免感受风寒湿邪加重病情。

2. 饮食护理

饮食宜清淡、营养丰富，多食一些易消化且富含维生素的食物，禁食辛辣、肥甘厚腻之品。食品种类应多样化，鱼类、肉类、蔬菜、水果等合理调配，每日更换品种。亦可适当服食药膳，在骨肉汤中加入党参、怀山药、枸杞子各 2~3g，以增食欲。

3. 情志护理

患者颈项部僵硬、疼痛，转头或仰头活动受到限制，多表现为焦虑、急躁，情绪不稳定，心理压力大。因此，应及时做好心理护理，向患者介绍本病的有关知识，使其对疾病有正确的认识。详细了解患者的心理负担，针对原因给予正确的心理疏导，消除其顾虑，稳定情绪，让患者保持乐观的心态，积极配合治疗。

（崔晓峰）

第四节　肩胛提肌损伤

【概述】

肩胛提肌损伤大多由突然性动作造成，如上肢突然过度后伸，使肩胛骨上提并向内上方旋转，肩胛提肌突然强烈收缩，肩胛骨周围软组织使肩胛骨与肩胛提肌不能同步运动，造成肩胛骨脊柱缘的内上角肩胛提肌附着处损伤。肩胛提肌起点的损伤在第 1~4 颈椎横突处，且损伤处瘢痕变性较明显。

【针刀应用解剖】

肩胛提肌起自第 1~4 颈椎横突的后结节，止于肩胛骨脊柱缘内侧角的上部，作用是上提肩胛骨并使肩胛骨转向内上方（图 8-8、图 8-9）。

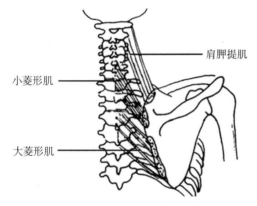
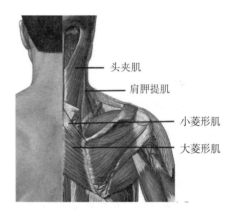

图 8-8　肩胛提肌解剖位置示意图　　　　图 8-9　肩胛提肌比邻关系示意图

【病因病理】

在特殊情况下，为了使肩胛骨迅速上提和向内上旋转，肩胛提肌突然收缩，而参与肩胛骨运动的诸多肌肉不能协同收缩或舒张，导致肩胛提肌损伤。肩胛提肌的损伤多数是在肌腱部位，即在该肌的起点与止点处，影响工作和休息。急性发作时，肩胛骨内侧缘上部有疼痛感或颈部上段疼痛、拒按。上述症状经休息或自我制动后可缓解，但随后出现慢性症状。

【临床表现】

肩胛提肌损伤多累及单侧，双侧受累较少见，转为慢性后迁延难愈。患侧上肢后伸受限，不能伸到背部搔痒。患侧肩胛骨脊柱缘内侧上端和颈上段疼痛，上段舒展躯干受限。睡眠时健侧向下，翻身困难，日常有患侧抬肩畸形。

【诊断要点】

（1）有突发性损伤史。

（2）肩胛骨脊柱缘上端有 1~2 个压痛点。

（3）第 1~4 颈椎横突处有压痛点。

（4）上肢后伸，并将肩胛骨上提或内旋时疼痛加剧，或不能完成该动作。

【针刀治疗】

（一）治疗原则

依据针刀医学关于人体弓弦力学系统理论，肩胛提肌损伤后引起粘连、瘢痕和挛缩，造成颈背部的力学平衡失调，产生临床表现。针刀整体松解治疗对患侧肩胛提肌起止点及其附近肌肉的粘连进行松解，使颈背部的力学平衡得到恢复，从而治愈疾病。

（二）操作方法

1. 第 1 次针刀治疗

松解肩胛提肌起、止点的粘连、瘢痕。

（1）体位：俯卧低头位。

（2）体表定位：肩胛提肌起止点。

（3）消毒：将施术部位用碘伏消毒 2 遍，然后铺无菌巾，使治疗点正对洞巾中间。

（4）麻醉：用 1% 利多卡因局部浸润麻醉，每个治疗点注药 1ml。

（5）刀具：Ⅰ型 4 号直形针刀。

（6）针刀操作（图 8-10）：①第 1 支针刀松解肩胛提肌止点。在肩胛骨内上角的边缘进针刀，刀口线方向与肩胛提肌肌纤维方向平行，针刀体与背部皮肤成 90°。按照四步进针规程进针刀，针刀经皮肤、皮下组织达肩胛骨内上角边缘骨面后，调转刀口线 90°，向肩胛骨内上角边缘骨面铲剥 3 刀，范围 0.5cm。②第 2 支针刀松解肩胛提肌起点。在肩胛提肌起点处的颈椎横突部进针刀，刀口线方向与颈椎纵轴平行，针刀体与颈部皮肤成 90°。按照四步进针规程进针刀，针刀经皮肤、皮下组织、筋膜达横突尖部，先作纵行疏通，再作横行剥离（刀刃始终在横突尖部骨面上活动），范围 0.2cm。

（7）注意事项：①止点松解：对于肥胖患者，确定其肩胛骨内上角困难时，可让患者上下活动肩关节，先摸到肩胛冈，然后向上找到肩胛骨的内上角。若不能确定解剖位置，则不能盲目做针刀松解，以免

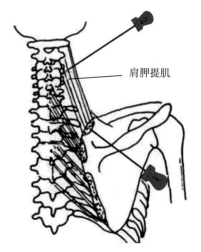

肩胛提肌

图 8-10　肩胛提肌起、
止点针刀松解

造成创伤性气胸等严重后果。针刀操作时，铲剥应在骨面上进行，不能脱离骨面。②起点松解：必须熟悉颈部的精细解剖和立体解剖，掌握局部神经血管的走向，否则会造成椎动脉损伤或神经根损伤。

2. 第2次针刀治疗

松解肩胛提肌肌腹部、大菱形肌与小菱形肌止点的粘连、瘢痕。

（1）体位：俯卧低头位。

（2）体表定位：肩胛提肌肌腹部、大菱形肌与小菱形肌止点。

（3）消毒：将施术部位用碘伏消毒2遍，然后铺无菌巾，使治疗点正对洞巾中间。

（4）麻醉：用1%利多卡因局部浸润麻醉，每个治疗点注药1ml。

（5）刀具：Ⅰ型4号直形针刀。

（6）针刀操作（图8-11）：①第1支针刀松解肩胛提肌肌腹部的粘连、瘢痕。在肩胛提肌走行路线上寻找压痛点，刀口线与肩胛提肌肌纤维走行方向平行，针体与背部皮肤成90°刺入。按照四步进针规程进针刀，针刀经皮肤、皮下组织达肩胛提肌肌腹，纵疏横剥3刀，范围0.5cm。②第2支针刀松解小菱形肌止点粘连、瘢痕。在肩胛提肌止点内下方，摸准肩胛骨脊柱缘，寻找压痛点定位。刀口线与小菱形肌肌纤维走行方向平行，针体与背部皮肤成90°刺入。按照四步进针规程进针刀，针刀经皮肤、皮下组织达肩胛骨内侧骨面，用针刀小心向内寻找肩胛骨内侧缘，当刀下有落空感时即到小菱形肌止点骨面。调转刀口线90°，向内铲剥3刀，范围0.5cm。③第3支针刀松解大菱形肌止点粘连、瘢痕。在小菱形肌止点内下方找准肩胛骨脊柱缘，寻找压痛点定位。刀口线与大菱形肌肌纤维走行方向平行，针体与背部皮肤成90°刺入。按照四步进针规程进针刀，针刀经皮肤、皮下组织达肩胛骨内侧骨面，用针刀小心向内寻找肩胛骨内侧缘，当刀下有落空感时即到大菱形肌止点骨面。调转刀口线90°，向内铲剥3刀，范围0.5cm。

术毕，拔出全部针刀，局部压迫止血3min后以创可贴覆盖针眼。

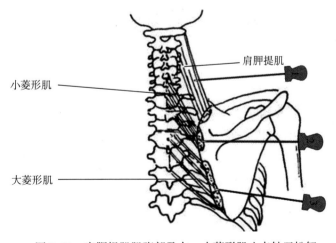

图8-11 肩胛提肌肌腹部及大、小菱形肌止点针刀松解

【针刀术后手法治疗】

采用阻抗耸肩手法进行治疗。患者坐位，医生站在患者后面，双前臂压住患者的肩部，嘱患者向上耸肩，当患者耸肩到最大位置时，在不通知患者的情况下，医生突然放开双前臂，使患者肩胛提肌全力收缩，以拉开残余粘连。1 次即可。

【护理措施】

1. 生活起居护理

避免上肢负重及剧烈运动。注意肩部保暖，避免风寒湿邪侵袭肩部而加重患处疼痛。改变患侧侧卧的睡眠习惯，以免肩部受压。

2. 饮食护理

饮食宜清淡、营养丰富，多食易消化且富含维生素的食物，禁食辛辣、肥甘厚腻之品。饮食多样化，合理调配，每日更换品种。亦可服用药膳，在骨肉汤中加入党参、怀山药、枸杞子各 2~3g，以增食欲。

3. 情志护理

家属应给予充分的关心及安慰。医生应及时和患者进行沟通，向其解释该病的病因病机，使其对病情有所了解，消除思想包袱及心理压力，保持情绪稳定，对康复充满信心，积极配合医生完成各项治疗。

4. 健康教育

嘱患者进行肩部功能锻炼。

（崔晓峰）

第五节　菱形肌损伤

【概述】

菱形肌损伤是一种常见病、多发病，以青壮年多见。多被统称为背痛，病变部位多位于肌肉的起点、止点及行经路线上。病程长，严重影响患者的生活质量。

【针刀应用解剖】

大菱形肌、小菱形肌位于背上部斜方肌的深面，肩胛提肌的下方。小菱形肌呈窄带状，起自下位两个颈椎的棘突，附着于肩胛骨脊柱缘的上部，在大菱形肌上方，与大菱形肌之间隔以菲薄的蜂窝组织层。大菱形肌菲薄而扁阔，呈菱形，起自上位 4 个胸椎的棘突，向外下，几乎附着于肩胛骨脊柱缘的全长。神经支配为肩胛背神经。大、小菱形肌与肩胛提肌、前锯肌止点范围较广泛，有些肌纤维或纤维束可折皱或伸展至肩胛骨靠近内侧缘的背面和肋骨面（图 8-12）。

大菱形肌、小菱形肌可内收及内旋肩胛骨，并上提肩胛骨，使之接近中线。

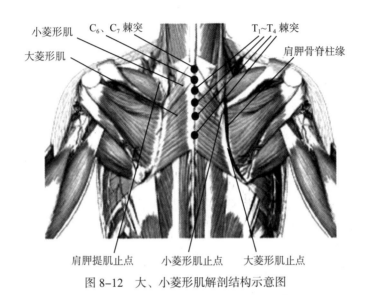

图 8-12　大、小菱形肌解剖结构示意图

【病因病理】

上肢猛力掷物、摔跤，或上肢向后下方猛然用力等引起急性损伤，未经治疗或治疗失当，日久致本病。

菱形肌与肋骨相邻，急性损伤出血，日久形成粘连、瘢痕。若伤处恰在肋骨上，便和肋骨粘连，影响菱形肌的伸缩运动而发病。当上肢勉强活动，牵拉到粘连处，就会引起新的损伤，出现急性症状。

【临床表现】

菱形肌损伤在菱形肌急性损伤症状缓和很长一段时间后才发病。急性发作时，上背脊柱和肩胛骨缘之间都有一突出的痛点，有时局部肿胀，上背沉重，背上如负重物，严重者不能入睡，翻身困难。走路时患侧肩部下降，不敢持物和自由活动。

【诊断要点】

（1）多有菱形肌损伤史。

（2）患侧上肢被动向前上方上举时疼痛加剧。

（3）痛点和压痛点在第 5 胸椎和肩胛下端的连线以上，大多数靠近肩胛骨的内侧缘。

【针刀治疗】

（一）治疗原则

针刀整体松解菱形肌起、止点及附近软组织的粘连、瘢痕，即可治愈该病。

（二）操作方法

1. 第 1 次针刀治疗

松解大、小菱形肌起、止点的粘连、瘢痕。

（1）体位：俯卧位。

（2）体表定位：大、小菱形肌起、止点的压痛点。

（3）消毒：将施术部位用碘伏消毒 2 遍，然后铺无菌巾，使治疗点正对洞巾中间。

（4）麻醉：用 1% 利多卡因局部浸润麻醉，每个治疗点注药 1ml。

（5）刀具：Ⅰ型 4 号直形针刀。

（6）针刀操作（图 8-13）：①第 1 支针刀松解小菱形肌起点的粘连、瘢痕。找到小菱形肌起点处的颈椎棘突，在棘突顶部定位。刀口线与脊柱纵轴方向一致，针刀体与皮肤成 90°。按四步进针规程进针刀，针刀经皮肤、皮下组织、筋膜达颈椎棘突顶点骨面，纵疏横剥 3 刀，范围 0.5cm。然后分别沿棘突两侧向棘突根部提插切割 3 刀，范围不超过 0.5cm。②第 2 支针刀松解大菱形肌起点上部的粘连、瘢痕。找到大菱形肌起点上部的胸椎棘突，在棘突顶部定位。刀口线与脊柱纵轴方向一致，针刀体与皮肤成 90°。按四步进针规程进针刀，针刀经皮肤、皮下组织、筋膜达胸椎棘突顶点骨面，纵疏横剥 3 刀，范围 0.5cm。然后分别沿胸椎棘突两侧向棘突根部提插切割 3 刀，范围不超过 0.5cm。③第 3 支针刀松解大菱形肌起点中部的粘连、瘢痕。摸准大菱形肌起点中部的胸椎棘突，在棘突顶部定位。刀口线与脊柱纵轴方向一致，针刀体与皮肤成 90°。按四步进针规程进针刀，针刀经皮肤、皮下组织、筋膜达胸椎棘突顶点骨面，纵疏横剥 3 刀，范围 0.5cm。然后分别沿胸椎棘突两侧向棘突根部提插切割 3 刀，范围不超过 0.5cm。④第 4 支针刀松解大菱形肌起点下部的粘连、瘢痕。摸准大菱形肌起点下部的胸椎棘突，在棘突顶部定位。刀口线

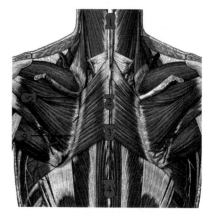

图 8-13　大、小菱形肌
起、止点针刀松解

与脊柱纵轴方向一致，针刀体与皮肤成 90°。按四步进针规程进针刀，针刀经皮肤、皮下组织、筋膜达胸椎棘突顶点骨面，纵疏横剥 3 刀，范围 0.5cm。然后分别沿胸椎棘突两侧向棘突根部提插切割 3 刀，范围不超过 0.5cm。⑤第 5 支针刀松解小菱形肌止点的粘连、瘢痕。在肩胛骨内上角、肩胛提肌止点内下方，摸准肩胛骨脊柱缘，寻找压痛点定位。刀口线与小菱形肌肌纤维方向平行，针体与背部皮肤成 90° 刺入。按四步进针规程进针刀，针刀经皮肤、皮下组织，达肩胛骨内侧骨面。然后小心向内寻找肩胛骨内侧缘，当刀下有落空感时即到达小菱形肌止点骨面。调转刀口线 90°，向内铲剥 3 刀，范围 0.5cm。⑥第 6 支针刀松解大菱形肌止点的粘连、瘢痕。在小菱形肌止点下方摸准肩胛骨脊柱缘，寻找压痛点定位。刀口线和大菱形肌肌纤维方向平行，针体和背部皮肤成 90° 刺入。按四步进针规程进针刀，针刀经皮肤、皮下组织达肩胛骨内侧骨面，然后小心向内寻找肩胛骨内侧缘，当刀下有落空感时即到达大菱形肌止点骨面。调转刀口线 90°，向内铲剥 3 刀，范围 0.5cm。

术毕，拔出全部针刀，局部压迫止血 3min，以创可贴覆盖针眼。

（7）注意事项：做肌肉起、止点松解时，必须先确定骨性标志，尤其是肩胛骨脊柱缘的位置。不可盲目做针刀松解，否则可能因解剖位置不清造成创伤性气胸等严重后果。针刀操作时，铲剥一定在要骨面上进行，不能脱离骨面。

2. 第 2 次针刀治疗

松解大、小菱形肌肌腹部的粘连、瘢痕。

（1）体位：俯卧位。

（2）体表定位：大、小菱形肌肌腹部压痛点。

（3）消毒：将施术部位用碘伏消毒 2 遍，然后铺无菌巾，使治疗点正对洞巾中间。

（4）麻醉：用 1% 利多卡因局部浸润麻醉，每个治疗点注药 1ml。

（5）刀具：Ⅰ型 4 号直形针刀。

（6）针刀操作（图 8-14）：①第 1、3 支针刀分别松解左、右小菱形肌肌腹部。根据压痛点定位或寻找痛性结节处定位。刀口线与小菱形肌肌纤维方向平行，针体与背部皮肤成 90° 刺入。按四步进针规程进针刀，针刀经皮肤、皮下组织、筋膜，患者有酸、麻、胀感或针刀刺到硬结时即到达小菱形肌病变部位。纵疏横剥 3 刀，范围不超过 0.5cm。②第 2、4 支针刀分别松解左、右大菱形肌肌腹部。根据压痛点定位或寻找痛性结节处定位。刀口线与大菱形肌肌纤维方向平行，针体与背部皮肤成 90° 刺入。按四步进针规程进针刀，针刀经皮肤、皮下组织、筋膜，患者有酸、麻、胀感或针刀刺到硬结时即到达大菱形肌病变部位。纵疏横剥 3 刀，范围不超过 0.5cm。

（7）注意事项：做肌腹部松解时，针刀在肌腹内

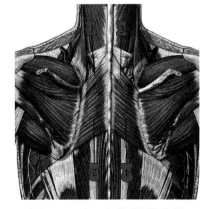

图 8-14　大、小菱形肌肌腹部
针刀松解

操作。对损伤严重或菱形肌发达的患者，针刀可以缓解菱形肌与肋骨骨面的粘连，但只能在肋骨骨面上操作，不可深入肋间，否则会引起创伤性气胸等严重并发症。

3. 第 3 次针刀治疗

松解肩胛提肌止点的粘连、瘢痕。对病情严重，第 1、2 次针刀松解后仍不能恢复的患者，应松解双侧肩胛提肌止点的粘连、瘢痕。

（1）体位：俯卧位。

（2）体表定位：肩胛骨内上角压痛点定位。

（3）消毒：将施术部位用碘伏消毒 2 遍，然后铺无菌巾，使治疗点正对洞巾中间。

（4）麻醉：用 1% 利多卡因局部浸润麻醉，每个治疗点注药 1ml。

（5）刀具：Ⅰ型 4 号直形针刀。

（6）针刀操作（图 8-15）：第 1、2 支针刀分别松解左右肩胛提肌止点的粘连、瘢痕。在肩胛骨内上角的边缘定位。刀口线方向与肩胛提肌肌纤维方向平行，针体与背部皮肤成 90°。按四步进针规程进针刀，针刀经皮肤、皮下组织达肩胛骨内上角边缘骨面，调转刀口线 90°，向肩胛骨内上角边缘方向铲剥 3 刀，范围 0.5cm。

术毕，拔出全部针刀，局部压迫止血 3min，以创可贴覆盖针眼。

（7）注意事项：做肩胛提肌止点松解时，必须先确定骨性标志，尤其是肩胛骨脊柱缘的位置。切不可盲目做针刀松解，否则可能因解剖位置不清造成创伤性气胸等严重后果。针刀操作时，铲剥操作须在骨面上进行，不能脱离骨面。

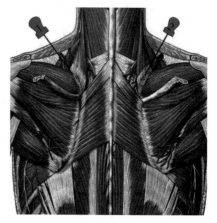

图 8-15　肩胛提肌止点
针刀松解

【针刀术后手法治疗】

采用阻抗扩胸手法治疗。患者取坐位，双肩关节外展 90°，做好扩胸姿势。医生站在患者后面，双手推住患者的双肘关节后方，嘱患者扩胸。当扩胸到最大位置时，医生突然放开双手，使患者菱形肌全力收缩，以松解残余粘连。

【护理措施】

1. 生活起居护理

菱形肌起于较为固定的棘突，止于活动频繁的肩胛骨脊柱缘，上肢猛力掷物、反复活动肩关节等可使菱形肌受到过度牵拉而撕裂，或因过度伸缩劳损，发生粘连、瘢痕、挛缩等病理变化。现代生活中，长期伏案姿势使双上肢向前支于桌面上，肩胛骨被动地牵向外方，菱形肌处于持续紧张状态，易产生慢性损伤。所以在日常生活中要避免肩挑或手提重物，避免长期伏案工作或骑自行车等易使菱形肌损伤加重的活动。且因本病多在气候湿冷或肩背受凉时发作，所以应注意肩背部的保暖，避免受到风寒湿邪的侵袭。

2. 饮食护理

饮食宜清淡、营养丰富，多食易消化且富含维生素的食物，禁食辛辣、肥甘厚腻之品。同时应该多食含钙丰富的食物，如牛奶、鸡蛋等。

3. 情志护理

患者常有背痛、背上如负重物感。有些患者可伴有上胸段交感神经功能紊乱的症状，如胸闷气急、心悸、心律失常等，严重者不能入睡，翻身困难，走路时患侧肩部下降，不敢持物或自由活动。患者因此出现焦虑、担心、悲观、急躁、恐惧、紧张等负性情绪。因此医生应该及时和患者进行沟通，向其解释该病的病因病机，使其对自己的病情有所了解，消除思想包袱及心理压力，保持情绪稳定，对康复充满信心，积极配合完成各项治疗。

（崔晓峰）

第六节　棘上韧带损伤

【概述】

脊柱的弯曲活动常使其劳损或损伤，腰段的棘上韧带最易受损。突然外伤也常使棘上韧带损伤。

【针刀应用解剖】

棘上韧带（图 8-16）为一狭长韧带，起于第 7 颈椎棘突，向下沿棘突尖部止于骶中嵴，附着于除上 6 个颈椎以外的所有椎体的棘突，作用是限制脊柱过度前屈。

【病因病理】

脊柱过度前屈时棘上韧带负荷增加。如果把脊柱前屈时的人体看作一个弯曲的物体，棘上韧带则处于弯曲物体的凸面，腹部处于弯曲物体的凹面。根据力学原理，凸面所受到的拉应力最大，凹面受到压应力最大，所以棘上韧带在脊柱过度前曲时最易牵拉损伤。如果脊柱屈曲位突然受到外力从纵轴上的打击，棘上韧带就会受损，脊柱屈曲受到暴力扭曲也易损伤棘上韧带。其损伤点大多在棘突顶部的上下缘。损伤时间较长，棘上韧带棘突顶部上下缘瘢痕、挛缩，引发顽固性疼痛。

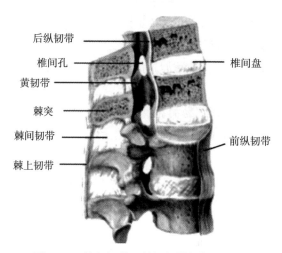

图 8-16 棘上韧带、棘间韧带解剖示意图

【临床表现】

（1）有损伤史。

（2）拾物试验阳性。

（3）在腰椎棘突上有痛点和压痛点，且都在棘突顶部的上下缘，痛点浅在皮下。

【诊断要点】

（1）腰背部有损伤史和劳损史。

（2）腰棘突疼痛，弯腰加重。

（3）病变棘突可触及硬结局部钝厚和压痛。

（4）拾物试验阳性。

（5）X 线检查无异常。

【针刀治疗】

（一）治疗原则

依据针刀医学人体弓弦力学系统及疾病病理构架的网眼理论，棘上韧带损伤后，引起粘连、瘢痕和挛缩，造成腰部的力学平衡失调。棘上韧带损伤的部位主要是棘突的上下缘。沿棘突的矢状面，用针刀将粘连松解，切开瘢痕，可使腰部的力学平衡得到恢复。

（二）操作方法

（1）体位：俯卧位。

（2）体表定位：棘突顶点。

（3）消毒：将施术部位用碘伏消毒 2 遍，然后铺无菌巾，使治疗点正对洞巾中间。

（4）麻醉：用 1% 利多卡因局部浸润麻醉，每个治疗点注药 1ml。

（5）刀具：Ⅰ型 4 号直形针刀。

（6）针刀操作（图 8-17）：刀口线与脊柱纵轴平行，针刀体与背面成 90°，刺达棘突顶部骨面。将针刀体倾斜，如痛点在进针点棘突上缘，针刀体向脚侧倾斜 45°，纵疏横剥 3 刀；如痛点在进针点棘突下缘，针刀体向头侧倾斜 45° 角，纵疏横剥 3 刀。

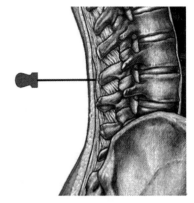

图 8-17　棘上韧带针刀松解

【针刀术后手法治疗】

针刀术后进行手法治疗，嘱患者腰过度屈曲，2 次即可。

【护理措施】

1. 生活起居护理

避风寒，保暖，注意劳逸结合，慎做重活。

2. 情志护理

多与患者沟通，消除其恐惧心理，以利于配合治疗。

3. 健康教育

日常生活中应注意避免脊柱突然过度弯曲，尽量避免外来伤害，从而减少本病的发生。损伤后应尽早治疗，以免延误导致慢性损伤，加重病情。

（崔晓峰）

第七节　棘间韧带损伤

【概述】

棘间韧带对脊柱扭转起保护作用，脊柱发生突然过度扭转时容易损伤。临床上，棘间韧带损伤的概率低于棘上韧带。二者易混淆。

【针刀应用解剖】

棘间韧带位于相邻两个椎骨的棘突之间，棘上韧带的深部。前方与黄韧带相接，向后移行于棘上韧带。除腰骶部的棘间韧带较发达外，其他部位均较薄弱。

【病因病理】

棘间韧带因脊柱突然过度扭转牵拉而损伤，伤后棘间隐痛不适，脊柱扭转和弯曲时疼痛加剧，活动受限。棘间韧带扭伤后，多数患者因延误治疗而转为慢性损伤，棘间韧带瘢痕、挛缩，症状日趋突出，疼痛逐渐加重。棘间韧带挛缩可使上、下棘突牵拉而靠近，形成吻性棘突，并使上、下椎体力学状态发生一系列变化，产成系列复杂的临床症状。

【临床表现】

脊柱棘突间有深在性胀痛，患者不敢做脊柱旋转动作。卧床时多取脊柱伸直位侧卧，行走时脊柱呈僵硬态。

【诊断要点】

（1）有脊柱扭转性外伤史。
（2）棘突间有深在性胀痛，但压痛不明显。
（3）脊柱微屈，被动扭转脊柱时疼痛加剧。

【针刀治疗】

（一）治疗原则

依据针刀医学关于人体弓弦力学系统及疾病病理构架的网眼理论，棘间韧带损伤引起粘连、瘢痕和挛缩，造成腰部的力学平衡失调。用针刀将粘连松解，切开瘢痕，腰部的力学平衡可恢复。

（二）操作方法

（1）体位：俯卧位。

（2）体表定位：棘突。

（3）消毒：将施术部位用碘伏消毒2遍，然后铺无菌巾，使治疗点正对洞巾中间。

（4）麻醉：用1%利多卡因局部浸润麻醉，每个治疗点注药1ml。

（5）刀具：Ⅰ型4号直形针刀。

（6）针刀操作（图8-18）：在患者自感疼痛的棘突间隙进针刀。刀口线和脊柱纵轴平行，针刀体与皮肤垂直刺入1cm左右，当刀下有坚韧感，患者诉有酸胀感时，即达病变部位。先纵疏横剥3刀，再将针刀体倾斜，与脊柱纵轴成90°，在上一椎骨棘突的下缘和下一椎骨棘突的上缘沿棘突矢状面纵疏横剥3刀。

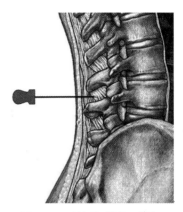

图8-18　棘间韧带针刀松解

术毕，拔出针刀，局部压迫止血3min，以创可贴覆盖针眼。

【针刀术后手法治疗】

在病灶棘突局部采用手法按揉松解。

【护理措施】

1. 生活起居护理

急性期应卧床休息，减少弯腰活动，以利于损伤组织修复。慢性期活动也不宜过多，可做局部热敷、理疗，也可在局部施行点按、捻散或扳推等手法。

2. 情志护理

多与患者沟通，消除其恐惧心理，以利于配合治疗。

3. 对症处理及护理

1%利多卡因2ml加泼尼松龙1ml做棘间韧带局部封闭，可止痛消炎，有较好的效果。

4. 健康教育

日常生活中应注意避免脊柱突然过度扭转牵拉，减少本病的发生。损伤后应尽量早日治疗，以免延误，发展为慢性损伤，加重病情。

（崔晓峰）

第八节　下后锯肌损伤

【概述】

下后锯肌损伤常因突然转身、弯腰或其他不协调的活动使呼吸节律突然打乱而致。损伤后肋部疼痛，呼吸受限，俗称"岔气"。对新鲜损伤，手法治疗效果满意。陈旧性损伤用针刀治疗效果较好。

【针刀应用解剖】

下后锯肌位于腰部的上段和下4个肋骨的外侧面，起自下两个胸椎及上两个腰椎棘突，止于下4个肋骨外侧面。下后锯肌的作用是下降肋骨，帮助呼气。受肋间神经支配。

下4个肋骨和脊柱的夹角称为脊肋角，正常时约为70°。下后锯肌与脊柱下段和肋骨的夹角分别约为120°、90°。下后锯肌沿肌肉的纵轴收缩可使肋骨下降。肋骨下降，胸廓收缩，胸腔变小，可完成呼气动作。正常情况下，下后锯肌随着呼吸有规则地不停收缩和舒张。

【病因病理】

下后锯肌分成4条肌束带，分别终止于4条肋骨。正常的呼吸节律被破坏，4条肌束带不能同步进行伸缩，很可能在某一时间点4条肌束带的舒缩状态不同，容易造成牵拉性损伤或轻度移位。

【临床表现】

急性损伤时，肋部疼痛剧烈者不敢深呼吸，强迫性气短，上半身向患侧侧弯后伸，卧床时不敢翻身。慢性期患侧肋外侧部疼痛。下后锯肌损伤分为2种。肌腱撕裂型，其疼痛点多在下后锯肌止点，下4条肋骨的外侧部，慢性期疼痛时发时止，不敢做肺活量大的动作。另一种是屈曲卷折移位型，慢性期痛点多在下后锯肌中段4条肌束带上，如初起未得到正确治疗，症状多较严重，正常呼吸、活动均受到影响，时重时轻。严重时呼吸困难，出现强迫性气短，痛点处常可触及索状肿物。

【诊断要点】

（1）有突发性肋外侧疼痛的病史。

（2）在下 2 个胸椎、上 2 个腰椎至下 4 条肋骨的外侧面区域内有疼痛和明显压痛。

（3）呼气时疼痛明显加重。

【针刀治疗】

（一）治疗原则

依据针刀医学人体弓弦力学系统及疾病病理构架的网眼理论，下后锯肌损伤引起粘连、瘢痕和挛缩，造成下胸上腰部的力学平衡失调，而产生临床表现。在慢性期急性发作时，病变组织有水肿渗出刺激神经末梢，使症状加剧。用针刀将肌肉起、止点的粘连、瘢痕松解，可使下胸上腰的力学平衡恢复。

（二）操作方法

（1）体位：健侧卧位。

（2）体表定位：下两位胸椎和上两位腰椎棘突压痛点，下 4 位肋骨外面压痛点。

（3）消毒：将施术部位用碘伏消毒 2 遍，然后铺无菌巾，使治疗点正对洞巾中间。

（4）麻醉：用 1% 利多卡因局部浸润麻醉，每个治疗点注药 1ml。

（5）刀具：Ⅰ型 4 号直形针刀。

（6）针刀操作（图 8-19）：①第 1 支针刀松解下后锯肌起点。在下两位胸椎和上两位腰椎棘突压痛点定位。刀口线与人体纵轴一致，针刀体与皮肤成 90°，针刀经皮肤、皮下组织直达棘突顶点。纵疏横剥 3 刀，范围 0.5cm。然后在棘突两侧贴骨面上下提插切法切割 3 刀，深度 0.5cm，以松解两侧下后锯肌起点。②第 2 支针刀松解下后锯肌止点。在下 4 位肋骨外面压痛点定位。刀口线与人体纵轴一致，针刀体与皮肤成 90°，针刀经皮肤、皮下组织直达肋骨。调转刀口线 45°，使之与肋骨走行方向一致，在肋骨骨面向左右前后方向分别铲剥 3 刀，范围 0.5cm。

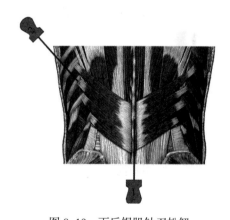

图 8-19 下后锯肌针刀松解

【针刀术后手法治疗】

患者正坐，以患侧在右为例，医生以右前臂自前向后插于其腋下，以右前臂向上提拉（即拔伸）患者肩部，将移位的关节和痉挛的肌肉理顺。随后嘱患者用力吸气，医生以左手掌根叩击右胸背侧患处 1 次。再令患者做深呼吸，疼痛即可消失。

【护理措施】

1. 生活起居护理

避风寒，保暖，注意劳逸结合，慎做重活。

2. 情志护理

多与患者沟通，消除其恐惧心理，以利于医患配合。

3. 健康教育

加强自我保护意识，养成良好的用腰习惯，避免扭伤或频繁的腰部屈伸运动，避免腰部突然大重量负荷。伤后应积极治疗，以免病情加重。

（崔晓峰）

第九节　腹外斜肌损伤

【概述】

腹外斜肌的损伤部位多在止点，髂嵴前部，易在人体屈曲并回旋脊柱时因突然或过度的回旋动作损伤。损伤在起点，疼痛多诊断为肋痛；在止点，多笼统诊断为腰肌劳损。

临床上分为急、慢性损伤 2 种，针刀治疗适宜于慢性损伤。

【针刀应用解剖】

腹外斜肌起始自下 8 肋外面，止于髂嵴前部。另外，借腱膜止于白线，并形成腹股沟韧带。作用是前屈、侧屈并回旋脊柱。

【病因病理】

腹外斜肌损伤的患者在临床上并不少见，大多被诊为肋痛或腰肌劳损。腹外斜肌损伤多发生于人体躯干处于前屈位，做回旋动作时，应力集中点在其肋部的起点和髂嵴前部边缘处的止点。急性损伤有明显疼痛或肿胀，通过休息和简单治疗可缓解，逐渐变为慢性。

【临床表现】

起点损伤者多诉肋痛；止点损伤者多诉腰肌疼痛，腰部活动不便。单侧腹外斜肌损伤患者多为侧屈稍后伸姿势；双侧损伤患者肋骨多下降，腰部呈稍前凸位姿势。

【诊断要点】

（1）有脊柱旋转性损伤史。
（2）下 8 肋腹外斜肌起点处有疼痛、压痛，或在髂嵴前部止点处有疼痛、压痛。
（3）侧屈位脊柱旋转运动时疼痛加重。

【针刀治疗】

（一）治疗原则

依据针刀医学人体弓弦力学系统及疾病病理构架的网眼理论，腹外斜肌损伤引起粘连、瘢痕和挛缩，造成髂嵴的力学平衡失调，产生临床表现。用针刀将腹外斜肌髂嵴前部的粘连松解，切开瘢痕，腰腹部的力学平衡可恢复。

（二）操作方法

（1）体位：腹外斜肌起点损伤，健侧卧位；腹外斜肌止点损伤，仰卧位。
（2）体表定位：肋骨外面压痛点，髂嵴前、中部压痛点。
（3）消毒：将施术部位用碘伏消毒 2 遍，然后铺无菌巾，使治疗点正对洞巾中间。
（4）麻醉：用 1% 利多卡因局部浸润麻醉，每个治疗点注药 1ml。
（5）刀具：Ⅰ型 4 号直形针刀。
（6）针刀操作：①第 1 支针刀松解腹外斜肌起点损伤。在压痛点附近的肋骨面上进针刀，刀口线和腹外斜肌纤维走向平行，刀体与皮肤成 90°。经皮肤、皮下组织达肋骨面，纵疏横剥 3 刀（图 8-20）。②第 2 支针刀松解腹外斜肌髂嵴中份止点。在髂嵴中份压痛点定位，刀口线与腹外斜肌走行一致，针刀经皮肤、皮下组织直达髂嵴骨面，在骨面上左右前后分别铲剥 3 刀，范围 0.5cm。然后贴骨面向髂嵴内缘进针刀 0.5cm，调转刀口线 90°，在骨面上左右前后分别铲剥 3 刀，范围 0.5cm，以松解相邻腹内斜肌的粘连。③第 3 支针刀松解腹外斜肌髂嵴前份止点。在髂嵴前份压痛点定位，刀口线与腹外斜肌走行一致，针刀经皮肤、皮下组织直达髂嵴前部骨面，在骨面上左右前后铲剥 3 刀，范围 0.5cm。（图 8-21）

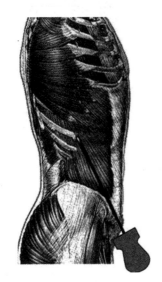
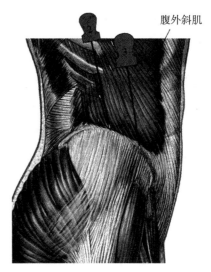

腹外斜肌

图 8-20　腹外斜肌起点损伤针刀松解　　　　图 8-21　腹外斜肌止点针刀松解

（7）注意事项：起点松解时，针刀在肋骨骨面上操作，如果进肋间隙，可能引起胸腹腔重要器官的损伤。腹外斜肌和腹内斜肌止点相距很近，腹外斜肌损伤时常引起附近的腹内斜肌止点损伤，故止点松解时针刀应在髂嵴上操作。

【针刀术后手法治疗】

嘱患者垂直站立，两腿分开，弯腰并向健侧旋转 2 次。

【护理措施】

1. 生活起居护理
避风寒，保暖，注意劳逸结合，慎做重活。

2. 情志护理
多与患者沟通，消除其恐惧心理，以利于医患配合。

3. 健康教育
嘱患者加强自我保护意识，养成良好的用腰习惯，避免扭伤。伤后应积极治疗，以免加重病情。

（崔晓峰）

第十节　髂腰韧带损伤

【概述】

髂腰韧带肥厚而坚韧，是稳定第 4、5 腰椎的强有力的结构，即使受到强大的暴力损伤也不会完全断裂，只会发生局部损伤。第 4、5 腰椎为人体躯干应力的集中点，腰部伸屈和侧弯时，髂腰韧带都会受到相应的应力影响，因此损伤的概率较大。

髂腰韧带在第 4、5 腰椎横突和髂嵴内侧之间，有骨性组织覆盖，病变后疼痛部位较深，且触压不到，给诊断和治疗带来一定的困难。临床上完全治愈者不多，多数患者年久不愈，或通过自我代偿修复自愈。

【针刀应用解剖】

髂腰韧带为一肥厚而坚韧的三角形韧带，可以抵抗身体重量。其起于第 4、5 腰椎横突，呈放射状止于髂嵴的内唇后半，在竖脊肌的深面。髂腰韧带覆盖于腰方肌内侧筋膜的增厚部，内侧与横突间韧带和骶髂后短韧带相互移行。第 5 腰椎在髂嵴的平面以下，髂腰韧带可以限制第 5 腰椎的旋转和在骶骨上朝前滑动（图 8-22）。

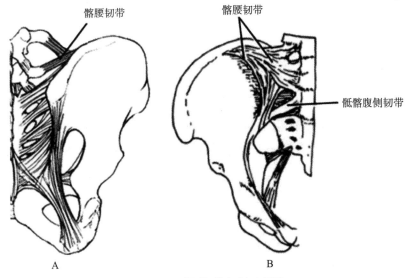

图 8-22　髂腰韧带解剖示意图
A.后面观；B.前面观

95

【病因病理】

髂腰韧带的损伤主要由腰部过度屈曲、扭转或侧弯引起。急性损伤较多见，伴有疼痛发作。单侧多见，双侧较少见。发生明显疼痛多为一侧，两侧较少。慢性钝痛劳作后发作，休息后好转。慢性劳损多见于长期从事过度弯腰工作者，多为两侧同时发病，一侧较少。慢性期的主要病理变化是平衡第4、5腰椎的作用丧失，腰部呈僵硬状态。

【临床表现】

第5腰椎两侧或一侧深在性疼痛。患者只能指出疼痛部位，无法指出明显的痛点。腰部屈伸、侧屈、旋转活动受限，搬重物时容易引起剧痛。

【诊断要点】

（1）有腰部的外伤史或劳损史。
（2）在第4、5腰椎外侧缘和髂骨内嵴之间的髂腰角处有深在性压痛。
（3）患者正坐，向患侧背后转身，髂腰韧带处疼痛加剧。
（4）排除其他疾病。

【针刀治疗】

（一）治疗原则

依据针刀医学人体弓弦力学系统及疾病病理构架的网眼理论，髂腰韧带损伤引起粘连、瘢痕和挛缩，造成髂腰的力学平衡失调，产生临床表现。在慢性期急性发作时，病变组织有水肿渗出，刺激神经末梢，使症状加剧。髂腰韧带损伤的部位主要是髂腰韧带的起点和止点，用针刀松解粘连，切开瘢痕，髂腰部的力学平衡可得到恢复。

（二）操作方法

（1）体位：俯卧位。
（2）体表定位：第4、5腰椎横突，髂嵴后份。
（3）消毒：将施术部位用碘伏消毒2遍，然后铺无菌巾，使治疗点正对洞巾中间。
（4）麻醉：用1%利多卡因局部浸润麻醉，每个治疗点注药1ml。
（5）刀具：Ⅰ型4号直形针刀。
（6）针刀操作（图8-23）：①第1支针刀松解髂腰韧带起点。以第4腰椎横突为例，找准第 4 腰椎棘突顶点，刀口线与脊柱纵轴平行，针刀经皮肤、皮下组织直达横突骨面。刀体向外移动，当有落空感时即到第 4 腰椎横突尖，在此用提插刀法切割横突尖的粘连、瘢痕，3 刀，深度0.5cm，松解髂腰韧带起点、竖脊肌、腰方肌及胸腰筋膜。②第 2 支针刀松解髂腰韧带止点。在髂后上棘定位，刀口线与脊柱纵轴平行，针刀经皮肤、皮下组织直达髂后上棘骨面。针刀贴髂骨骨板进针2cm，后用提插刀法切割髂腰韧带的粘连、瘢痕，3 刀，深度 0.5cm。

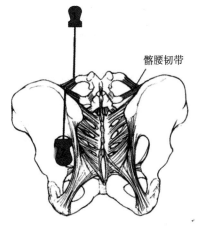

图 8-23　髂腰韧带针刀松解

【针刀术后手法治疗】

用拇指按压第 5 腰椎患侧，嘱患者向对侧过度弯腰 3 次。

【护理措施】

1. 生活起居护理

注意保暖，避免风寒侵袭。劳逸适度，减少腰部过度屈曲、扭转或侧弯。

2. 情志护理

多与患者沟通，消除其恐惧心理，以利于医患配合。

3. 健康教育

日常生活中应减少腰部过度屈曲、扭转或侧弯。长期从事过度弯腰工作者尤应加强自我保护，减少本病的发生。

（崔晓峰）

第十一节　竖脊肌下段损伤

【概述】

竖脊肌下段损伤以积累性劳损和突然暴力引起牵拉伤多见。竖脊肌下段处于人体腰骶部位，是脊柱做伸屈、侧弯活动最频繁的部位，也是做这些运动时应力最集中的部位。竖脊肌下段损伤临床表现为腰骶部疼痛，弯腰困难，不能久坐或久立，不能持续做脊柱微屈体位的工作。

【针刀应用解剖】

背部深层肌也称背部固有肌，是从骨盆延伸到颅的一群肌肉，包括头、颈的伸肌和旋肌（头夹肌、颈夹肌），短节段肌（棘间肌、横突间肌）及脊柱的伸肌和旋肌（竖脊肌、横突棘肌，后者又分为半棘肌、回旋肌和多裂肌），它们共同控制脊柱的运动。

1. 竖脊肌

竖脊肌位于脊柱两侧的沟内，其延长部达胸、颈平面。在胸腰椎段，竖脊肌表面由胸腰筋膜及下方的下后锯肌覆盖，在上胸段由菱形肌和夹肌覆盖。在脊柱两侧不同平面形成大小不等的肌群和肌腱群。在骶骨，竖脊肌细小，呈"U"型，起点处的腱性成分多，且强韧。在腰部，该肌增厚形成一大的肌肉隆起。其外侧靠近腰背外侧沟，在肋角处横越肋骨上行至胸背部，先向上外，后垂直，最后向上内走行，直至被肩胛骨覆盖。

竖脊肌起于骶正中嵴，骶骨背面，向上附着于腰椎、第11~12胸椎棘突及棘上韧带。肌肉外侧部起于髂嵴背内侧和骶外侧嵴，在此与骶结节韧带和骶髂后韧带融合。肌纤维在上腰部分为3个纵柱，即外侧的髂肋肌、中间的最长肌和内侧的棘肌。髂肋肌的功能是伸直脊柱及使脊柱侧屈。胸最长肌和颈最长肌可使脊柱向后及侧方弯曲；头最长肌可仰头，并使面部转向同侧。棘肌的功能是伸脊柱。髂肋肌和最长肌由下位颈神经、胸神经和腰神经的后支支配，棘肌由下位颈神经和胸神经的后支支配。每一纵柱又分为腰髂肋肌、胸髂肋肌和颈髂肋肌三部分（表8-1）。

表8-1　竖脊肌上腰部分肌纤维

髂肋肌	最长肌	棘肌
腰髂肋肌	胸最长肌	胸棘肌
胸髂肋肌	颈最长肌	颈棘肌
颈髂肋肌	头最长肌	头棘肌

（1）腰髂肋肌：起于竖脊肌的起点，止于下6位肋角缘。

（2）胸髂肋肌：起于下6位肋角的上内缘，腰髂肋肌止点的内侧，上行止于上6位肋角上内缘及第7颈椎横突后结节。

（3）颈髂肋肌：起于第3~6肋角后缘，在胸髂肋肌止点的内侧，上行止于第4~6颈椎横突后结节。

（4）胸最长肌：是髂肋肌的最大的延伸部分。在腰部，它与腰髂肋肌融合，有部分肌纤维止于腰椎整个横突和副突的后面及胸腰筋膜的中层；在胸部，该肌借圆形肌腱和肌束分别止于全部胸椎的横突尖和下10位肋骨的肋角和肋结节之间。

（5）颈最长肌：位于胸最长肌的内侧，以长而薄的肌腱起于上5位胸椎横突，并以腱的形式止于第2~6颈椎横突后结节。

（6）头最长肌：位于颈最长肌和头半棘肌之间，以腱的形式起于上5位胸椎横突及下4位颈椎关节突，在胸锁乳突肌和头夹肌的深面止于乳突的后缘。在该肌的中上份常有一横行的腱划。

（7）胸棘肌：是竖脊肌的内侧部分，位于胸最长肌内侧并与其融合，以3~4条肌腱起于第11胸椎至第2腰椎的棘突，然后汇合成一束肌，向上以分开的腱止于上部胸椎的棘突，并与位于其前方的胸半棘肌紧密相连。

（8）颈棘肌：可以缺如，如果存在，起于项韧带的下份、第7颈椎及第1~2胸椎棘突，向上止于枢椎棘突，也有止于第3~4颈椎棘突。

（9）头棘肌：多与头半棘肌融合。

2. 横突棘肌

脊柱的短节段肌均起于横突，斜向上内止于上一个或几个节段的棘突，由胸半棘肌、颈半棘肌、头半棘肌、多裂肌、胸回旋肌、颈回旋肌、腰回旋肌7块肌肉组成。

颈半棘肌和胸半棘肌双侧收缩伸脊柱的颈胸部，单侧收缩使脊柱向对侧旋转。

头半棘肌双侧收缩仰头，单侧收缩使面部转向对侧，由颈神经和胸神经后支支配。

多裂肌和回旋肌的运动方式尚不清楚，支配神经来源于脊神经的后支。

竖脊肌下段损伤最常见的部位是腰椎横突、骶骨甲背面及髂骨后部（图8-24）。

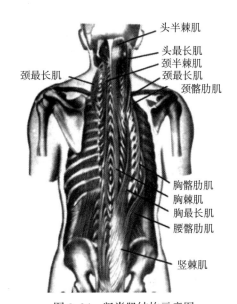

图8-24　竖脊肌结构示意图

【病因病理】

竖脊肌下段位于人体腰骶部位，是脊柱做屈伸侧弯动作活动最频繁的部位，也是应力最集中的地方。竖脊肌损伤有积累性劳损和突然暴力引起牵拉伤2种情况。前者是人体持续过度牵拉而缓慢损伤，或肌纤维、肌腱受到附近骨突的摩擦而缓慢损伤。突然的暴力使腰部过度前屈，或人体欲努力将脊柱从屈曲位变为伸直位，而又受到暴力的阻止，肌肉强烈收缩，使竖脊肌的肌纤维和肌腱突然断裂而损伤。这些急慢性损伤都需要自我修复。在修复过程中，肌肉本身瘢痕和周围组织器官（筋膜、骨突、韧带等）粘连，造成局部血运和体液代谢障碍，周围组织的动态平衡被破坏。在这种情况下，腰部的屈伸和侧屈活动受到限制，勉强活动导致进一步损伤，所以疾病反复发作，并有逐渐加剧的趋势。

【临床表现】

腰骶部疼痛，弯腰困难，不能久坐和久立，不能持续做脊柱微屈体位的工作。患者喜欢用手或桌子的一角顶压腰骶部的疼痛部位。严重者上下床均感困难，生活不能自理。

【诊断要点】

（1）腰骶部有劳损史或暴力损伤史。
（2）骶骨或髂骨背部竖脊肌附着点处疼痛，且有压痛点。
（3）腰椎横突尖部或棘突下缘有疼痛和压痛。
（4）拾物试验阳性。
（5）主动弯腰时上述某些痛点疼痛明显加剧。

【针刀治疗】

（一）治疗原则

针刀整体松解竖脊肌起点的粘连、瘢痕、挛缩和堵塞，使腰骶部的力学平衡恢复。

（二）操作方法

（1）体位：俯卧位。
（2）体表定位：竖脊肌起点、骶髂部压痛点。
（3）消毒：将施术部位用碘伏消毒2遍，然后铺无菌巾，使治疗点正对洞巾中间。
（4）麻醉：用1%利多卡因局部浸润麻醉，每个治疗点注药1ml。
（5）刀具：Ⅰ型4号直形针刀。
（6）针刀操作（图8-25）：①第1支针刀松解竖脊肌骶骨第3棘突结节。刀口线与脊柱纵轴平行，针刀经皮肤、皮下组织直达骶正中嵴骨面，在骨面上纵疏横剥3刀，范围不超过0.5cm。然后贴骨面向两侧分别用提插刀法切割3刀，深度不超过0.5cm。②第2支针刀松解竖脊肌骶骨背面左侧起点。在第1支针刀向左侧旁开3cm处定位，从骶骨背面进针刀，刀口线与脊柱纵轴平行，针刀经皮肤、皮下组织直达骶骨骨面，在骨面上

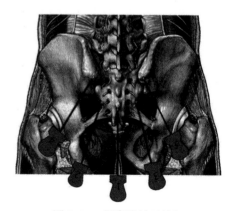

图8-25 竖脊肌针刀松解

纵疏横剥 3 刀，范围不超过 0.5cm。③第 3 支针刀松解竖脊肌骶骨背面右侧起点。在第 1 支针刀向右侧旁开 3cm 处定位，针刀操作方法参照第 2 支针刀。④第 4 支针刀松解竖脊肌髂嵴背左内侧和左骶外侧嵴起点（骶髂部压痛点）。在骶正中嵴左侧旁开 4cm 处定位，在骶骨背面进针刀，刀口线与脊柱纵轴平行，针刀经皮肤、皮下组织直达骶骨骨面，在骨面上纵疏横剥 3 刀，范围不超过 0.5cm。⑤第 5 支针刀松解竖脊肌髂嵴背右内侧和右骶外侧嵴起点（骶髂部压痛点）。在骶正中嵴右侧旁开 4cm 处定位，从骶骨背面进针刀，刀口线与脊柱纵轴平行，针刀经皮肤、皮下组织直达骶骨骨面，在骨面上纵疏横剥 3 刀，范围不超过 0.5cm。

【针刀术后手法治疗】

针刀术后进行手法治疗，嘱患者腰部过度屈曲 2 次。

【护理措施】

1. 生活起居护理

急性期应卧床休息，起床活动时可用腰围保护，避免腰部过度屈伸或旋转活动。宜保暖，避风寒。

2. 情志护理

多与患者沟通，消除其恐惧心理，以利于医患配合。

3. 健康教育

嘱患者注意休息，加强自我保护意识，避免腰部受外部暴力伤害或扭伤。

（崔晓峰）

第九章

上肢部慢性软组织损伤疾病

第一节　冈上肌损伤

【概述】

冈上肌位于肩关节囊中，是肩部应力集中的交叉点，故常发生损伤。摔跤、抬重物或其他体力劳动均可导致冈上肌损伤。损伤的部位大多在此肌起点，也有肌腹部损伤。若损伤位于该肌在肱骨大结节的止点处，三角肌深面，常被误诊为肩周炎；若损伤在肌腹，常被笼统诊断为肩痛；若损伤在冈上窝起点，常被诊为背痛。

【针刀应用解剖】

冈上肌起自冈上窝内 2/3 及冈上筋膜，止于肱骨大结节上面，是肩袖的组成部分（图 9-1）。冈上肌受肩胛上神经支配。肩胛上神经来自臂丛颈 5、6 神经的锁骨上支。冈上肌的作用是使上臂外展。

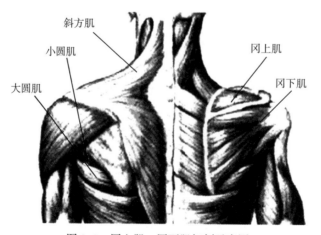

图 9-1　冈上肌、冈下肌解剖示意图

【病因病理】

冈上肌损伤大多由上肢突然猛力外展造成。严重者冈上肌断裂，损伤日久会造成损伤处瘢痕、粘连。上肢外展时瘢痕处受到牵拉，引起损伤急性发作。

【临床表现】

外伤后，冈上肌发生肌腱撕裂，有剧烈疼痛，肩关节外展受限（仅能达到 70°），急慢性损伤均有此临床表现。慢性期有持续性疼痛，受凉加重，甚至影响睡眠。

【诊断要点】

（1）有明确的冈上肌外伤史或间接造成冈上肌受损的病史。
（2）冈上肌腱或肌腹处有明显的压痛点。
（3）自主外展患侧上肢压痛点处的疼痛加剧。

【针刀治疗】

（一）治疗原则

依据针刀医学关于人体弓弦力学系统及疾病病理构架的网眼理论，运用针刀将骨面附着点处的粘连松解，瘢痕切开，可使冈上肌的力学平衡恢复。

（二）操作方法

（1）体位：端坐位。
（2）体表定位：冈上肌起点与止点。
（3）消毒：将施术部位用碘伏消毒 2 遍，然后铺无菌巾，使治疗点正对洞巾中间。
（4）麻醉：用 1% 利多卡因局部浸润麻醉，每个治疗点注药 1ml。
（5）刀具：Ⅰ 型 4 号直形针刀。
（6）针刀操作（图 9-2）：①第 1 支针刀松解冈上肌起点。在冈上肌起点定位，刀口线与冈上肌纤维走行一致，针刀体与皮肤成 90°。按针刀四步进针规程进针，经皮肤、皮下组织达冈上窝骨面，纵疏横剥 3 刀。②第 2 支针刀松解冈上肌止点。在肱骨大结节冈上肌止点处定位，刀口线与冈上肌肌纤维方向一致，针刀体与皮肤成 90°。按针刀四步进针规程进针刀，直达骨面，纵疏横剥 3 刀。

术毕，出针刀，用创可贴覆盖针眼。

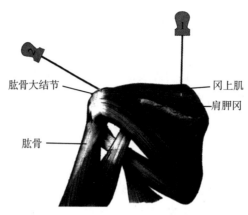

肱骨大结节 —— 冈上肌
肩胛冈
肱骨

图 9-2　冈上肌损伤针刀松解

【针刀术后手法治疗】

针刀术后，患者正坐位，在肩关节下垂并稍内收的姿势下稍外展肩关节。医生一手托其肘上部，一手在冈上肌处用大拇指按压 2 次。患者过度内收患侧上肢 1 次，以牵拉冈上肌。

患者正坐位，医生立于患侧与患者并排，面向前。医生以左手前臂从后侧插于患者腋下，右手持患者手腕，两手做对抗牵引。牵引时，将前臂向前旋转，徐徐下落。医生两膝分开屈曲，将患侧腕部夹于两膝之间。同时，医生用插于腋下的左前臂将患者上臂向外侧牵拉，使肱骨大结节突出。用右手拇指掌面压于肱骨大结节前下方，用力向后上部按揉，弹拨冈上肌腱。与此同时，两腿松开夹住的手腕，两手握住患者手腕向上拔伸，分别向前、后活动其肩关节 3 次。

【护理措施】

1. 生活起居护理

肩关节在静止状态时，冈上肌承受上肢重力的牵拉，所以长期提重物、单肩挎包都会增加冈上肌承受的力量，使其起点部劳损。人到中年以后气血渐衰，冈上肌失去濡养而易变性，受外伤或用力过度，或局部感受风寒湿邪等，都可能产生劳损。因此在日常生活中，应尽量避免手提或肩背重物，避免肩关节过多外展、外旋导致冈上肌损伤加重。还应注意肩背部保暖，避免背部受到风寒湿邪的侵袭而加重病情。

2. 饮食护理

饮食宜清淡、营养丰富，多食一些易消化且富含维生素的食物，禁食辛辣、肥甘厚腻之品。同时应该多食含钙丰富的食物，如乳制品、牛奶等。维生素可促进钙的吸收。此外，鱼、虾（虾皮）亦含优质钙，骨头汤填精益髓，也是上好的滋补佳品。日常可搭配蛋类、杂粮、豆制品食用。

3. 情志护理

患者肩部疼痛，肩关节外展受限，影响日常正常生活，往往表现出焦虑、悲观、急躁等情志抑郁现象，医生应及时和患者沟通，鼓励其多和病友及家属交流，让其对病情的康复充满信心，消除顾虑，积极配合完成各项治疗。

4. 对症处理及护理

对于局部疼痛剧烈者，可用三角巾悬吊患肢。

5. 健康教育

疼痛减轻后做肩关节前屈、后伸、外展、内收、内旋、外旋活动，每次重复5~10遍，力量由轻到重，范围从小到大，循序渐进。

（刘明　万秀英）

第二节　冈下肌损伤

【概述】

冈下肌损伤在临床较为常见，且损伤多位于该肌起点。慢性期疼痛非常剧烈，肩胛冈下常有钻心样疼痛。

【针刀应用解剖】

冈下肌起自冈下窝内 2/3 及冈下筋膜，止于肱骨大结节后面，是肩袖的组成部分。冈下肌受肩胛上神经支配。肩胛上神经来自臂丛颈 5、6 神经的锁骨上支。冈下肌的作用是使上臂外旋。

【病因病理】

冈下肌大多因上肢突然过度外展或内旋而遭受损伤。起始部的损伤多于止端的损伤。起始部损伤初期，冈下窝处多有电击样疼痛，常累及肩峰的前方。止点损伤在肱骨大结节后面有明显的疼痛。腱下滑液囊大多数也由损伤引起，可以一并治疗。

冈下肌起始部损伤慢性期疼痛较剧烈，其原因有二：一是肩胛上神经止于冈下窝，冈下肌起始部神经末梢较多，且敏感；二是冈下肌起始部损伤多较重。随着时间的延长，瘢痕、粘连较重，挤压神经末梢也较严重。

【临床表现】

损伤初期，冈下窝及肱骨大结节处多有明显胀痛。若在冈下肌起始部损伤，冈下窝处常发作钻心样疼痛。患者上肢活动受限，若被动活动患侧上肢，可能会引起冈下肌痉挛性疼痛。患者常有肩背部和上臂部的疼痛感，肩关节外展与旋转活动受限，损伤日久的，冈下窝处不仅疼痛且有麻木感，有时局部皮肤感觉减退。部分患者有肩背部沉重感或背部、胸部、上臂凉麻感及蚁行感。也有些患者上臂内侧有麻木感。

【诊断要点】

（1）有明确的冈下肌外伤史或间接引起冈下肌损伤的病史。
（2）冈下窝和肱骨大结节处疼痛且有压痛。
（3）上肢自主内收外旋时疼痛加剧，或不能完成此动作。

【针刀治疗】

（一）治疗原则

冈下肌损伤的部位主要是冈下窝及冈下肌在肱骨大结节处的止点。用针刀将附着处的粘连松解，瘢痕切开，冈下肌的力学平衡可得到恢复。

（二）操作方法

（1）体位：端坐位。
（2）体表定位：冈下肌起点与止点。
（3）消毒：将施术部位用碘伏消毒2遍，然后铺无菌巾，使治疗点正对洞巾中间。
（4）麻醉：用1%利多卡因局部浸润麻醉，每个治疗点注药1ml。
（5）刀具：Ⅰ型4号直形针刀。
（6）针刀操作（图9-3）：①第1支针刀松解冈下肌起点。刀口线与冈下肌肌纤维平行，针刀体与肩胛骨平面成90°。按针刀四步进针规程进针刀，达骨面后纵疏横剥3刀，范围0.5cm。②第2支针刀松解冈下肌止点。刀口线与冈下肌肌纤维方向一致，针刀体与皮肤成90°。按针刀四步进针规程进针刀，直达肱骨大结节后面骨面，纵疏横剥3刀，范围0.5cm。

出针刀后以创可贴覆盖针眼。

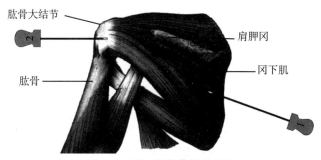

图 9-3 冈下肌损伤针刀松解

【针刀术后手法治疗】

应用阻抗抬肩手法复健。患者端坐位，医生用手掌压住其患侧肘关节，嘱其用力抬肩，当抬到最大位置时，医生突然放开按压的手掌，使冈下肌最大限度地收缩。1 次即可。

【护理措施】

1. 生活起居护理

肩关节频繁、大幅度活动，特别是过度外展、内旋及超体位内收，使冈下肌突然剧烈收缩或过度牵拉而致撕裂损伤。局部感受风寒湿邪等可致冈下肌劳损。因此，在日常生活中应尽量避免肩关节过多外展、内旋或内收，避免冈下肌损伤加重。还应注意肩背部的保暖，避免受到风寒湿邪的侵袭而加重病情。在患病期间，避免参加剧烈活动，如打排球、投标枪、拔河等，以免致冈下肌纤维撕裂，日久粘连。

2. 饮食护理

饮食宜清淡，营养丰富，多食一些易消化且含维生素丰富的食物，禁食辛辣肥、甘厚腻之品。同时应该多食含钙丰富的食物，如牛奶、鸡蛋等。

3. 情志护理

因为患病而影响到日常正常生活，患者易出现焦虑、担心、悲观、急躁、恐惧、紧张等情志抑郁现象。医生应该及时和患者沟通，以亲切的语言同患者交谈，向其解释该病的病因机制，使其对病情有所了解，消除思想包袱及心理压力，保持情绪稳定，对康复充满信心，消除顾虑，积极配合医生完成各项治疗。

（刘明　万秀英）

107

第三节　肱二头肌短头肌腱炎

【概述】

肱二头肌是上肢屈肌，上肢频繁地屈伸、后旋，易致其发生劳损。如果病变局限于肱二头肌短头，压痛点只局限在喙突一处，即为肱二头肌短头肌腱炎。

【针刀应用解剖】

肱二头肌呈梭形，起端有两个头，长头以长腱起自肩胛骨盂上结节，通过肩关节囊，经结节间沟下降；短头起自肩胛骨喙突尖部，喙肱肌外上方，在肱骨下 1/3 处与肱二头肌长头肌腹融合，并以一腱止于桡骨粗隆。肱二头肌的主要功能是屈肘，当前臂处于旋前位时，能使其旋后。此外，还能协助屈上臂。

肩胛骨喙突顶点范围只有 0.8cm^2 左右，却有 5 个解剖结构，喙突外 1/3 为肱二头肌短头起点，中 1/3 为喙肱肌起点，内 1/3 为胸小肌起点，外上缘为喙肩韧带，内上缘为喙锁韧带（即锥状韧带和斜方韧带）。

【病因病理】

肱二头肌短头和喙肱肌起始腱相邻并列，但肱二头肌短头与喙肱肌的作用、活动方向是不同的。喙肱肌可内收前臂，屈臂向前；肱二头肌可屈肘，使前臂旋后。所以两块肌肉的肌腱经常交错摩擦而致损伤。如遇突然的屈肘、后旋前臂动作，肱二头肌短头肌腱也容易损伤。另外，如喙突滑液囊和喙肱肌滑液囊有病变而闭锁，使喙肱肌和肱二头肌短头失去润滑，肱二头肌短头就会严重磨损而发病。肱二头肌短头损伤或劳损后，局部瘢痕、粘连，使局部血运和体液新陈代谢产生障碍，引起肌腱部位的变性。

【临床表现】

患者多表现为肩部喙突处疼痛，也可蔓延到全肩部。肩关节外展后伸活动时疼痛加剧，内收、内旋位时疼痛可以缓解。随着疼痛的发展，肩关节逐渐僵硬，出现活动功能障碍，肩臂上举、外展、后伸及旋后摸背功能受限。

【诊断要点】

（1）肩部有急慢性损伤史。

（2）喙突处有明显疼痛和压痛。

（3）上肢后伸、摸背和上举受限。

（4）注意和肩周炎及肩部其他软组织损伤疾病相鉴别。

（5）X线检查排除肩部其他病变。

【针刀治疗】

（一）治疗原则

依据针刀医学关于人体弓弦力学系统及疾病病理构架的网眼理论，肱二头肌短头肌腱起点损伤后导致起点处发生粘连、瘢痕和挛缩，同时造成喙突部位相邻组织如喙肱肌、胸小肌的粘连、瘢痕，引起肩关节的力学平衡失调，产生上述临床表现。在慢性期急性发作时，有水肿渗出刺激神经末梢，使上述临床表现加剧。肱二头肌短头肌腱损伤的主要部位是该肌腱的喙突外 1/3 处。用针刀将其附着点处的粘连松解，瘢痕切开，使局部的力学平衡得到恢复，该病即可治愈。

（二）操作方法

（1）体位：端坐位。

（2）体表定位：肱二头肌短头起点的压痛点（喙突点）。

（3）消毒：将施术部位用碘伏消毒 2 遍，然后铺无菌巾，使治疗点正对洞巾中间。

（4）麻醉：用 1% 利多卡因局部浸润麻醉，每个治疗点注药 1ml。

（5）刀具：Ⅰ型 4 号直行针刀。

（6）针刀操作（图 9-4）：针刀松解肱二头肌短头的起点，即喙突顶点的外 1/3 处。指压喙突压痛点，针刀体与皮肤垂直，刀口线与肱骨长轴一致。按针刀四步进针规程进针刀，直达喙突顶点外 1/3 骨面，纵疏横剥 2 刀，范围不超过 0.5cm。然后针刀再向内下方向提插 3 刀，以松解肱二头肌短头与喙肱肌的粘连、瘢痕。

出针刀后，以创可贴覆盖针眼。

（7）注意事项：喙突内下方有臂丛神经及锁骨下动脉通过，内侧深层有肺脏。针刀治疗时应采用指切进针刀法，针尖直达喙突骨面，避免损伤神经血管或肺脏。

【针刀术后手法治疗】

针刀术后，将肘关节屈曲，肩关节外展、后伸、略外旋，在肱二头肌短头肌腱拉紧的情况下，用另一手拇指在喙突部行弹拨理筋手法。接着在局部按压 5min，再摇动肩关节。治疗后，鼓励患者做肩关节功能锻炼。

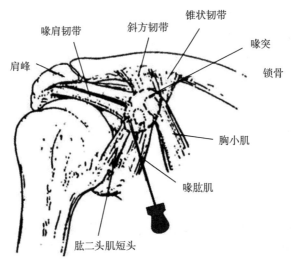

图 9-4　肱二头肌短头起点针刀松解

【护理措施】

1. 生活起居护理

日常生活和工作中，若肘关节常处于屈曲位，肱二头肌处于紧张状态，起点处持续被牵拉，肱二头肌短头肌腱易劳损。肩关节长期做外展、后伸动作，短头肌腱在小结节上滚滑、摩擦，易引起慢性劳损而发病。因此，患病期间患者应避免患肢负重或过度活动，保证患肢的休息，利于病情恢复。肱二头肌短头肌腱炎属于中医学的"痹证"范畴，多由风寒湿邪侵袭肩部经脉，气机阻滞，气血运行不畅，经筋作用失常而发病。所以在治疗期间要加强防寒保暖，避免受到风寒湿邪的侵袭。

2. 饮食护理

患者的饮食宜清淡、营养丰富，多食一些易消化且富含维生素的食物，禁食辛辣、肥甘厚腻之品。同时应该多食含钙丰富的食物，如牛奶、鸡蛋等。

3. 情志护理

患者在活动上肢时，特别是在上臂做外展、外旋动作时，疼痛明显，有时疼痛向肘部放散或伴有手的麻木感。患者上肢后伸、摸背和上举动作受限，做梳头动作困难。这些症状表现给患者带来了一定的思想压力，所以会感到焦虑、悲观、恐惧、紧张。家属应给予关心与安慰，不要给患者更大的心理压力。同时医生应该及时和患者沟通，向其解释该病的病因机制，使其对自己的病情有所了解，消除思想包袱、心理压力，保持情绪稳定，对病情的康复充满信心，消除顾虑，积极配合医生完成各项治疗。

（刘明　万秀英）

第四节 肱二头肌长头腱鞘炎

【概述】

肱二头肌长头在肱骨结节间沟处，肩部外伤或长期反复活动，该处的肌腱与腱鞘摩擦增加，易造成腱鞘粘连、瘢痕和挛缩，腱鞘管壁增厚，腱鞘间隙变窄，致使肌腱在腱鞘内的活动受限而出现临床症状。肱二头肌长头腱鞘炎又称为肱二头肌长头肌腱炎。

【针刀应用解剖】

肱二头肌长头起于肩关节盂上粗隆，肌腱通过关节囊内，关节囊滑膜包绕在肌腱表面，形成结节间沟滑液鞘，经结节间沟穿出后，滑膜附着于囊外。在肱骨结节间沟部，肱二头肌长头滑液鞘、肱横韧带和肱骨结节间沟共同形成一个骨纤维管道。肱横韧带损伤，粘连、瘢痕形成后，肱二头肌长头在骨纤维管道内通过困难，导致肩关节功能障碍。

【病因病理】

上肢活动时，肱二头肌长头除了在腱鞘内上下滑动外，还做外展、内收的横向运动。但由于腱鞘被固定在肱骨结节间沟内，两侧有肱骨结节的骨性突起阻挡，肱二头肌长头只能在结节间沟内活动，也因此常受到横向应力损伤和摩擦力损伤。

肱二头肌长头腱鞘炎是一种慢性损伤性疾病。只有上肢频繁活动引起急性发作时，才引起炎性反应。由于慢性损伤，腱鞘壁增厚瘢痕及肌腱本身劳损变性，腱鞘相对变窄，致使肌腱在结节间沟骨纤维管道内活动受限而发病。

【临床表现】

患病初期，患肢活动时，肩前内下方肩峰下约3cm处，相当于肱骨结节间沟处疼痛不适。随病程的延长，症状逐渐加剧，疼痛明显，上肢活动受限，患肢携物、外展、内旋时疼痛加剧，有时局部尚有轻度肿胀。

【诊断要点】

（1）有劳损史或外伤史。

（2）在肩前偏内下方约 3cm 处有疼痛或压痛。

（3）自主屈曲肘关节后，外旋、内旋上臂疼痛加剧。

（4）X 线检查排除肩部其他疾病。

【针刀治疗】

（一）治疗原则

依据针刀医学关于人体弓弦力学系统及疾病病理构架的网眼理论，异常应力导致肱二头肌的运动状态改变，肌腱在腱鞘内活动受限，引起临床表现。用针刀切开部分肱横韧带处的粘连、瘢痕，使肱二头肌长头的力学平衡得到恢复，此病即可治愈。

（二）操作方法

（1）体位：端坐位。

（2）体表定位：肩关节肱骨结节间沟处的压痛点。

（3）消毒：将施术部位用碘伏消毒 2 遍，然后铺无菌巾，使治疗点正对洞巾中间。

（4）麻醉：用 1% 利多卡因局部浸润麻醉，每个治疗点注药 1ml。

（5）刀具：Ⅰ型 4 号直形针刀。

（6）针刀操作（图 9-5）：针刀松解肱横韧带处的粘连和瘢痕，以结节间沟的压痛点为进针刀点，刀口线方向和肱二头肌长头方向平行，针体与皮肤成 90°。按针刀四步进针规程进针刀，达结节间沟骨面，沿结节间沟前、后壁向后、向前分别铲剥 3 刀，以切开部分肱横韧带的粘连和挛缩。

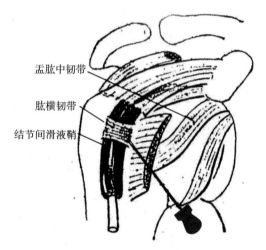

盂肱中韧带

肱横韧带

结节间滑液鞘

图 9-5 肱横韧带针刀松解

出针刀后以创可贴覆盖针眼。

（7）注意事项：此处刀口线的方向应与肱二头肌长头肌腱走行方向一致，针刀沿结节间沟骨面进行铲剥，避免调转刀口线横行切割，以免损伤肌腱。

【针刀术后手法治疗】

针刀术后，用推、按、擦法作用于肩前部肱二头肌长头肌腱处，或于局部轻轻弹拨。令患者屈曲肘关节，医生握住患侧腕部做对抗牵拉，将患肢拉至伸直位。

【护理措施】

1. 生活起居护理

患病期间，患者应避免过频过重的投掷、抬举、搬提动作，注意休息，减少患肢的运动。肱二头肌长头肌腱炎属于中医学的"痹证"范畴，多由风寒湿邪乘人劳倦及外伤时侵袭肩部经脉，导致经脉气机阻滞，气血运行不畅，经筋作用失常而发生。所以在治疗期间要加强防寒保暖，避免受到风寒湿邪的侵袭而使病情反复。

2. 饮食护理

饮食宜清淡、营养丰富，多食一些易消化且富含维生素的食物。禁食辛辣、肥甘厚腻之品。同时应该多食含钙丰富的食物，如牛奶、鸡蛋等。

3. 情志护理

患者日常生活中上肢活动受限，心理压力过大。家属应给予安慰，不要给患者更大的心理压力。医生应该及时和患者沟通，向其解释该病的病因机制，使其对自己的病情有所了解，消除思想包袱及心理压力，保持情绪稳定，对病情的康复充满信心，消除顾虑，积极配合医生完成各项治疗。

（刘明　万秀英）

第五节　三角肌滑囊炎

【概述】

三角肌滑囊炎多由外伤和劳损引起。三角肌滑液囊位于三角肌深面，痛点较深，患者主诉含糊，触诊不清楚，易被误诊为肩峰下滑囊炎。三角肌滑液囊分泌的滑液主要是供给位于三角肌下面、冈上肌表面的冈上肌筋膜、冈下肌和小圆肌表面的冈下肌筋膜及小圆肌筋膜。一旦三角肌滑囊因外伤或劳损发生病变，这些肌肉和筋膜都将失去润滑，肩部就会出现严重不适感。

【针刀应用解剖】

三角肌滑囊是位于三角肌和肩关节之间的滑液囊，有时三角肌滑囊与肩峰下滑液囊相通（图9-6）。

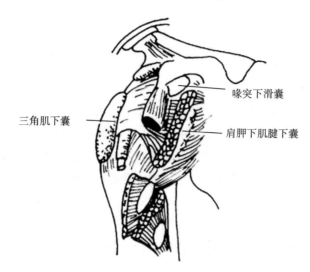

三角肌下囊

喙突下滑囊

肩胛下肌腱下囊

图 9-6　肩关节周围滑囊解剖示意图

【病因病理】

　　三角肌滑囊受损（外伤和劳损），囊壁膜性通道被自我修复的瘢痕组织堵塞，囊内的滑液不能排除，使滑囊膨胀，产生酸、胀、痛等感觉。由于滑液失去供应，冈上肌、冈下肌、小圆肌筋膜得不到润滑，肩部肌肉欠灵活，而有不适感。

【临床表现】

　　患者主诉肩部酸痛不适，上肢上举、外展困难。慢性期，患者活动上肢时肩部有摩擦音和弹响声。

【诊断要点】

　　（1）有外伤史和劳损史。
　　（2）在肩峰下滑囊下缘、肩关节下缘有摩擦音或弹响声。
　　（3）肩关节下缘三角肌中上部有轻度高起，皮肤发亮。
　　（4）患者无法做患侧上肢主动外展上举动作。

【针刀治疗】

（一）治疗原则

　　依据针刀医学关于人体弓弦力学系统及疾病病理构架的网眼理论，三角肌滑囊属于人体弓弦力学系统的辅助结构，滑囊损伤后形成瘢痕，堵塞滑囊，造成关节囊代谢障碍，产生临床表现。用针刀将滑囊切开，排出囊内液体，即可疏通堵塞，治愈疾病。

（二）操作方法

（1）体位：端坐位。

（2）体表定位：肩关节外侧明显隆起处、三角肌腹部的压痛点。

（3）消毒：将施术部位用碘伏消毒2遍，然后铺无菌巾，使治疗点正对洞巾中间。

（4）麻醉：用1%利多卡因局部浸润麻醉，每个治疗点注药1ml。

（5）刀具：Ⅰ型4号直形针刀。

（6）针刀操作（图9-7）：在定位处进针刀，针刀体与皮肤成90°，刀口线与三角肌纤维走向平行。按针刀四步进针规程进针刀，针刀穿过三角肌时有较明显的落空感即到达三角肌滑囊。在此纵疏横剥3刀，范围3cm。

出针刀后，以创可贴覆盖针眼。

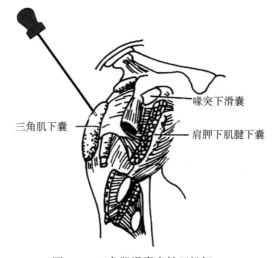

喙突下滑囊

三角肌下囊

肩胛下肌腱下囊

图9-7　三角肌滑囊炎针刀松解

（7）注意事项：针刀在三角肌滑囊处剥离，不能到达骨面，以免影响疗效。

【针刀术后手法治疗】

用手指垂直下压三角肌滑囊，使囊内的滑液向四周扩散。

【护理措施】

1. 生活起居护理

日常生活中，避免肩挑、手提或投掷重物避免参与其他易造成菱形肌损伤加重的活动。本病多在气候湿冷或肩关节受凉时诱发，气候温暖或肩部热敷时症状缓解，所以应注意肩部的保暖，避免受到风寒湿邪的侵袭而加重病情。

2. 饮食护理

饮食宜清淡、营养丰富，多食一些易消化且富含维生素的食物，禁食辛辣、肥甘厚腻之品。同时应该多食含钙丰富的食物，如乳制品、牛奶可伴维生素 A 服食，以促进钙的吸收。此外，鱼、虾（虾皮）亦含优质钙，骨头汤填精益髓，也是上好的滋补佳品。

3. 情志护理

患者肩部酸痛不适，上肢上举、外展困难，影响日常生活及工作，所以心理上有一定的压力和负担。家属应给予其足够的关心及谅解。医生应该及时和患者进行沟通，向其解释该病的病因机制，使其对自己的病情有所了解，消除思想包袱及心理压力，保持情绪稳定，对病情的康复充满信心，消除顾虑，积极配合医生完成各项治疗。

（刘明　万秀英）

第六节　肱骨外上髁炎

【概述】

肱骨外上髁炎是伸肌总腱起始部（即肱骨外上髁部）损伤或撕裂导致的无菌性炎症。也有学者认为，该病是肱骨外上髁部伸肌总腱起始处的慢性肌筋膜炎，还有学者通过开放性手术观察到穿出伸肌总腱处的血管、神经束受到卡压是本病的病因。

【针刀应用解剖】

肱骨外上髁形态扁平，位于肱骨下端外侧、肱骨小头的外上方，与内上髁不在一条水平线上而略高于内上髁。外上髁未包于关节囊内，其前外侧有一浅压迹，为前臂伸肌总腱的起始部。前方上部为桡侧腕长伸肌腱的起始部，下部为桡侧腕短伸肌腱与指伸肌、小指伸肌腱的起始部；在其后面，由上向下依次为桡侧腕短伸肌、指伸肌、小指伸肌及旋后肌腱的起始部，最内侧为肘肌的起点。肱骨外上髁的下部还有桡侧副韧带的起始部，并与桡侧腕短伸肌起始腱的纤维交织在一起。

肱骨外上髁的血供较恒定，其来源有二：一支为肱骨滋养动脉的降支，另一支为肱深动脉所发出的分支。

肱骨外上髁处主要有桡神经的前臂背侧皮神经及桡神经分出的肘肌支分支神经支配（图 9-8）。

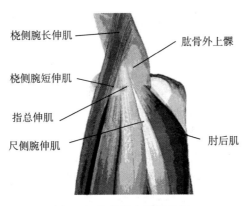

图 9-8　肱骨外上髁结构图

【病因病理】

肱骨外上髁炎好发于经常做前臂旋转、伸屈肘关节运动的劳动者或运动员，大多由积累性损伤引起。伸腕肌、伸指总肌、旋后肌附着点处肌腱内部轻度撕裂，局部轻微出血、机化，自我修复过程中产生的粘连、瘢痕挤压该处的神经血管束，引起疼痛。

【临床表现】

一般起病缓慢，因急性损伤而发病者较为少见。发病后疼痛涉及肩前部和前臂，局部有时会出现轻度肿胀。活动前臂后疼痛加重，不能做握拳、旋转前臂动作，握物无力，严重者握在手中的物品会自行掉落。

【诊断要点】

（1）一般无明显外伤史，但有经常使用前臂的劳损史。
（2）肘关节旋转活动受限，肱骨外上髁处压痛明显。
（3）旋臂屈腕试验阳性。

【针刀治疗】

（一）治疗原则

依据针刀医学关于人体弓弦力学系统及疾病病理构架的网眼理论，肱骨外上髁附着的肌腱损伤后引起代偿性的自我修复和自我调节，形成局部的粘连、瘢痕和挛缩，造成局部的力学平衡失调，产生临床表现。在慢性期急性发作时，水肿渗出刺激神经末梢，使上述临床表现加剧。用针刀将损伤的肌腱粘连松解，瘢痕切开，可使局部的力学平衡得到恢复，治愈疾病。

（二）操作方法

（1）体位：坐位，肘关节屈曲 90° 平放于治疗桌面上。

（2）体表定位：肱骨外上髁顶点为第 1 定点，桡侧腕长伸肌、桡侧腕短伸肌间隙为第 2 定点，桡侧腕短伸肌与指总伸肌肌间隙为第 3 定点。

（3）消毒：将施术部位用碘伏消毒 2 遍，然后铺无菌巾，使治疗点正对洞巾中间。

（4）麻醉：用 1% 利多卡因局部浸润麻醉，每个治疗点注药 1ml。

（5）刀具：Ⅰ型 4 号直形针刀。

（6）针刀操作（图 9-9）：①第 1 支针刀松解伸指伸腕肌总起点的粘连、瘢痕。在肱骨外上髁压痛明显处定点，针刀刀口线和前臂纵轴方向一致，针体与皮肤成 90° 刺入。严格按四步进针规程进针刀，针刀经皮肤、皮下组织至肱骨外上髁顶点。先纵疏横剥 3 刀，然后向前沿肱骨外上髁前面的骨面紧贴骨面铲剥 3 刀，范围 0.5cm。②第 2 支针刀松解桡侧腕长伸肌与桡侧腕短伸肌之间的粘连、瘢痕。在第 2 定点处进针刀，针刀刀口线和前臂纵轴方向一致，针体与皮肤成 90°。严格按四步进针规程进针刀，针刀经皮肤、皮下组织达桡侧腕长伸肌与桡侧腕短伸肌肌间隙，纵疏横剥 3 刀，范围 0.5cm。③第 3 支针刀松解桡侧腕短伸肌与指总伸肌之间的粘连、瘢痕。在第 3 定点处进针刀，针刀刀口线和前臂纵轴方向一致，针体与皮肤成 90°。严格按四步进针规程进针刀，针刀经皮肤、皮下组织达桡侧腕短伸肌与指总伸肌肌间隙，纵疏横剥 3 刀，范围 0.5cm。

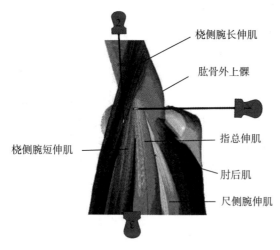

图 9-9　肱骨外上髁炎针刀松解

（7）注意事项：肱骨外上髁炎 3 次针刀治疗可痊愈，若 3 次针刀治疗后无明显效果，就应考虑是否合并颈椎病。仔细询问病史，检查患侧上肢有无感觉过敏或感觉迟钝，如有颈椎病表现，应按颈椎病进行针刀治疗。

【针刀术后手法治疗】

患者正坐，医生坐于患者患侧，右手持患侧腕部使前臂处于旋后位，左手将屈曲的拇指端压于肱骨外上前方，其他四指放于肘关节内侧，以右手逐渐屈曲患者肘关节至最大限度，左手拇指用力按压患者肱骨外上前方，然后再伸直肘关节，同时左手拇指推至患肢桡骨头前面，沿桡骨头前外缘向后弹拨腕伸肌起点。术后患者有桡侧三指麻木感及疼痛减轻减。亦可将患肢前臂旋后、曲肘，安置于桌上，肘下垫以软物。医生用双手食指和中指将肱桡肌与伸腕肌向外扳，然后嘱患者将患侧前臂旋前，用拇指向外推邻近桡侧腕长伸肌和桡侧腕短伸肌，反复数次。

【护理措施】

1. 生活起居护理

本病可因急性扭伤或拉伤而引起，但多数患者发病缓慢，无明显外伤史，多见于需反复做前臂旋转或用力伸腕的成年人，如羽毛球或网球运动员。因此，患病期间患者应避免患肢剧烈运动，保证患肢休息。本病也可因感受风、寒、湿邪致使经脉不通，气血凝滞，关节组织粘连而使关节活动受限，局部疼痛。所以要加强患肢保暖，避免受到风寒湿邪的侵袭而使病情加重。

2. 饮食护理

患者的饮食宜清淡，营养丰富，多食易消化且富含维生素的食物，禁食辛辣、肥甘厚腻之品。同时应该多食含钙丰富的食物，如牛奶、鸡蛋等。

3. 情志护理

患者常感肘外侧持续性酸痛，有时疼痛感可向前臂外侧及肩部放散，尤其上肢做旋转背伸、提、拉、端、推等动作时，疼痛更为剧烈，在拧毛巾、端茶倒水、扫地、扣纽扣等动作时感觉疼痛加重，影响日常生活。有时患者感觉握物无力，容易失手落物，所以常有焦虑、悲观、恐惧、紧张的负性情绪。家属应给予谅解与安慰，不要给患者更大的心理压力。同时医生应该及时和患者进行沟通，向其解释该病的病因机制，使其对自己的病情有所了解，消除思想包袱及心理压力，保持情绪稳定，对康复充满信心，消除顾虑，积极配合医生完成各项治疗。

（刘明　万秀英）

第七节　肱骨内上髁炎

【概述】

肱骨内上髁炎常由损伤或劳损引起，表现为肱骨内上髁处及周围软组织疼痛。因本病多见于学生，所以又称"学生肘"。

【针刀应用解剖】

肱骨的下端较宽扁，呈三角形并微向前卷曲，与肱骨骨干的长轴形成一 50°~80° 的前倾角。肱骨的两端变宽而向两侧隆起的部分称为肱骨内、外上髁。肱骨内上髁较大，突出显著，故易于皮下触及，但低于肱骨外上髁平面。与肱骨外上髁相同，肱骨内上髁亦位于关节囊外（图 9-10）。

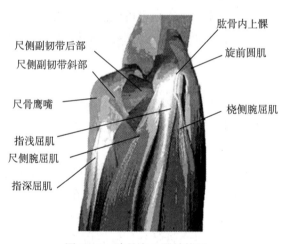

图 9-10　肱骨内上髁结构图

肱骨内上髁前下的结构较粗糙，由上向下依次为旋前圆肌、桡侧腕屈肌、掌长肌及指浅屈肌的附着点。其后面最内侧的上方有尺侧腕屈肌附着，下方有尺侧副韧带附着。肱骨内上髁的后外侧部分较光滑，有一纵向的浅沟，称为尺神经沟，有同名神经走行于其内。该沟与肱骨内上髁、尺侧腕屈肌、尺侧副韧带等构成一管状结构，称为肘管，内有尺神经、尺侧返动脉等通过。尺神经于肘管上方发出肘关节支，该神经在肘管处或在出肘管后发出肌支。

肱骨内上髁的血供主要为尺侧上、下副动脉及尺侧返动脉、骨间返动脉所发出的滋养动脉的降支。

肱骨内上髁的神经支配主要来自肌皮神经所发出的骨膜支（图 9-11）。

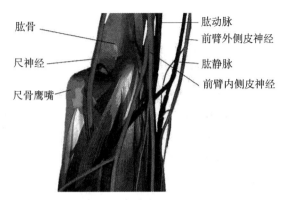

图 9-11 肱骨内上髁周围重要神经、血管

【病因病理】

急性牵拉和积累性损伤引起肱骨内上髁处的屈肌总腱和旋前圆肌腱起点部位部分断裂、出血或渗出。长期伏案使肱骨内上髁受压，导致缺血，在修复过程中形成粘连、瘢痕、肌腱挛缩，造成顽固性疼痛。瘢痕、粘连挤压尺神经皮支，引发神经性疼痛。

【临床表现】

患者肘内侧疼痛，病情时轻时重。急性发作时，患肢肘关节屈曲或前臂旋前时疼痛加重，使肘关节活动受限，严重影响日常生活。

【诊断要点】

（1）多见于青壮年，有肘部急性损伤或肘部慢性劳损史。

（2）肱骨内上髁处有疼痛及压痛，有时可在肱骨内上髁处触及黄豆大小的硬性结节。

（3）肘关节屈曲和前臂用力旋前时，疼痛加剧。

【针刀治疗】

（一）治疗原则

依据针刀医学关于人体弓弦力学系统及疾病病理构架的网眼理论，肱骨内上髁处附着的肌腱损伤后引起粘连、瘢痕和挛缩，造成肘内侧端的力学平衡失调，产生上述临床表现。用针刀将肱骨内上髁附着点处的粘连松解，切开瘢痕，使肘内侧端的力学平衡得到恢复，此病可治愈。

（二）操作方法

（1）体位：仰卧位，肩关节外展90°，肘关节屈曲90°，置于治疗床上。

（2）体表定位：肱骨内上髁压痛明显处。

（3）消毒：将施术部位用碘伏消毒2遍，然后铺无菌巾，使治疗点正对洞巾中间。

（4）麻醉：用1%利多卡因局部浸润麻醉，每个治疗点注药1ml。

（5）刀具：Ⅰ型4号直形针刀。

（6）针刀操作（图9-12）：常规消毒铺巾，在定位点找到压痛最明显处，针刀刀口线和前臂纵轴方向一致，针体与皮肤成90°。按照四步进针规程进针刀，经皮肤、皮下组织达肱骨内上髁顶点，先纵疏横剥3刀，然后调转刀口线紧贴骨面铲剥3刀，范围0.5cm。

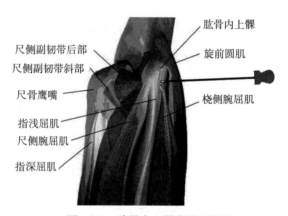

图9-12　肱骨内上髁炎针刀松解

（7）注意事项：治疗过程中注意勿伤及尺神经，如在施术过程中患者前臂尺侧或小指麻木，说明针刀碰到了尺神经，应将针刀退至皮下，稍调整角度后再进针刀。

【针刀术后手法治疗】

针刀术后行旋臂过伸理筋法治疗。患者取坐位，术者立于伤侧，用一手托握损伤肘部，另一手握伤肢腕部，先将肘关节屈曲，前臂外旋，嘱患者充分伸腕，再用力托肘，将肘关节过伸。随后在肘过伸位用中指和无名指推理、按压屈指肌腱数遍，以达舒筋理气之功效。

【护理措施】

1. 生活起居护理

本病常由损伤或劳损引起，因此在患病期间应避免患肢剧烈运动，以利于病情恢复。本病也可因风、寒、湿邪致使经脉不通，气血凝滞，关节组织粘连而使关节活动受限，局部疼痛。所以要加强患肢保暖，避免受到风寒湿邪的侵袭而使病情加重。

2. 饮食护理

应该给予营养丰富、含多种矿物质和维生素的饮食。特别要注意钙质的补充。可以多食水果、蔬菜、鸡蛋、鲜肉汤等，促进身体恢复。

3. 情志护理

患者多表现为焦虑、急躁、悲观，情绪不稳定，导致病情加重。因此，应及时做好心理护理，向患者介绍本病的有关知识，使其对本病有正确的认识。详细了解患者存在的心理负担，针对原因给予正确的心理疏导，消除顾虑，稳定情绪，让患者保持乐观的心态，积极配合治疗。

（刘明　万秀英）

第八节　尺骨鹰嘴滑囊炎

【概述】

尺骨鹰嘴滑囊炎又称肘后滑囊炎，多发于矿工，故又称"矿工肘"。患肢功能严重受限，屈伸活动时肘后疼痛尤甚，用常规手法、药物治疗很难奏效。过去多用手术治疗，局部麻醉下行手术切除，多会影响患者肘关节的屈伸运动。

【针刀应用解剖】

尺骨鹰嘴滑囊由鹰嘴皮下囊、鹰嘴腱内囊、肱三头肌腱下囊组成。鹰嘴皮下囊在尺骨鹰嘴和皮肤之间，最为表浅；鹰嘴腱内囊在肱三头肌腱内；肱三头肌腱下囊在肱三头肌和尺骨鹰嘴之间，鹰嘴腱内囊的深部。

【病因病理】

在正常情况下，尺骨鹰嘴皮下囊、鹰嘴腱内囊和肱三头肌腱下囊可分泌滑液，润滑肱三头肌及有关筋膜。肘关节背面局部撞击可使滑囊发生急性损伤，滑液渗出增多，局部肿胀，疼痛。待自我修复后，滑囊由于瘢痕闭锁不能正常分泌滑液，引起尺骨鹰嘴滑囊肿痛和肘关节滞动。肘部长期触地磨损可引起积累性损伤，使尺骨鹰嘴滑囊壁增厚、纤维化，局部轻度肿胀，皮下有摩擦感，或能触及块状韧性结节。

【临床表现】

患侧肘关节背面胀痛，局部肿胀。肘关节呈半曲状态，伸肘时疼痛加剧。

【诊断要点】

（1）有外伤史或劳损史。

（2）肘关节背面疼痛，伸屈受限。

（3）可在肘关节背面扪及囊样肿物，质软，有轻度移动感，波动感，压痛轻微。

（4）注意与肱三头肌肌腱炎、尺骨鹰嘴骨折相鉴别。肱三头肌腱炎疼痛处在肘关节背面，无膨胀波动感，无囊样肿物，肱三头肌对抗阻力时疼痛加剧。尺骨鹰嘴骨折有明显外伤史，疼痛剧烈，压痛明显，可触及骨擦音。B超检查对该病诊断有很大帮助。

【针刀治疗】

（一）治疗原则

依据针刀医学关于人体弓弦力学系统及疾病病理构架的网眼理论，尺骨鹰嘴滑囊属于弓弦力学系统的辅助结构，滑囊损伤后，滑液囊由于瘢痕而闭锁，产生临床表现。肱三头肌及有关筋膜失去滑液囊的润滑而表现为肿痛，用针刀将囊壁粘连松解，使肘关节背面的力学平衡得到恢复，此病得以治愈。

（二）操作方法

（1）体位：坐位，患肢屈曲45°。

（2）体表定位：尺骨鹰嘴压痛明显处。

（3）消毒：将施术部位用碘伏消毒2遍，然后铺无菌巾，使治疗点正对洞巾中间。

（4）麻醉：用1%利多卡因局部浸润麻醉，每个治疗点注药1ml。

（5）刀具：Ⅰ型4号直形针刀。

（6）针刀操作（图9-13）：①第1支针刀松解鹰嘴皮下囊痛点。肘关节背面皮下稍

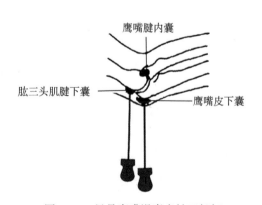

图9-13　尺骨鹰嘴滑囊炎针刀松解

鹰嘴腱内囊

肱三头肌腱下囊

鹰嘴皮下囊

偏远侧者为鹰嘴皮下囊，以痛点为进针点，针体与尺骨背面进针点的骨平面垂直，刀口线与肱三头肌走向平行。按照针刀四步进针规程进针刀，经皮肤、皮下组织达骨平面。切勿刺入肘关节囊，以免损伤尺神经。纵行切开3刀，再横行剥离后出针，覆盖好无菌纱布块后以拇指指腹按压进针点片刻，并将患肢过伸、过屈2次即可。②第2支针刀松解肱三头肌腱下囊或鹰嘴腱内囊痛点。鹰嘴尖部的关节间隙处即是鹰嘴腱内囊或肱三头肌腱下囊，前者较浅，后者较深。在痛点处进针，针体与进针处皮肤平面约成90°，略向近侧倾斜，刀口线和肱三头肌走向平行。按照针刀四步进针规程进针刀，经皮肤、皮下组织达鹰嘴尖部骨平面，较浅的不要达骨面，切勿刺入肘关节囊，以免损伤尺神经。切开剥离3刀后出针，覆盖好无菌纱布块。以拇指腹按压进针点片刻，并将患肢过伸过屈2次即可。

【针刀术后手法治疗】

术后用力垂直下压滑囊，以排出囊内液体。

【护理措施】

1. 生活起居护理

避免患肢负重活动，以减少劳损及疼痛。注意患处的保暖，避免受到风寒湿邪侵袭而使病情加重。

2. 饮食护理

饮食宜清淡可口、易消化，如进食牛奶、米粥、面条、蔬菜等。忌食辛辣、油腻或刺激性食物。可大量补充维生素及钙质，多食鸡蛋、排骨汤、鱼类及豆制品等。

3. 情志护理

患肢功能活动受限，影响日常生活及工作，患者有一定的心理负担及压力。医生及家属应给予患者多方面的心理支持。医护人员以通俗易懂的语言向患者解释该病的病因机制，使其对自己的病情有所了解，消除思想包袱及心理压力，保持情绪稳定，对病情的康复充满信心，消除顾虑，安心接受各项治疗。

4. 健康教育

及时指导患者进行功能锻炼。术后1周即可指导患者进行肘关节的屈伸锻炼，尽量用患肢进行日常轻微活动，如穿衣、吃饭等。以主动运动为主，适当配以被动锻炼。锻炼初期，应尽可能扩大肘关节的活动范围，然后逐渐加强肘部肌肉力量的锻炼，使之能够恢复正常。

（刘明 万秀英）

第九节　桡骨茎突狭窄性腱鞘炎

【概述】

桡骨茎突狭窄性腱鞘炎本病是指发生于桡骨茎突骨—纤维管道的损伤性炎症，以该部位疼痛为主要表现，疼痛可放射到手指和前臂。多发生于新产妇及照顾婴幼儿的中老年妇女。

【针刀应用解剖】

桡骨下端外侧面粗糙，向远侧延伸为茎突，茎突基底稍上方有肱桡肌附着，茎突末端有桡侧副韧带附着。在桡骨茎突的外侧有 1 条浅沟，拇长展肌腱及拇短伸肌腱共同经过此沟外面的骨纤维性腱管到达拇指，腕背韧带附着于桡骨下端的外侧缘及桡骨茎突（图 9-14）。

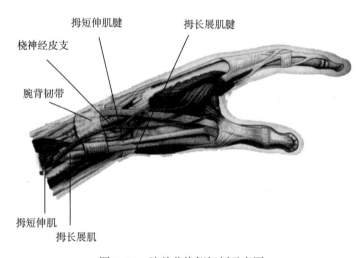

图 9-14　腕关节桡侧解剖示意图

【病因病理】

在腕部桡骨远端茎突处有一腱鞘，鞘内有拇长展肌腱和拇短伸肌腱通过，进入拇指背侧。正常情况下，两肌腱只能紧密地通过这一坚韧的腱鞘。腱沟表浅而狭窄，底面凹凸不平，沟面又覆盖着伸肌支持带，加上长时间外展拇指时肌腱在狭窄的腱鞘内不断运动、摩擦，造成积累性劳损，使腱鞘组织纤维轻度撕裂、破裂，轻度出血、水肿。在水肿吸收和修复过程中，腱鞘内壁不断瘢痕增厚而狭窄，使两肌腱受挤压和粘连。由于腱鞘内层不断形成瘢痕，在一定条件下，鞘内肌腱发生粘连，肌肉又受挤压，拇指做勉强外展内收活动时造成肌腱和鞘内壁撕裂，使拇长展肌和拇短伸肌腱痉挛、疼痛、局部肿胀。

【临床表现】

一般发病缓慢，桡骨茎突周围疼痛，疼痛可放射到手指和前臂。常可见腕部有肿胀或肿块，拇指和腕部活动受限。

【诊断要点】

（1）桡骨茎突处压痛明显。

（2）握拳尺偏试验阳性。患侧拇指内收屈曲放于掌心，握拳，腕部向尺侧倾斜时桡骨茎突处剧烈疼痛。

【针刀治疗】

（一）治疗原则

依据针刀医学关于人体弓弦力学系统及疾病病理构架的网眼理论，桡骨茎突部腱鞘损伤后引起粘连和挛缩，造成鞘内外的力学平衡失调，而产生上述临床表现。在慢性期急性发作时，有水肿渗出刺激神经末梢，使上述临床表现加剧。用针刀切开部分腱鞘，桡骨茎突部的力学平衡得到恢复，此病就可得到治愈。

（二）操作方法

（1）体位：坐位。握拳将患侧腕部放于治疗桌面上。

（2）体表定位：在桡骨茎突压痛明显处定位。

（3）消毒：将施术部位用碘伏消毒 2 遍，然后铺无菌巾，使治疗点正对洞巾中间。

（4）麻醉：用 1% 利多卡因局部浸润麻醉，每个治疗点注药 1ml。

（5）刀具：Ⅰ型 4 号直形针刀。

（6）针刀操作（图 9-15）：常规消毒后，针刀刀口线和桡动脉平行，针刀体与皮肤垂直刺入，感觉刀下有韧性感，用提插刀法在纤维鞘管上切 3 刀，针刀达骨面后，在腱鞘内纵疏横剥 3 刀。出针刀后以创可贴覆盖针眼。

（7）注意事项：找准解剖位置，勿伤及桡动脉。如肿胀、粘连严重，应注意勿损伤桡神经皮支。进针刀速度不可太快，严格按四步进针规范操作，在进针过程中避开桡神经皮支。

针刀治疗 1 次未治愈者，5 天后再做 1 次，一般不超过 3 次即可痊愈。

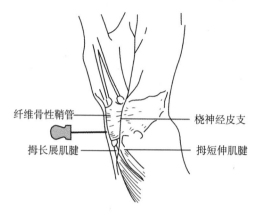

纤维骨性鞘管　　　　　　　　　桡神经皮支

拇长展肌腱　　　　　　　　　拇短伸肌腱

图 9-15　桡骨茎突狭窄性腱鞘炎针刀松解

【针刀术后手法治疗】

先用拇指重点揉按桡骨茎突部及其上下方，达到舒筋活血的目的。然后一手握住患侧腕部，另一手食指、中指夹持拇指，其余手指紧握患者其他四指进行对抗牵引，并使患者腕部向尺侧和掌侧屈曲，同时缓缓旋转推按桡骨茎突，重复操作 4 次。

【护理措施】

1. 生活起居护理

患病期间应尽量避免患手拧提重物，注意患手的休息及放松。本病也可因风、寒、湿邪致使经脉不通，气血凝滞，桡骨茎突部肌腱粘连引起疼痛和局部肿胀。所以要加强患处的保暖，避免受到风寒湿邪的侵袭而使病情加重。

2. 饮食护理

饮食宜清淡、营养丰富，多食一些易消化且富含维生素的食物，禁食辛辣、肥甘厚腻之品。同时应该多食含钙丰富的食物，如牛奶、鸡蛋等。

3. 情志护理

由于桡骨茎突周围疼痛，拇指和腕部活动受限而影响日常生活及工作，患者多表现为焦虑、急躁、情绪不稳定、心情抑郁，心理压力大。因此，应及时做好心理护理，向患者介绍本病的有关知识，使其对本病有正确的认识。详细了解患者存在的心理负担，针对原因给予正确的心理疏导，消除顾虑，稳定情绪，使其保持乐观的心态，积极配合治疗。

4. 健康教育

发病及治疗中避免过多拇外展及伸拇动作，同时谨防风寒湿邪侵袭。肿胀缓解、疼痛减轻后开始做外展伸拇锻炼，每次 10 遍，力量由轻到重，活动程度从小到大。

（刘明　万秀英）

第十节　屈指肌腱鞘炎

【概述】

屈指肌腱鞘炎因手指屈伸频繁，屈指肌腱和腱鞘摩擦劳损而发病，尤以拇指和食指腱鞘炎最为常见。另外，手指掌侧指横纹处无皮下组织，皮肤直接与腱鞘相连，外伤可直达腱鞘处造成腱鞘炎，因此屈指肌腱鞘炎大多在手指掌侧指横纹处。

【针刀应用解剖】

屈指肌腱鞘包绕指浅屈肌腱和指深屈肌腱，此腱鞘由外层腱纤维鞘及内层滑液鞘组成。腱纤维鞘是由掌侧深筋膜增厚所形成的管道，附着于指骨关节囊的两侧，对肌腱起着固定和润滑作用。肌腱滑液鞘是包绕肌腱的双层套管状滑液鞘，分脏层和壁层。脏层包绕肌腱，壁层紧贴腱纤维鞘的内侧面。滑液鞘起到保护和润滑肌腱、避免摩擦的作用。

【病因病理】

屈指肌腱鞘炎由摩擦劳损引起。损伤后，腱鞘修复瘢痕，滑液分泌减少，摩擦加剧损伤。

【临床表现】

患指伸屈受限，多在指掌侧。指横纹处疼痛，或有肿胀，严重者不能执筷或扣纽扣，病程日久者，患者多诉指关节处有弹响声。在压痛点处多可触及条索状、块状硬结。

【诊断要点】

（1）有手指损伤或劳损史。
（2）手指掌面指横纹处疼痛、压痛，夜间较甚。
（3）手指伸屈功能障碍。

【针刀治疗】

（一）治疗原则

依据针刀医学关于人体弓弦力学系统及疾病病理构架的网眼理论，屈指肌腱鞘损伤后引起粘连、瘢痕和挛缩，造成局部力学平衡失调，产生临床表现。该病的病理构架是一个半环状腱鞘卡压屈指肌腱，用针刀切开腱鞘纤维环，手指部的力学平衡可恢复。

（二）操作方法

（1）体位：坐位。患侧拇指外展位，掌心向上平放于治疗台上。

（2）体表定位：在拇指及第2~5指掌指关节掌侧触到串珠状硬节处定位，作为针刀闭合性手术进针点。

（3）消毒：将施术部位用碘伏消毒2遍，然后铺无菌巾，使治疗点正对洞巾中间。

（4）麻醉：用1%利多卡因局部浸润麻醉，每个治疗点注药1ml。

（5）刀具：Ⅰ型4号斜刃针刀。

（6）针刀操作：①第1支针刀松解拇指屈指肌腱鞘。摸清楚增厚串珠状腱鞘，从串珠的近端进针，斜面刀刃向上，刀口线与拇指屈指肌腱走行方向一致，针刀体与皮肤成90°刺入。通过皮肤达皮下组织即有一落空感。此时将针刀体向拇指近端倾斜，使针刀体紧贴拇指皮肤面，刀下寻找环形卡压腱鞘近侧后，将针刀推入腱鞘，边推边切，直到有落空感为止。（图9-16）②第2支针刀松解食指的屈指肌腱鞘。摸清楚增厚串珠状腱鞘，从串珠的近端进针，斜面刀刃向上，刀口线与食指屈指肌腱、环指屈指肌腱走行方向一致，针刀体与皮肤成90°刺入。通过皮肤达皮下组织即有一落空感，此时，将针刀体向手指近端倾斜，使针刀体紧贴手指皮肤，刀下寻找环形卡压腱鞘近侧后，将针刀推入腱鞘，边推边切，直到有落空感为止。（图9-17）

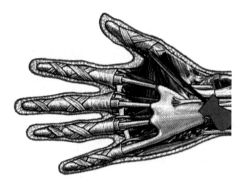

图9-16　拇指屈指肌腱鞘炎针刀松解

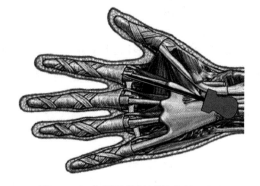

图9-17　食指屈指肌腱鞘炎针刀松解

（7）注意事项：①针刀松解拇指的纤维鞘时拇指处于外展位，故拇指肌腱的走行方向与其他四指肌腱的走行方向不一致（图 9-18）。针刀体要与拇指的肌腱走行一致。在做其他四指指的纤维鞘切开时，针刀体要与四指的肌腱走行方向一致。否则容易切断肌腱，导致针刀治疗失败，引发医疗事故。②针刀不得穿过肌腱到骨面进行切割。因为环形卡压纤维鞘较厚，如想通过在骨面上的纵疏横剥将卡压环铲开，针刀必然要经过肌腱到骨面，纵疏横剥对肌腱的损伤就会明显加大，导致术后反应加重，功能恢复的时间明显延长。

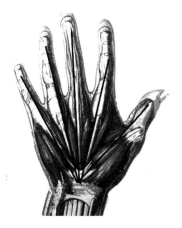

图 9-18　各屈指肌腱走行方向

【针刀术后手法治疗】

针刀术后无需手法治疗。

【护理措施】

1. 生活起居护理

患者应减少局部活动，尤其是运动员应暂时停止手腕部的专项练习，并进行按摩治疗。局部采用拇指按揉手法，每日两次，每次 10min 左右。

2. 情志护理

嘱患者尽早就医，积极配合，不要轻视病情。

3. 对症处理及护理

具有急性症状及发病不超过一个月的患者，可采用局部石膏固定，一般固定时间为 2~4 周。或采用利多卡因 1ml 加曲安奈德 15mg 局部注射。

4. 健康教育

患者应养成良好的用手习惯，患病后注意减少对手部的刺激，同时经常用温热水浸泡患指。针刀术后嘱患者掌屈背屈手指 3 下。

（刘明　万秀英）

第十一节　腕背侧腱鞘囊肿

【概述】

腕背侧腱鞘囊肿是指关节囊或腱鞘附近某些组织的黏液变性形成的囊肿，有单房性和多房性之分。囊肿壁的外壁由纤维组织构成，内壁与关节滑膜相似，囊内充满无色透明胶样黏液，与滑囊不同。囊腔可与关节腔或腱鞘相通，但也有的与关节腔或腱鞘不相通而成闭锁。

【针刀应用解剖】

手背的皮肤较薄，有汗毛和皮脂腺，富有弹性。伸指肌腱和浅静脉在皮下均可见。手背的浅筋膜较为丰富，浅静脉在皮下吻合形成手背静脉网，收集手指及手背浅、深部的静脉血液。皮神经有桡神经浅支和尺神经手背支，分别分布于手背桡侧半和尺侧半的皮肤。手背深筋膜可分为浅深两层，浅层是腕背侧韧带的延续，其与伸指肌腱相结合构成手背腱膜。手背浅筋膜、手背腱膜和手背深筋膜深层三者间构成两个筋膜间隙，即腱膜下间隙和手背皮下间隙。

【病因病理】

腱鞘囊肿与关节腔或腱鞘滑膜腔密切相关，可因外伤后局部形成瘀状物而导致。多数学者认为它由关节囊或腱鞘中多余的结缔组织发生黏液样变性所致。

【临床表现】

囊肿生长缓慢，发生于皮下，呈圆形或椭圆形，大小不一，发生于腕部背侧的一般在 2~3cm。患者自觉局部酸痛或疼痛，手握物或按压时疼痛较明显。

【诊断要点】

（1）多见于青年和中年，女性多于男性。

（2）囊肿突起于皮面，质软而伴有张力感，呈圆形或椭圆形，大小不一。手握物或按压时疼痛。

【针刀治疗】

（一）治疗原则

依据针刀医学关于人体弓弦力学系统及疾病病理构架的网眼理论，腕背侧腱鞘损伤后引起粘连和挛缩，造成鞘内外的力学平衡失调而产生临床表现。针刀切开部分腱鞘，并挤压囊肿，使囊肿内容物进入组织间隙，人体将其吞噬吸收，此病即可治愈。

（二）操作方法

（1）体位：坐位，患肢屈腕位。

（2）体表定位：用定点笔在手指肿块突出处定位，作为针刀闭合性手术进针点。

（3）消毒：将施术部位用碘伏消毒 2 遍，然后铺无菌巾，使治疗点正对洞巾中间。

（4）麻醉：用 1% 利多卡因局部浸润麻醉，每个治疗点注药 1ml。

（5）刀具：Ⅰ型 4 号直形针刀。

（6）针刀操作（图 9-19、图 9-20）：针刀于定位点进针，刀口线与伸指伸腕肌腱走行方向一致，针刀体与皮肤成 90° 刺入。通过皮肤达皮下组织，刺破囊壁即有落空感，此时缓慢进针刀，感觉刀下有轻微阻塞感时即到达腱鞘囊肿的基底部，也是囊肿的生发组织层。纵疏横剥 3 刀，范围 0.5cm，以破坏囊肿的生发细胞层，然后稍提针刀，按"十"字形分别穿破囊壁四周后出针刀。针眼以创可贴覆盖。

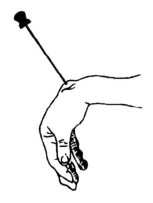

图 9-19　腕背侧腱鞘囊肿进针点

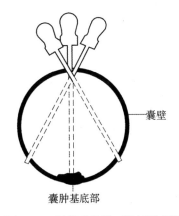

图 9-20　腱鞘囊肿针刀松解示意图

【针刀术后手法治疗】

针刀术后于屈腕位，医生用拇指强力按压患者囊肿 2 次，将纱布团压在囊肿表面，加压包扎 5 天后再松开。

【护理措施】

1. 生活起居护理
恢复期加强前臂旋转活动锻炼。

2. 情志护理
安慰患者，消除其恐惧心理，鼓励其以最佳的心理状态接受治疗。

3. 健康教育
嘱患者养成良好的用手习惯，注意减少对手部致病因素的刺激，同时经常用温热水浸泡患部。

（刘明　万秀英）

第十章 ▶ 下肢部慢性软组织损伤疾病

第一节 臀中肌损伤

【概述】

本病有急、慢性两种。急性损伤者局部肿痛明显，无复杂的临床症状，极少数病例因损伤较重、内出血太多，影响附近的神经和血管，出现臀部麻木、发凉等症状。慢性者肿胀不明显，但症状较为复杂，除局部疼痛麻木外，还常常引起坐骨神经疼痛，行走受限。

【针刀应用解剖】

臀部的中层肌肉由上往下分别为臀中肌、梨状肌、闭孔内肌、股方肌。臀中肌起于髂骨翼外侧、臀下线或臀后线之间，止于股骨大粗隆尖部的外侧面，作用是外展大腿并协助前屈内旋、后伸外旋。臀中肌本身受臀上皮神经支配。梨状肌与臀中肌相邻，起于坐骨大切迹及骶骨的前面，止于大粗隆的上缘（即大粗隆尖部），其止点和臀中肌紧密相邻。梨状肌由坐骨大孔穿出后，将坐骨大孔分为梨状肌上下孔，此二孔是盆内神经、血管通往臀部及下肢的必经门户。所以，臀中肌病变后必然要波及梨状肌及与其关联的神经血管。

臀上动脉为髂内动脉第一大分支，发出后贴盆腔走行，经梨状肌上缘出坐骨大孔，进入臀部后分深浅两支，深支在臀中肌深面走行，支配臀中肌和臀小肌，浅支经梨状肌和臀中肌间穿出后分数支，呈扇形分布于臀大肌上半部。臀上动脉出坐骨大孔处的体表投影在髂后上棘与大粗隆连线的中上 1/3 交界处。臀下动脉为髂内动脉另一大分支，经梨状肌下缘出坐骨大孔，供养臀大肌下半部。臀上动脉与臀下动脉有丰富的吻合。另外，髂内动脉的各分支在盆腔内与盆腔外相互间均有丰富的吻合。

【临床表现】

臀中肌损伤可根据波及的范围和病理变化分为单纯型和臀梨综合型。

1. 单纯型

臀中肌本身受损，并未波及其他软组织，臀中肌有 1~2 个单纯的压痛点，多不引起牵涉痛。患者疼痛较局限，下肢有轻微的疼痛和麻木感。

2. 臀梨综合型

臀中肌本身有痛点，压痛波及梨状肌，做梨状肌牵拉试验引起臀中肌疼痛加重。梨状肌上有压痛点，但都较轻微，且疼痛范围不清楚，或有下肢疼痛。

【诊断要点】

（1）有臀部损伤史。

（2）臀中肌附着区有疼痛和压痛，梨状肌无压痛，患侧下肢或有轻微痛麻感觉。患侧下肢主动做外展运动时痛点处疼痛加剧，即为臀中肌损伤单纯型。

（3）臀中肌附着区有疼痛、压痛，位置偏于下侧，且梨状肌表面投影区（臀裂上端和患侧髂后上棘连线中点与同侧股骨大粗隆连线）也有疼痛和压痛，痛点和臀中肌上的痛点相邻，且两痛点模糊不清，很难分清，连成一片，做梨状肌牵拉试验引起疼痛加剧，下肢麻木感不明显，即为臀中肌损伤的臀梨综合型。

（4）臀中肌附着区有疼痛和压痛，并牵涉下肢沿坐骨神经干痛麻不适，梨状肌表面投影区有疼痛，或引起下肢沿坐骨神经干痛麻加剧，患者走、站均感下肢疼痛不适，为臀中肌损伤混合型。

【针刀治疗】

（一）治疗原则

依据针刀医学关于人体弓弦力学系统及疾病病理构架的网眼理论，臀中肌损伤后引起臀中肌起止点的粘连、瘢痕和挛缩，造成臀部的力学平衡失调，产生临床表现。用针刀将其粘连松解，瘢痕切开，可使臀中肌的力学平衡得到恢复。

（二）操作方法

（1）体位：侧俯卧位，患侧在上。

（2）体表定位：臀中肌起止点。

（3）消毒：将施术部位用碘伏消毒 2 遍，然后铺无菌巾，使治疗点正对洞巾中间。

（4）麻醉：用 1% 利多卡因局部浸润麻醉，每个治疗点注药 1ml。

（5）刀具：3 号直形针刀。

（6）针刀操作（图 10-1）：①第 1 支针刀松解臀中肌止点。在大粗隆尖臀中肌止点定位，刀口线与髂胫束走行方向一致，针刀体与皮肤垂直。针刀经皮肤、皮下组织、髂胫束到达股骨大粗隆尖骨面。调转刀口线 90°，在骨面上铲剥 3 刀，范围为 0.5cm。②第 2 支针刀松解臀中肌前中部起点。在髂嵴中点定位，刀口线与臀中肌走行方向一致，针刀体与皮肤垂直，针刀经皮肤、皮下组织、髂嵴骨面。调转刀口线 90°，在髂骨外板的骨面上向下外铲剥 3 刀，范围为 0.5cm。③第 3 支针刀松解臀中肌后中部起点。在髂嵴中后 1/3 定位，针刀操作与第 2 支针刀操作相同。④如合并梨状肌损伤，针刀松解操作参照梨状肌综合征治疗方法。

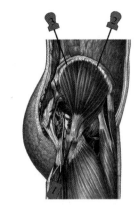

图 10-1　臀中肌针刀松解

（7）注意事项：由于臀中肌起点广阔，故做起点松解时，可在臀中肌的髂嵴中点起点和髂嵴中后 1/3 分别用两支针刀松解。

臀中肌处血管丰富，如对局部解剖结构不熟悉，或将引起臀上动脉的损伤，导致针刀术后臀部血肿。故尽量不要用针刀在臀中肌肌腹部松解，如果臀中肌肌腹部压痛明显，确有病变点存在，应避开臀上动脉的走行路线。

【针刀术后手法治疗】

针刀术后进行手法治疗，患者仰卧位，患侧屈髋屈膝，医生将手压在膝关节髌骨下缘，向对侧膝关节猛压一下即可。

【护理措施】

1. 生活起居护理

患者应加强自我保护意识。脉络损伤，气血不畅，故而疼痛，若复感寒邪，或劳逸不适，则必疼痛加重。因此，避风寒，适劳逸，注意休息对康复有很大帮助。

2. 情志护理

多与患者沟通，消除其恐惧心理，鼓励其积极配合医生，以利疾病早日恢复。

3. 对症处理及护理

急性损伤者须卧硬板床数日，不宜热敷。慢性者可热敷。

4. 健康教育

患者应加强自我保护意识，避免做可能导致损伤的动作。

（蔡尚志　何伟兰）

第二节　膝关节内侧副韧带损伤

【概述】

膝关节内侧副韧带损伤是内侧副韧带受撞击、挤压、牵拉或其他外伤引起部分韧带撕裂、轻度内出血及肿胀等急性损伤后未得到正确、及时的治疗，日久而遗留下来的疾病。以股骨内侧髁至胫骨内侧髁顽固性疼痛为主要表现。

【针刀应用解剖】

膝关节内侧副韧带又名胫侧副韧带，呈扁宽的三角形，基底向前，尖端向后，分为前纵部、后上斜部和后下斜部。前纵部起于股骨内上髁，向下斜行，止于胫骨上端内侧缘；后上斜部自前纵部后缘向后下，止于胫骨内侧关节边缘，并附着于内侧半月板的内缘；后下斜部自前纵部后缘斜向后上，止于胫骨髁后缘和内侧半月板的后缘（图10-2、图10-3）。在膝关节完全伸直时，内侧副韧带最紧张，可阻止膝关节外翻和小腿旋转运动。

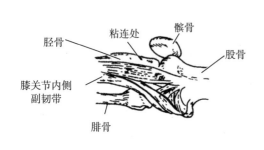
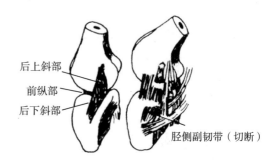

图10-2　膝关节内侧副韧带解剖结构图　　　图10-3　膝关节内侧的稳定结构图

【病因病理】

本病多因膝关节内侧副韧带急性损伤（但没有完全断裂），日久未得到正确治疗而发病。膝关节内侧副韧带损伤修复过程中，韧带和股骨内侧髁或胫骨内侧髁处发生粘连、瘢痕，使韧带局部弹性降低，不能自由滑动而影响膝关节的功能。当勉强走路或勉强做膝部其他运动时，瘢痕受到牵拉，可引发新的损伤而使症状加重。

【临床表现】

患膝内侧疼痛，活动后加重。患腿伸直受限，跛行。严重时不能行走，下蹲困难。有时可在股骨内侧髁或胫骨内侧髁摸到小的皮下结节。

【诊断要点】

（1）有轻重不同的外伤史，常以小腿外翻扭伤多见。
（2）在股骨内侧髁和胫骨内侧髁都可找到明显的压痛点。
（3）内侧副韧带分离试验阳性。
（4）X线检查可对本病进行辅助诊断并排除膝其他关节病变。

【针刀治疗】

（一）治疗原则

依据针刀医学关于人体弓弦力学系统及疾病病理构架的网眼理论，膝关节受到异常应力的刺激，内侧副韧带起止点及行经路线上形成粘连和瘢痕。用针刀松解韧带起止点及行经途中的粘连、瘢痕，使膝部的力学平衡得到恢复，本病可得到根本性治疗。

（二）操作方法

（1）体位：仰卧位，膝关节屈曲60°。
（2）体表定位：膝内侧韧带起止点。
（3）消毒：将施术部位用碘伏消毒2遍，然后铺无菌巾，使治疗点正对洞巾中间。
（4）麻醉：用1%利多卡因局部浸润麻醉，每个治疗点注药1ml。
（5）刀具：Ⅰ型4号直形针刀。
（6）针刀操作（图10-4）：①第1支针刀松解膝前囊。针刀体与皮肤垂直，刀口线与小腿纵轴平行。按四步进针规程进针刀，经皮肤、皮下组织达膝前囊部骨面。调转刀口线90°，铲剥3刀，范围0.5cm。②第2支针刀松解膝内侧副韧带起点。针刀体与皮肤垂直，刀口线与大腿纵轴平行。按四步进针规程进针刀，经皮肤、皮下组织到达韧带起点骨面，向上、向下各铲剥3刀，范围0.5cm。③第3

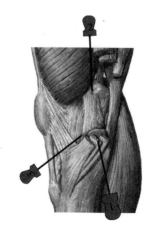

图10-4　膝关节内侧副韧带
损伤针刀松解

支针刀松解膝内侧副韧带止点。针刀体与皮肤垂直，刀口线与大腿纵轴平行。按四步进针规程进针刀，经皮肤、皮下组织到达胫骨内侧髁内侧面该韧带止点的骨面上，铲剥3刀，范围0.5cm。

（7）注意事项：膝内侧副韧带损伤时，位于韧带止点附近的鹅足滑囊也有粘连和瘢痕，故做侧副韧带松解时，需同时松解鹅足滑囊。

【针刀术后手法治疗】

针刀术后进行手法治疗，患者仰卧，患肢伸直并外旋。医生在损伤部位及其上、下方施揉、摩、擦等手法。新鲜损伤肿痛明显者手法宜轻；随着肿胀的消退，手法可逐渐加重。

【护理措施】

1. 生活起居护理

注意局部的保暖，避风寒湿邪，慎劳作。

2. 对症处理及护理

损伤较轻者在第2~3日后鼓励其做股四头肌功能锻炼，防止肌肉萎缩和软组织粘连。膝关节功能未完全恢复者可做膝关节屈伸锻炼及肌力锻炼，如体疗的蹬车或各部导引等下肢功能疗法。股四头肌的练习应注意循序渐进。当损伤性炎症消失后，可先做股四头肌的肌肉抽动锻炼，再做直抬腿，后再逐次练习直抬腿的阻力运动及屈曲位伸膝阻力运动。练习走路时，应将鞋跟内侧楔形加高，防止膝因外展、外旋而再伤。

3. 情志护理

多与患者沟通，消除其恐惧心理，以利于医患配合。

4. 健康教育

患者应加强自我保护意识，适当活动膝部，减少外来的暴力伤害。患病后应早日治疗，在医生的指导下进行功能锻炼。

（蔡尚志　何伟兰）

第三节　髌韧带损伤

【概述】

髌韧带损伤在临床上较为多见，且多为慢性损伤。急性轻伤者常被忽视而延误就诊。髌韧带肥厚而坚韧，急性轻伤症状表现不严重；重伤者髌韧带也不会离断，只会从胫骨结节处撕脱。

【针刀应用解剖】

髌韧带是股四头肌延续的筋膜，由髌骨上面至髌骨下缘，收缩为髌韧带，止于胫骨粗隆。此韧带肥厚而坚韧，位于膝关节囊的前面，当股四头肌收缩时，髌韧带受到牵拉，使膝关节伸直（图 10-5）。

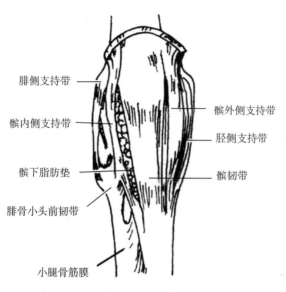

图 10-5　髌韧带结构示意图

【病因病理】

在以猛力突然伸腿时，股四头肌急剧收缩，致使髌韧带拉伤；或膝关节受到外力发生强制性屈曲，也容易导致髌韧带拉伤。但髌韧带肥厚而坚韧，一般不易被拉断。髌韧带被拉伤后，在胫骨粗隆附着点处有部分纤维撕脱或撕裂，可导致慢性少量的出血，病程日久，机化形成瘢痕，局部血运和代谢受阻，引起慢性顽固性疼痛。

【临床表现】

胫骨粗隆处有明显疼痛。膝关节不易伸直，走路跛行。

【诊断要点】

（1）有外伤史。
（2）胫骨粗隆处有疼痛或压痛。

（3）股四头肌收缩时疼痛加剧。

（4）X线检查可对本病进行辅助诊断，并排除膝关节其他病变。

【针刀治疗】

（一）治疗原则

依据针刀医学关于人体弓弦力学系统及疾病病理构架的网眼理论，髌韧带损伤后，韧带起止点及行经路线上形成粘连、瘢痕。用针刀将其精确松解，恢复膝部软组织的力学平衡，疾病得以治愈。

（二）操作方法

（1）体位：仰卧位，膝关节屈曲60°。

（2）体表定位：髌韧带。

（3）消毒：将施术部位用碘伏消毒2遍，然后铺无菌巾，使治疗点正对洞巾中间。

（4）麻醉：用1%利多卡因局部浸润麻醉，每个治疗点注药1ml。

（5）刀具：Ⅰ型4号直形针刀。

（6）针刀操作（图10-6）：①第1支针刀在髌骨下缘髌韧带起点处定位。刀口线与下肢纵轴方向一致。按四步进针规程进针刀，经皮肤、皮下组织，针刀紧贴髌骨下缘骨面，当刀下有韧性感时即到达髌韧带起点。此时调转刀口线90°，铲剥3刀，范围0.5cm。②第2支针刀在髌骨下缘和胫骨粗隆之间的压痛点上定位。刀口线与下肢纵轴方向一致。按四步进针规程进针刀，经皮肤、皮下组织，当刀下有韧性感时即到达髌韧带。在此处再进针刀0.5cm，纵疏横剥3刀，范围0.5cm。③第3支针刀在胫骨粗隆中点定位。刀口线与下肢纵轴方向一致。按四步进针规程进针刀，经皮肤、皮下组织，当刀下有韧性感时即到达髌韧带。穿过髌韧带，达胫骨粗隆骨面，调转刀口线90°，铲剥3刀，范围不超过0.5cm。

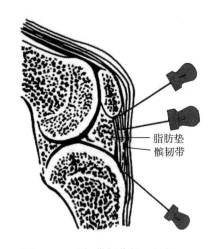

脂肪垫
髌韧带

图10-6 髌韧带损伤针刀松解

【针刀术后手法治疗】

针刀术后进行手法治疗。患者仰卧，术者双手握持小腿上部，嘱患者尽量屈膝，在屈膝至最大限度时术者向相同方向弹压膝关节2次。

【护理措施】

1. 生活起居护理
注意膝部保暖，避风寒湿邪，慎劳作。

2. 情志护理
建立良好的医患关系，多与患者沟通，消除其恐惧心理，以利于医患配合。

3. 对症处理及护理
指导损伤较轻的患者做股四头肌的锻炼，以防止肌肉萎缩或软组织粘连。膝关节功能未完全恢复者，可做膝关节屈伸锻炼运动及肌力锻炼，如体疗的蹬车或各部导引等下肢功能疗法，促进膝关节功能恢复。

4. 健康教育
嘱患者加强自我保护意识，适当进行膝部锻炼，避免外来的暴力伤害。患病后应早日治疗，在医生的指导下进行功能锻炼。

（蔡尚志　何伟兰）

第四节　鹅足滑囊炎

【概述】

鹅足滑囊炎是膝关节内侧受到直接打击，或膝关节反复屈伸、扭转造成摩擦劳损，或肌肉的反复牵拉造成的鹅足滑囊无菌性炎症。

【针刀应用解剖】

鹅足滑囊位于缝匠肌、股薄肌、半腱肌的联合腱止点与胫骨内侧副韧带之间的区域内，该处肌腱排列较为紧密。缝匠肌、股薄肌及半腱肌经膝关节内侧止于胫骨结节内侧，相当于内侧膝关节间隙下 4cm 后 3cm 处，其外形类似鹅足而得名。鹅足的深面与膝内侧副韧带之间有一恒定的滑液囊，即鹅足滑囊。

【病因病理】

由于长期挤压、摩擦或损伤，滑囊壁发生充血、水肿、渗出、增生、肥厚及粘连。滑囊液分泌增多造成滑囊膨大，引起慢性期囊壁水肿、肥厚及纤维化，滑膜增生成绒毛状。有的滑囊底或肌腱内有钙质沉淀，严重影响膝关节的功能。

【临床表现】

鹅足滑囊炎在临床上表现为膝关节内侧相当于胫骨结节水平处出现肿胀、疼痛，用力屈膝时，疼痛加重，严重者可出现跛行。被动伸直、外展及外旋膝关节时，局部疼痛加重，有时有波动感。

【诊断要点】

（1）参考临床表现诊断本病。

（2）X线检查对可辅助诊断本病，并可排除其他膝关节病变。

【针刀治疗】

（一）治疗原则

依据针刀医学关于人体弓弦力学系统及疾病病理构架的网眼理论，鹅足滑囊是弓弦力学系统的辅助结构，鹅足损伤后，局部形成瘢痕，不能润滑肌肉止点，产生临床症状。用针刀松解粘连、切开瘢痕，通过人体的自我代偿攀复滑囊的功能，可使膝部的力学平衡得到恢复

（二）操作方法

（1）体位：仰卧位，膝关节屈曲60°。

（2）体表定位：胫骨上段内侧部。

（3）消毒：将施术部位用碘伏消毒2遍，然后铺无菌巾，使治疗点正对洞巾中间。

（4）麻醉：用1%利多卡因局部浸润麻醉，每个治疗点注药1ml。

（5）刀具：Ⅰ型4号直形针刀。

（6）针刀操作（图10-7）：针刀松解鹅足的挛缩点。在胫骨上段内侧部定位，刀口线与下肢纵轴方向一致，针刀经皮肤、皮下组织到达胫骨内侧骨面。先用提插刀法切割3刀，然后贴骨面分别向上、中、下扇形铲剥3刀，范围为0.5cm。

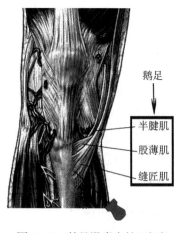

鹅足

半腱肌
股薄肌
缝匠肌

图10-7 鹅足滑囊炎针刀松解

【针刀术后手法治疗】

针刀术后，患者仰卧，膝关节取伸直位，助手按住其股骨下端外侧，医生一手握持其踝部，一手弹压患膝关节外侧3次。

【护理措施】

1. 生活起居护理
膝部保暖，避风寒，慎劳作。

2. 健康教育
嘱患者加强自我保护意识，适当进行膝部锻炼，减少外来的暴力伤害。尽早治疗，在医生的指导下进行功能锻炼。

（蔡尚志　何伟兰）

第五节　跟痛症

【概述】

跟痛症是指患者在行走或站立时足底部疼痛的病症。多由慢性损伤引起，常伴有跟骨结节部的前缘骨刺。本病多发生于中老年人。

【针刀应用解剖】

跟骨近似长方形，后方跟骨体的后面呈卵圆形隆起，分上、中、下三部。上部光滑，中部为跟腱抵止部，跟腱止点的上方前后有大小滑囊，下部移行于跟骨结节，有踇展肌、趾屈肌、小趾展肌及跖腱膜附着，起维持足弓的作用。跟骨结节的下方有滑囊存在。足跟下皮肤较厚，皮下组织由弹力纤维和脂肪组织构成，又称为脂肪纤维垫。

跖腱膜又称为足底腱膜，由纵行排列的致密结缔组织构成，其间有横向纤维交织，分为内外侧部和中央部，内外侧部分别覆盖足踇趾和小趾的固有肌，中央部最强最厚，起于跟骨结节内侧突，继而呈腱膜状分为5个束支至各趾。在跖骨头的近端各束浅层支持带与皮肤相连。

足弓包括内侧纵弓、外侧纵弓和足横弓。内侧纵弓包括跟骨、距骨、足舟骨、楔骨和内侧3块跖骨，内侧纵弓比外侧纵弓高，活动性大，并且更有弹性，其变扁平，逐渐拉紧跟舟足底韧带和足底筋膜。外侧纵弓包括跟骨、骰骨和外侧两块跖骨，骨性结构低于内侧纵弓。足横弓由跖骨头及沿足外侧缘的软组织组成，横弓不通过其下面的软组织进行力的传递。腓骨长肌腱是维持横弓的重要力量。

【病因病理】

长期站立工作或负重使跖腱膜长期处于绷紧状态，时久就产生了劳损性病变。病变最容易发生在跖腱膜的跟骨附着区。老年人跖腱膜和其他组织一样趋于老化状态，弹性较差，因此稍长时间站立和行走就会导致跖腱膜病变而产生足跟痛症状。

此外，由高处坠落时足尖着地支撑，跳跃时足先蹬地，对跖腱膜造成猛烈牵扯，或足底受硬而锐利垫衬的挤磕等，亦会导致跖腱膜创伤性炎症。

【临床表现】

足跟局部疼痛、肿胀，走路时加重。足跟底前内侧压痛，有时可触及骨性隆起，跟骨侧位 X 线检查可能有骨刺。

【诊断要点】

（1）足跟底及足心痛，有胀裂感，站立、行走时加重，重者几乎不能着地，足跟底明显压痛。

（2）跟骨侧位 X 片显示跟骨结节前缘骨刺。

【针刀治疗】

（一）治疗原则

根据软组织损伤病理构架的网眼理论分析跟痛症的病理基础，其病变关键点有两个，即跖腱膜中央部和跖腱膜内侧部。松解跖腱膜中央部和内侧部，破坏其病理构架，为治本之策。

（二）操作方法

（1）体位：仰卧位。

（2）体表定位：跟骨结节前下缘和内缘压痛点。

（3）消毒：将施术部位用碘伏消毒 2 遍，然后铺无菌巾，使治疗点正对洞巾中间。

（4）麻醉：用 1% 利多卡因局部浸润麻醉，每个治疗点注药 1ml。

（5）刀具：Ⅰ型 4 号直形针刀。

（6）针刀操作（图 10-8）：①第 1 支针刀松解跟骨结节前下缘跖腱膜的中央部。从跟骨结节前下缘进针刀，刀口线与跖腱膜方向一致，针刀体与皮肤成 90°，针刀经皮肤、皮下组织、脂肪垫到达跟骨结节前下缘骨面。调转刀口线 90°，在骨面上向前下铲剥 3 刀，范围 0.5cm。②第 2 支针刀松解跟骨结节内缘跖腱膜的内侧部。在第 1 支针刀内侧 2cm 的压痛点处定位。从跟骨结节内缘进针刀，刀口线与跖腱膜方向一致，针刀体与皮肤成 90°，针刀经皮肤、皮下组织、脂肪垫到达跟骨结节内缘骨面。调转刀口线 90°，在骨面上向前下铲剥 3 刀，范围 0.5cm。

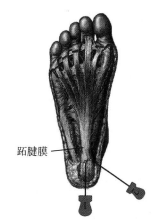

跖腱膜

图 10-8　跖腱膜针刀松解

（7）注意事项：针刀治疗跟痛症是对挛缩的跖腱膜进行松解，不是用针刀刮除、切断骨质增生。骨质增生是人体对力平衡失调自我修复和自我调节的结果，其本身不是引起疼痛的主要原因。跖腱膜粘连、瘢痕，起点处的应力集中才是引起疼痛的根本原因，故针刀松解跖腱膜的粘连和挛缩后，疼痛即可消失，骨质增生会逐渐变钝，不再影响足跟功能。

【针刀术后手法治疗】

针刀术毕，嘱患者仰卧位，医生双手握其足底前部，嘱其尽量背伸踝关节，在背伸到最大位置时术者用力将踝关节背伸 1 次。

【护理措施】

1. 生活起居护理

指导患者日常减少跟足部的压迫，例如穿带有气垫的厚底鞋、矫形鞋等。肥胖者控制体重，多补充维生素、优质蛋白，避免辛辣等刺激性的食物。出院时根据患者的康复情况制订针对性饮食及锻炼计划。告知患者在症状好转后仍然需要减少步行，选择舒适、柔软、宽松的鞋子，尤其是运动鞋，并在患足鞋子内放置海绵垫，尽量减少足部压力。避免足部受凉或过度劳累，坚持温水泡足、足跟部按摩、筋膜韧带拉伸训练。

2. 情志护理

多与患者沟通，并以通俗易懂的语言为患者讲述跟痛症的诊疗和护理要点，鼓励患者提出问题，使其明确跟痛症的危害、诱发因素、注意事项、治疗方法等，消除其恐惧心理，以利于医患配合。

3. 对症处理及护理

在开展疼痛护理之前对患者的疼痛程度进行评估，疼痛评分为 4 分及以上者须尽快遵医嘱为患者止痛，包括应用药物止痛等。患者经药物止痛之后，护理人员需要再次评估与记录，时间为非消化道给药后 15~20min 或口服途径用药 1h 后。如有特殊情况需要及时评估、记录。

4. 健康教育

待患者疼痛程度缓解且病情有所改善后，鼓励患者尽早开展康复训练，例如呈站立位，面向墙壁，抬高手臂，与肩同宽，身体稍微前倾，手掌撑住墙，健侧腿在前呈弓步，患侧腿在后绷直，脚跟不离地。将患侧腿脚跟轻轻向外旋，同时身体前倾压向墙壁，感觉小腿后方有牵拉感，维持姿势不动，保持患侧膝关节伸直，坚持 15~30s。每组进行 3 次，每天进行 3 组。或呈坐位，患侧腿放置于健侧腿上，将踝关节背伸 90° 以上，健侧手握足跟，对侧手将患足拇趾用力背伸，自我感觉到足底的腱膜有牵拉痛后维持 10s。每组进行 30 次，每天在早起未下地前进行。

（蔡尚志　何伟兰）

第十一章 神经卡压综合征

第一节　枕大神经卡压综合征

【概述】

枕大神经卡压综合征是由外伤、劳损或炎性刺激等原因导致局部软组织渗出、粘连和痉挛，刺激、卡压或牵拉枕大神经引起的以头枕顶放射痛为主要表现的一种临床常见病。

【针刀应用解剖】

枕大神经发自地方第 2 颈神经后支，绕寰枢关节后向上行，在枕外隆突旁、上项线处，穿过半棘肌及斜方肌止点及其筋膜至颈枕处皮肤。枕大神经的分支较多、较大并且相互交织成网状，分布于颈枕部皮肤。

【病因病理】

长期低头工作，颈肌痉挛，深筋膜肥厚，炎症渗出、粘连，可压迫枕大神经。由于枕大神经绕寰枢关节，寰枢关节半脱位、脱位时亦可受牵拉或损伤。再者，颈部肌肉，尤其是斜方肌的肌筋膜炎也可导致此神经受压，导致神经支配区疼痛。局部淋巴结肿大，也可能是致痛的原因。

【临床表现】

1. 症状

以枕大神经痛为突出症状，多呈自发性疼痛，常因头部运动而诱发。其疼痛为针刺样、刀割样，头部疼痛或咳嗽用力均可诱发疼痛。疼痛发作时常伴有局部肌肉痉挛，偶见枕大神经支配区有感觉障碍。

2. 体征

头颈呈强迫性体位，头略向后侧方倾斜，在枕骨粗隆与乳突连线的内 1/3 处（即枕大神经穿出皮下处）及第 2 颈椎棘突与乳突连线中点有深压痛。在其上的上项线处有浅压痛。各压痛点可向枕颈放射，有时在枕大神经分布区尚有感觉过敏或感觉减退（图 11–1）。

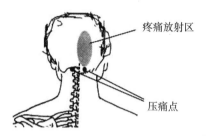

图 11–1　枕大神经压痛点及其疼痛放射区

【诊断要点】

枕大神经卡压综合征主要依据上述临床表现诊断。

落枕患者无颈项部外伤史，晨起时感到一侧或双侧颈项部疼痛，活动困难，局部僵硬，头歪向患侧，颈部活动时疼痛加重，有时可牵涉到肩背部。胸锁乳突肌呈痉挛状态，严重者可累及斜方肌和肩胛提肌，可触及条索状的肌束，局部压痛明显。

【针刀治疗】

（一）治疗原则

依据人体弓弦力学系统理论，枕大神经卡压是神经周围软组织卡压神经导致的。依据疾病病理构架的网眼理论，一侧神经受到卡压，另一侧的软组织也会挛缩和粘连。可通过针刀准确松解卡压。

（二）操作方法

（1）体位：俯卧位。

（2）体表定位：枕大神经穿出皮下处。

（3）消毒：将施术部位用碘伏消毒 2 遍，然后铺无菌巾，使治疗点正对洞巾中间。

（4）麻醉：用 1% 利多卡因局部浸润麻醉，每个治疗点注药 1ml。

（5）刀具：Ⅰ 型 4 号直形针刀。

（6）针刀操作（图 11–2）：①第 1 支针刀松解左侧枕大神经穿出皮下处的卡压。在枕骨粗隆与左侧乳突连线的内 1/3 处（即枕大神经穿出皮下处）定位。刀口线与人体纵轴一致，刀体向脚侧倾斜 45°，与枕骨垂直，押手拇指贴在上项线进针刀点上，从押手拇指的背侧进针刀，针刀到达上项线骨面后，调转刀口线 90°，铲剥 3 刀，范围 0.5cm。②第 2 支针刀松解右侧枕大神经穿出皮下处的卡压。参照第 1 支针刀松解操作。

（7）注意事项（图 11-3）：在做针刀松解时，针刀体应向脚侧倾斜，与纵轴成 45°，与枕骨面垂直。不能与纵轴垂直，否则有损伤椎管的风险。

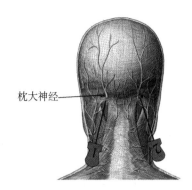

图 11-2 枕大神经针刀松解

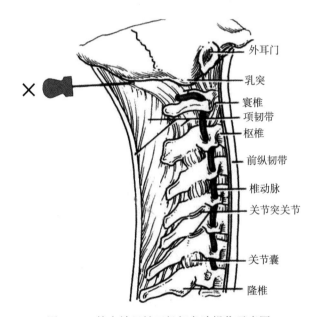

图 11-3 枕大神经针刀松解危险操作示意图

【针刀术后手法治疗】

患者俯卧位，助手牵拉患者双侧肩部，术者正对患者头项，右肘关节屈曲并托住患者下颌，左手前臂尺侧压在患者枕骨上，随其颈部的活动施按揉法。用力不能过大，以免造成新的损伤。最后，提拿两侧肩部，并从肩至前臂反复揉搓 3 次。

【护理措施】

1. 生活起居护理
在急性期应注意休息，做好局部保暖，避风寒，必要时可系围巾，后期注意颈部姿势的维护，避免长时间低头伏案。坚持颈椎操锻炼。

2. 情志护理

多与患者沟通，消除其恐惧心理，告知其枕大神经痛的原因及针刀治疗的作用机制和疗效，以利于医患配合。

3. 对症处理及护理

急性期要求患者减少低头活动，以利损伤组织修复。后期进行颈肌功能锻炼，辅导患者练习以下动作：取站立位，双足分开与肩同宽，下巴微缩，眼睛平视前方，双手交叉，置于后枕部，双手向前用力，头向后用力，行头手对抗训练。此法可增强颈部肌肉力量，增强颈椎的稳定性。

4. 健康教育

嘱患者注意休息，加强自我保护意识，避免颈肌疲劳或劳损。后期可自行练习上述动作。

（周朝进）

第二节　肩胛上神经卡压综合征

【概述】

肩胛上神经卡压综合征是由于肩胛上神经在肩胛切迹处受到压迫而产生的一系列临床症状。

肩胛上神经卡压是肩部疼痛病因中最常见的原因之一。有学者认为，该病占所有肩痛患者的 1%~2%。间接、直接暴力都可以造成肩胛上神经不同程度的损伤，牵拉伤占比最大，损伤也可单独累及肩胛上神经。发生 colles 骨折时，致伤的外力传递到前臂、上臂和肩关节，由于肩胛上神经比较固定，可直接造成神经损伤，也可同时损伤神经周围组织。在愈合过程中可能减少切迹间的容积，压迫神经或其发向肩关节的分支，成为 colles 骨折的后遗症，易误诊为"冻结肩"。

【针刀应用解剖】

肩胛上神经起源于臂丛神经上干，其纤维来自 C_4~C_6，是运动和感觉的混合神经。从上干发出后沿斜方肌和肩胛舌骨肌深面外侧走行，通过肩胛横韧带下方的肩胛切迹进入冈上窝，而与其伴行的肩胛上动、静脉则从该韧带的浅层跨过，再进入冈上窝。该神经在经过肩胛切迹和肩胛上横韧带所组成的骨－纤维孔处较为固定。肩胛上神经在冈上窝发出两根肌支支配冈上肌，两支或更多的细感觉支支配肩关节和肩锁关节的感觉。

肩胛上切迹在解剖上可分为 6 种形态：肩胛上界较宽的窝；切迹为钝"V"字形；对称的"U"形与侧界平行；非常小的"V"形沟；与三型相似，但由于韧带骨化使切迹内直径减小；完全性韧带骨化。这些变化可能与神经卡压相关。然后，该神经与肩胛上动脉和静脉伴行，穿过肩胛下横韧带。肩胛上神经的感觉神经纤维和肱骨后的皮肤感觉在相间的神经节段，且均是支配深部感觉的纤维，故肩周疼痛是钝痛，经常不能说清确切部位。（图 11-4）

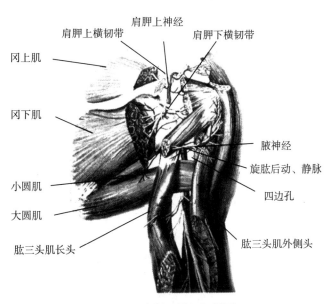

图 11-4　肩胛上神经解剖图

【病因病理】

肩胛上神经卡压可由肩胛骨骨折或盂肱关节损伤等急性损伤引起，肩关节脱位也可损伤肩胛上神经。肩部前屈，特别是肩胛骨固定时的前屈使肩胛上神经活动度下降，易致损伤。肿瘤、肱盂关节结节样囊肿及肩胛上切迹纤维化等均是肩胛上神经卡压的主要原因。有报道认为，肩袖损伤时的牵拉也可致肩胛上神经损伤；各种局部脂肪瘤和结节均可压迫肩胛上神经的主干或肩胛下神经分支，引起卡压。

肩胛上神经在通过肩胛上切迹时神经相对固定，使其易于在重复运动时受损。肩胛骨和肱盂关节的重复运动使神经在切迹处摩擦，出现神经的炎性反应、水肿，导致卡压性损害。肩胛骨远端的运动可致肩胛上神经拉紧，引起"悬吊效应"，使神经在切迹处绞索，引起神经病变。Mizuno 等报道，当副神经麻痹后，肩胛骨向下外侧下垂可使肩胛上神经受到肩胛上横韧带的牵拉。肩胛上神经肩关节支可引起肱盂关节疼痛，这是肩胛上神经卡压综合征最常见的临床症状。

153

【临床表现】

1. 病史

通常有创伤或劳损史，以优势手多见，男性多于女性。

2. 症状

多有颈肩部不适，呈酸胀钝痛，常不能明确指出疼痛部位，有夜间痛醒史。疼痛可沿肩肱后放射至手部，亦可向肩胛下部放射，疼痛和肩部主动活动有关，被动活动多不产生疼痛，颈部活动对疼痛无明显影响。逐渐出现肩外展无力，上举受限。

3. 体征

冈上肌、冈下肌萎缩。肩外展无力，特别是开始30°左右的肩外展肌力明显较健侧减弱。肩外旋肌力明显下降，甚至不能外旋。肩部相当于肩胛切迹处压痛明显。

【诊断要点】

肩胛上神经卡压综合征需通过仔细询问病史、完整的物理检查及肌电检查来确诊。以下辅助检查有助于诊断。

（1）上臂交叉试验：双臂前屈90°，在胸前交叉，肩部疼痛加重即为阳性。

（2）肩胛骨牵拉试验：患侧手放置于对侧肩部，肘部处于水平位，患侧肘部向健侧牵拉，可刺激卡压的肩胛上神经，诱发肩部疼痛。

（3）利多卡因注射试验：对临床表现不典型的病例，可于肩胛上切迹压痛点注射1%的利多卡因。如果症状迅速缓解，可倾向于肩胛上神经卡压综合征的诊断。

（4）肌电检查：肩胛上神经运动传导速度明显减慢，冈上肌、冈下肌均有纤颤电位，腋神经及三角肌正常。

（5）X线检查：肩胛骨前后位X线片向骶尾部倾斜15°~30°，以检查肩胛上切迹的形态，有助于诊断。

【针刀治疗】

（一）治疗原则

依据人体弓弦力学系统理论及疾病病理构架的网眼理论，肩胛上神经卡压综合征是神经周围软组织卡压神经所致，通过针刀可准确松解卡压。

（二）操作方法

（1）体位：俯卧位。

（2）体表定位：肩胛冈中点上方1cm，肩胛冈中、外1/3处下方。

（3）消毒：将施术部位用碘伏消毒2遍，然后铺无菌巾，使治疗点正对洞巾中间。

（4）麻醉：用1%利多卡因局部浸润麻醉，每个治疗点注药1ml。

（5）刀具：Ⅰ型4号直形针刀。

（6）针刀操作（图11-5）：①第1支针刀松解肩胛上横韧带。在肩胛冈中点上方1cm处定位，针刀体与皮肤垂直，刀口线与冈上肌肌纤维方向垂直。按四步进针规程进针刀，直达肩胛骨冈上窝骨面，然后针刀向上探寻，当有落空感时即到肩胛骨的肩胛上切迹。退针刀0.5cm，到骨面上，提插刀法沿肩胛上切迹向前切割3刀，范围0.5cm。②第2支针刀松解肩胛下横韧带。在肩胛冈中、外1/3处下方酸、麻、胀、痛明显处定位，针刀体与皮肤垂直，刀口线与冈下肌肌纤维方向一致。按四步进针规程进针刀，直达肩胛骨冈下窝骨面，在骨面上纵疏横剥3刀，范围0.5cm。

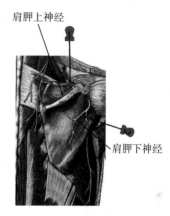

肩胛上神经

肩胛下神经

图11-5　肩胛上神经卡压针刀松解

术毕，拔出针刀，局部压迫止血3min后，创可贴覆盖针眼。

（7）注意事项：在做肩胛上横韧带针刀松解时，针刀沿肩胛骨冈上窝的骨面向上寻找肩胛上切迹，此法安全，无危险性。

【针刀术后手法治疗】

针刀松解术毕，患者坐位，主动耸肩2次。应用阻抗抬肩手法，患者端坐位，医生用手掌压住患肘关节，嘱患者用力抬肩，当抬到最大位置时，医生突然放开按压的手掌，使冈下肌最大限度收缩，1次即可。

【护理措施】

1. 生活起居护理

患者应加强自我保护意识，损伤脉络，气血不畅，易致疼痛，若复感寒邪，或劳逸不适，则必疼痛加重。因此，避风寒，适劳逸，注意休息对本病的康复有帮助。增加强优质蛋白的摄入，促进损伤修复。

2. 情志护理

多与患者沟通，告知其肩胛上神经卡压及导致疼痛的原因，向其说明针刀治疗此病的作用机制和疗效，消除其害怕心理，鼓励其积极与医生配合，以利病情早日恢复。

3. 对症处理及护理

对患者的疼痛程度进行评估，若疼痛评分为4分及以上，需要尽快通知医生，遵医嘱为患者止痛，包括药物止痛等。患者经药物止痛之后护理人员需要再次评估与记录，时间为非消化道给药后 15~20min 或口服途径用药后 1h。如有特殊情况须及时予以评估并记录。

4. 健康教育

嘱患者避免做可能导致损伤的动作。后期疼痛缓解后积极开展康复训练，以肩部外展、后伸、前屈训练为主，力量不足的要加强上肢肌肉力量训练，配合使用营养神经药物。

（周朝进）

第三节　肋间神经卡压综合征

【概述】

外伤、劳损、带状疱疹及胸外科开放性手术后瘢痕、粘连等均可引起肋间神经卡压。患者疼痛剧烈，封闭理疗难以解决问题，针刀可以对卡压的肋间神经进行精确松解。

【针刀应用解剖】

肋间隙即肋与肋之间的间隙，隙内有肋间肌肉、血管、神经和结缔组织膜等结构。肋间隙的宽窄不一，上部较窄，下部较宽；前部较宽，后部较窄，但可随体位的变化而改变。肋弯曲而有弹性，第 5~8 肋曲度大，易发生骨折。骨折断端如向内位移，可刺破胸膜和肋间血管及神经。

肋间内肌与肋间最内肌之间有肋间血管和神经通过。肋间神经共 11 对，在相应肋间隙内沿肋沟前行，至腋前线附近发出外侧皮支。第 2 肋间神经外侧皮支较粗大，称肋间臂神经，横经腋窝，分布于腋窝和臂内侧皮肤。肋间神经本干继续前行，上 6 对至胸骨侧缘；下 5 对和肋下神经经肋弓前面至白线附近浅出，易名为前皮支。

【病因病理】

肋间神经周围的粘连、瘢痕压迫刺激肋间神经，引起临床表现。

【临床表现】

本病的疼痛由后向前，沿相应的肋间隙放射，呈半环形，侧胸疼痛，呈持续性隐痛，阵发性加剧，或疼痛呈刺痛或烧灼样痛。咳嗽、深呼吸或打喷嚏时疼痛加重，疼痛多发于一侧的某支肋间神经。卡压部位 Tinel 征（＋）。

【诊断要点】

根据临床表现可确诊，X 线检查可排除其他疾病。

【针刀治疗】

（一）治疗原则

依据人体弓弦力学系统理论及疾病病理构架的网眼理论，肋间神经卡压是由于神经周围软组织卡压神经所致，针刀治疗可准确松解卡压。

（二）操作方法

（1）体位：健侧卧位。

（2）体表定位：肋间神经卡压点。

（3）消毒：将施术部位用碘伏消毒 2 遍，然后铺无菌巾，使治疗点正对洞巾中间。

（4）麻醉：用 1% 利多卡因局部浸润麻醉，每个治疗点注药 1ml。

（5）刀具：Ⅰ型 4 号直形针刀。

（6）针刀操作（图 11-6）：针刀松解肋间神经卡压点。在 Tinel 征阳性点定位，针刀体与皮肤垂直，刀口线与肋弓方向一致。按针刀治疗四步操作规程进针刀，针刀经皮肤、皮下组织、筋膜直达肋骨骨面。然后针刀向下探寻，当有落空感时即到肋骨下缘，针刀沿肋骨下缘向下铲剥 3 刀，范围 0.5cm。

（7）注意事项：在做针刀松解时，针刀先到达肋骨骨面，沿骨面向下找到肋骨下缘，针刀松解一定在肋骨骨面上操作，不可超过肋骨下缘，否则可能刺破胸膜引起创伤性气胸。

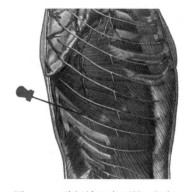

图 11-6　肋间神经卡压针刀松解

【针刀术后手法治疗】

针刀术后分推胸肋间隙。双手指张开呈爪状，将指尖附于同侧胸骨旁间处，适当用力从胸前正中线沿肋间向两侧分推 1min。分推肋下部位，将双手四指并拢，分别放于同侧剑突旁，沿肋骨分推 1min。继用拇指揉按合谷、内关、外关、阳陵泉各 1min。

【护理措施】

1. 生活起居护理

患者应加强自我保护意识，避免剧烈运动呼吸加深加快使肋间肌的活动增加，从而诱发疼痛。避免有身体碰撞的活动，造成肋间神经损伤加重，如足球、篮球、拳击等。穿宽松衣物，加强优质蛋白的摄入，促进神经损伤修复。

2. 情志护理

多与患者沟通，消除其恐惧心理，鼓励其积极与医生配合，以利病情早日恢复。

3. 对症处理及护理

急性损伤者须减少扩胸运动，避免肋间过度收缩。慢性者可热敷。加强疼痛的护理，可辅助使用外用止痛药物或口服非甾体类抗炎镇痛药物，做好疼痛评估与记录。

4. 健康教育

患者应加强自我保护意识，避免做可能导致损伤的动作。

（周朝进）

第四节　第三腰椎横突综合征

【概述】

第三腰椎横突综合征常表现为腰部中段单侧或双侧疼痛。腰背强直，不能弯腰或久坐、久立，严重者行走困难。站立时，常以双手扶持腰部，休息后可缓解。一旦腰部做过多活动，疼痛又加重，重者生活不能自理，床上翻身困难，不能弯腰工作，站立工作不能持久。有时也受气候影响而加重。

【针刀应用解剖】

第 3 腰椎横突（图 11-7）有众多大小不等的肌肉附着，相邻横突之间有横突间肌，横突尖端与棘突之间有横突棘肌，横突前侧有腰大肌及腰方肌，横突的背侧有竖脊肌，胸腰筋膜中层附于横突尖。在腰椎所有横突中，第 3 腰椎横突最长，活动幅度也大，受到的拉力也最大，因此损伤概率也较大。

【病因病理】

第 3 腰椎横突比其他腰椎横突长，处于腰椎的中段，起到加强腰部稳定和平衡的作用。

由于这一生理特征，腰部屈伸活动增加了横突尖部摩擦损伤腰部软组织的机会。当人体做过多持久的弯腰屈伸活动时，第 3 腰椎横突尖部就会摩擦损伤胸腰筋膜中层和竖脊肌。

受横突尖部摩擦损伤的肌肉会有毛细血管出血、肌肉纤维断裂，自我修复过程中，在一定条件下，肌肉内部会形成瘢痕，与横突尖部粘连，限制胸腰筋膜和竖脊肌的活动。当用力做弯腰活动或劳动时，胸腰筋膜和竖脊肌就会受到牵拉而进一步损伤，导致局部出血、充血和水肿，出现严重的临床症状。经过一段时间的休息，充血和水肿被吸收，临床症状虽有所缓解，但是粘连更加严重，形成恶性循环。受摩擦牵拉损伤的肌肉在第 3 腰椎横突尖部运动范围内的线上，因此发生的粘连必在横突尖部，当粘连形成后，痛点就固定在第 3 腰椎横突尖部这一点，形成第三腰椎横突综合征。

【临床表现】

腰部中段单侧或双侧疼痛。腰背强直，不能弯腰或久坐、久立，严重者行走困难，站立时常以双手扶持腰部，通过休息和治疗可缓解。一旦腰部活动过多，疼痛又加重，严重者生活不能自理，床上翻身困难。较轻者不能弯腰工作，站立工作不能持久，有时也受气候影响而加重。

【诊断要点】

（1）有外伤或劳损史。
（2）在第 3 腰椎横突尖部单侧或双侧有敏感的压痛点。
（3）屈躯试验阳性。

【针刀治疗】

（一）治疗原则

依据针刀医学人体弓弦力学系统及疾病病理构架的网眼理论，第 3 腰椎横突损伤后引起粘连、瘢痕和挛缩，造力学平衡失调，产生临床表现。损伤主要在第 3 腰椎横突末端，用针刀将其粘连松解，瘢痕切开，可恢复力学平衡。

（二）操作方法

（1）体位：俯卧位。
（2）体表定位：第 3 腰椎横突尖。
（3）消毒：将施术部位用碘伏消毒 2 遍，然后铺无菌巾，使治疗点正对洞巾中间。
（4）麻醉：用 1% 利多卡因局部浸润麻醉，每个治疗点注药 1ml。

（5）刀具：Ⅰ型4号直形针刀。

（6）针刀操作（图11-7）：在第3腰椎棘突顶点上缘旁开3cm外定位。刀口线与脊柱纵轴平行，针刀经皮肤、皮下组织直达横突骨面，刀体向外移动，当有落空感时即到第3腰椎横突尖。在此用提插刀法切割横突尖的粘连、瘢痕3刀，深度0.5cm，以松解腰肋韧带在横突尖部的粘连和瘢痕。然后调转刀口线90°，沿第3腰椎横突上下缘用提插刀法切割3刀，深度0.5cm，以切开横突间韧带。

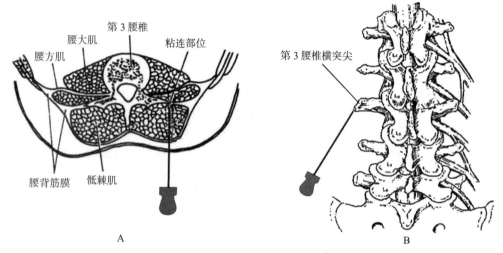

图11-7　L₃横突针刀松解
A.横断面观；B.后面观

（7）注意事项：第3腰椎横突是腰椎横突中最长的，所以受伤概率大。根据网眼理论，一侧的横突受损伤，对侧必然代偿，也有粘连和瘢痕，故针刀还要松解对侧第3腰椎横突。否则，易出现针刀治疗见效快、复发率高的现象。

【针刀术后手法治疗】

患者立于墙边，背部靠墙，医生一手托住患者腹部令其弯腰，另一手压住患者背部。当患者弯腰至最大限度时，突然用力压其背部1次，然后让患者做腰部过伸。

针刀术后应先平卧10~15min后再做手法，尤其是中老年患者，对针刀治疗有恐惧感，心情紧张，如做完针刀立即叫患者下床做手法，可能引发体位性低血压、摔倒等意外事故。

【护理措施】

1. 生活起居护理

在急性期应卧床休息，起床活动时可用腰围保护，治疗期间应避免腰部过度屈伸和旋转活动，宜保暖，避风寒，后期可进行腰背肌功能锻炼。

2. 情志护理

多与患者沟通，消除其恐惧心理，以利于医患配合。

3. 对症处理及护理

急性期要求患者减少弯腰活动，以利损伤组织修复。后期进行腰背肌功能锻炼，辅导患者练习以下动作：取站立位，双足分开与肩同宽，双手拇指向后叉腰，拇指顶按第3腰椎横突，然后旋转腰部，每次 5~10min。最后后伸腰部，双手拇指捻散腰部，放松腰肌，解除粘连，消除炎症。

4. 健康教育

嘱患者注意休息，加强自我保护意识，避免腰部受外部暴力伤害或扭伤。后期可自行练习上述动作。

（周朝进）

第五节　肩峰下撞击综合征

【概述】

肩峰下撞击综合征又称肩疼痛弧综合征，是肩关节外展活动至一定范围时肩部和上臂出现疼痛的综合征。

【针刀应用解剖】

见肩周炎针刀应用解剖。

【病因病理】

肩峰的上方为喙肩穹，包括肩峰、喙突及连接两者的喙肩韧带，下方为肩袖和肱骨结节。肩峰下滑囊起到润滑和缓冲撞击的作用。肩峰下间隙前窄后宽，撞击时病变主要发生在前、中部。在肩峰下关节内，任何导致肱骨头与喙肩穹反复摩擦、撞击的疾病均可引起肩峰下综合征，如肩峰下滑囊炎、冈上肌腱炎、冈上肌腱钙化、肩袖撕裂、肱二头肌长头腱鞘炎、肱骨大结节骨折等。肩关节过度频繁外展，使肩峰下关节的各种组织反复摩擦和碰撞，尤其是肩峰下滑囊及肩袖组织发生充血、水肿、炎性渗出，此时往往伴有急性肩痛症状。反复撞击性损害使肩峰下组织发生退行性变，滑囊肥厚，肩袖纤维变性，增生肥厚。病变进一步发展，肩袖可发生撕裂，肱二头肌长头腱病理性断裂。肩袖损伤后对肱骨头的稳定作用减弱，不能有效控制肱骨头上移，使肩峰下间隙变小。肱骨头与肩峰的反复撞击可致骨性结构的改变，肩峰及肱骨大结节骨赘形成。

【临床表现】

1. 症状

以肩部和上臂外侧疼痛为主，可累及整个三角肌区。疼痛为持续性，夜间尤其明显。主动外展上臂 60°~120° 时疼痛明显，但被动活动时疼痛较轻或不痛，患者常喜欢下垂上肢以减轻疼痛。患肢无力，活动受限。个别患者肩关节外展时有阻挡的感觉。

2. 体征

（1）体检时在肩峰下端及肱骨大结节处有明显的压痛，肩关节活动时可听到捻发音并触及捻发感。

（2）疼痛弧征阳性：肩关节主动外展活动时出现 60°~120° 范围内的疼痛弧征。检查者用手固定肩胛骨，嘱患者外展肩关节，当外展至 60° 时出现明显的肩峰部疼痛，继续外展超过 120° 时疼痛又明显减轻或消失。当上臂从上举位放下至 120°~60° 时又出现疼痛。

（3）肩部撞击征阳性：患者取坐位，检查者一手稳定其肩关节，另一手托住肘关节并向上方用力使肱骨大结节与肩峰间产生撞击，如出现疼痛即为阳性。病程长者，肩关节周围的肌肉萎缩，肩关节活动受限，尤以外展、外旋、后伸为著，严重者可呈冻结肩。

【诊断要点】

根据病史、临床表现、特殊检查及肌电检查，对典型病例不难做出诊断。X 线检查有辅助诊断作用。肩峰下表面可见骨赘形成及骨质硬化，密度增高，冈上肌钙化阴影，肱骨大结节骨折或骨赘形成，肩峰下间隙变小。

【针刀治疗】

1. 第 1 次针刀

松解部分肩袖的止点。

（1）体位：端坐位。

（2）体表定位：肩关节。

（3）消毒：将施术部位用碘伏消毒 2 遍，然后铺无菌洞巾，使治疗点正对洞巾中间。

（4）麻醉：1% 利多卡因局部麻醉。

（5）刀具：汉章Ⅰ型针刀。

（6）针刀操作（图11-8）：①第1支针刀松解冈上肌行经路线的粘连、瘢痕。沿冈上肌肌纤维方向在肩峰下寻找其压痛点定位，刀口线与冈上肌纤维走行一致，针刀体与皮肤成90°。按针刀四步进针规程进针刀，经皮肤、皮下组织，刀下有硬节或条索状物时纵疏横剥2~3刀，范围不超过0.5cm。然后调转刀口线90°，用提插刀法切割2~3刀，当刀下有落空感时停止切割。②第2支针刀松解冈下肌行经路线及其止点。在第1支针刀后下方2~3cm压痛点定点，刀口线与冈下肌肌纤维方向一致，针刀体与皮肤成90°。按针刀四步进针规程进针刀，经皮肤、皮下组织，当刀下有硬节或条索状物时纵疏横剥2~3刀，范围不超过0.5cm。然后达肱骨大结节后面骨面，调转刀口线90°，在骨面上铲剥2~3刀，范围不超过0.5cm。③第3支针刀松解肩关节前侧关节囊的粘连和瘢痕。在第1支针刀前下方2~3cm压痛点定点，针刀体与皮肤垂直，刀口线与肱骨长轴一致。按针刀四步进针规程进针刀，经皮肤、经皮下组织，当刀下有硬节或者条索状物时纵疏横剥2~3刀，范围不超过0.5cm。然后进一步入针刀，当刀下有落空感时即到达肩关节前侧关节囊，纵疏横剥2~3刀，范围不超过0.5cm。④第4支针刀松解冈上肌止点的粘连、瘢痕。在肱骨大结节顶点的压痛点定位，刀口线与冈上肌纤维走行一致，针刀体与皮肤成90°。按针刀四步进针规程进针刀，刺入皮肤，经皮下组织，当刀下有硬节或条索状物时纵疏横剥2~3刀，范围不超过0.5cm，然后直达骨面，调转刀口线90°，在骨面上铲剥2~3刀，范围不超过0.5cm。

术毕，拔出针刀，局部压迫止血3min后以创可贴覆盖针眼。

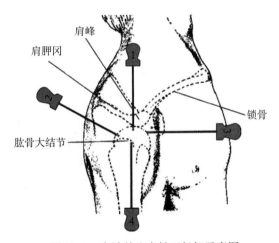

图11-8　肩袖的止点针刀松解示意图

2. 第2次针刀

松解肩部外侧顽固性疼痛点。

（1）体位：端坐位。

（2）体表定位：肩关节外侧压痛点。

（3）消毒：将施术部位用碘伏消毒2遍，然后铺无菌洞巾，使治疗点正对洞巾中间。

（4）麻醉：以 1% 利多卡因局部麻醉。

（5）刀具：汉章Ⅰ型针刀。

（6）针刀操作：①第 1 支针刀松解肩峰部的压痛点。在肩峰压痛点定位，刀口线与上肢纵轴方向一致，针刀体与皮肤成 90°。按针刀四步进针规程进针刀，刺入皮肤，经皮下组织达硬结或者条索状物，纵疏横剥 2~3 刀，范围 1cm。②第 2 支针刀松解肩关节外侧的压痛点。在肩关节外侧压痛点定位，刀口线与上肢纵轴方向一致，针刀体与皮肤成 90°。按针刀四步进针规程进针刀，刺入皮肤，经皮下组织达硬结或者条索状物，纵疏横剥 2~3 刀，范围 1cm。③第 3 支针刀松解三角肌止点压痛点。在三角肌止点压痛点定位，刀口线与上肢纵轴方向一致，，针刀体与皮肤成 90°。按针刀四步进针规程进针刀，刺入皮肤，经皮下组织达硬结或者条索状物，纵疏横剥 2~3 刀，范围 1cm。

术毕，拔出针刀，局部压迫止血 3min 后以创可贴覆盖针眼。

（7）注意事项：防止头静脉损伤（详见肩周炎第 1 次针刀松解注意事项）。

【针刀术后手法治疗】

采用上举外展手法，在端坐位进行。医生站于患侧，患者充分放松。医生左手按住患肩关节上端，右手托扶患肢肘关节，嘱患者尽量外展上举患肢，当达到最大限度，不能再上举时，右手迅速向上提位肘关节，可听到患肩关节有"喀叽"的撕裂声。推弹速度必须要快，待患者反应过来时手法操作应已结束。

【护理措施】

1. 生活起居护理

患者应加强自我保护意识。脉络损伤，气血不畅，故而疼痛，因此，避风寒，适劳逸，注意休息对本病的康复十分有帮助。术前指导患者进行患肢肌肉收缩和放松运动、握拳、体位改变练习。要求患者全部掌握，患者家属协助指导督促患者完成。

2. 情志护理

由于患者经历了较长时间病痛的折磨，加上缺乏对针刀治疗的了解，常会产生焦虑、悲观、恐惧、担心等不良心理反应。因此，应根据患者的家庭背景、文化层次、经济水平，由浅入深、耐心细致地做好解释工作，为其讲解手术的目的、过程、方法及手术后的康复程序、注意事项。同时介绍医生的技术实力、手术优点（瘢痕小、创伤小、恢复快、痛苦小、安全有效）及成功病例，安抚患者的情绪，帮助患者树立战胜疾病的信心，使其积极配合治疗和护理。

3. 对症处理及护理

对患者的疼痛程度进行评估，疼痛评分为 4 分及以上患者需要尽快通知医生，迅速遵医嘱为患者止痛，包括药物止痛等。患者经药物止痛之后护理人员需要再次评估与记录，时间为非消化道给药后 15~20min 或口服途径用药后 1h，如有特殊情况需要及时予以评估与记录。

4. 健康教育

患者应加强自我保护意识，避免做可能导致损伤的动作。后期疼痛缓解后积极开展康复训练，以肩部外展、后伸、前屈训练为主，力量不足的要加强上肢肌肉力量训练，根据自身情况逐日增加运动的次数、时间。术后 8 周可以在不持重情况下不受限度地活动患臂。锻炼的原则为次数由少到多，时间由短到长，强度逐渐增强。原则上 3~4 个月不负重。2 个月后肩关节被动活动基本可恢复正常。

（周朝进）

第六节　肘管综合征

【概述】

肘管综合征又称创伤性尺神经炎、迟发性尺神经炎、肘部尺神经卡压等，是临床上最常见的尺神经卡压病变，也是最常见的上肢神经卡压综合征之一。

1878 年 Panas 最早报道了 3 例肘部有尺神经受压症状表现的患者。Moucher 和 Platt 又分别于 1914 年和 1926 年报道了类似病例，并强调指出创伤性原因，特别是肱骨外上髁骨折导致肘外翻畸形，尺神经过度紧张和摩擦而受压。同样，肱骨髁上骨折和内上髁骨折也可引起尺神经的损伤。Platt 将肘部尺神经损伤分为原发性创伤后尺神经炎（骨折后即刻出现）、继发性创伤后尺神经炎（骨折数周后出现）和迟发性尺神经炎（骨折许多年后出现）。1957 年，Osborne 确定了尺神经卡压的概念。1958 年，Feindel 和 Stratford 将肘部尺神经区命名为"肘管"，将在此处发生的尺神经受压病变称为"肘管综合征"。

【针刀应用解剖】

肘管是由尺侧腕屈肌肱骨头、尺骨鹰嘴头之间的纤维性筋膜组织（弓状韧带）和肱骨内上髁髁后沟（尺神经沟）围成的骨性纤维性管鞘。其前壁为内上髁，外壁为肘关节内侧的尺肱韧带，内侧壁是肘管支持带。尺神经经肘管自上臂内侧下行至前臂屈侧，在尺神经沟内位置表浅，可触及其在沟内的活动。正常情况下，鹰嘴和内上髁的距离变宽，肘管后内侧筋膜组织被拉紧，同时外侧的尺肱韧带向内侧凸出，肘管容积变小。伸肘时，肘管的容积最大（图 11-9）。

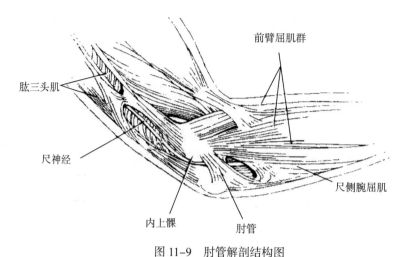

前臂屈肌群

肱三头肌

尺神经

尺侧腕屈肌

内上髁　　　　肘管

图 11-9　肘管解剖结构图

【病因病理】

引起肘管综合征的原因可分为内源性或外源性。内源性神经卡压则是指由于各种解剖结构异常而导致的神经卡压。Struthers 弓、滑车上肘肌、上臂内侧肌间隔、前臂深屈肌腱膜、肘管支持带、肱三头肌内侧头、肘部畸形（先天性或创伤后）、局部占位性病变（脂肪瘤、骨软骨瘤等）、肘关节骨性关节炎等，均可成为卡压尺神经的直接原因。

除了局部解剖结构对尺神经的影响外，肘部在做屈伸运动时也可对肘管和肘部尺神经产生重要的影响。屈肘时肘部尺神经更易受到卡压，其机制是屈肘时尺神经受到牵拉摩擦，使肘管内压力升高。目前一般认为尺神经受牵拉后内部张力的上升对神经内微循环造成影响，从而导致神经传导功能障碍。肘管内高压对尺神经的影响机制可能是受压后神经缺血缺氧，或直接机械性损伤作用致病。

外源性神经卡压可由以下原因引起。

（1）手术后麻痹：在外科手术后，特别是骨科手术、心脏手术后出现症状。

（2）麻醉后麻痹：长时间麻醉时上臂和肘部的位置不当，使神经受到压迫。

（3）止血带麻痹：由不适当或过长时间使用止血带所致。

（4）职业性尺神经卡压：工作时经常保持屈肘位，易导致肘部尺神经卡压。办公室工作者如伏案工作时肘内侧长期压在桌面上，也可诱发尺神经的卡压。

【临床表现】

1. 症状

肘部尺神经卡压常见于中年男性，以体力劳动者多见。患者最常见的症状是环指、小指有麻木、刺痛感。轻度患者可能只有症状存在，中、重度患者可有感觉减退和消失。患者在肘内侧可有酸痛不适感，并可向远侧或近侧放射。夜间因麻木而醒。患者还可有手部乏力，握力减退，肌肉萎缩，手部笨拙、不灵活、抓不紧东西等主诉。用手工作，特别是屈肘活动时症状加重。

2. 体征

（1）尺神经支配区的感觉障碍：包括刺痛、过敏或感觉缺失。除尺侧一个半手指出现感觉障碍外，手背尺侧也出现感觉障碍。

（2）肌肉萎缩、肌力减退：病程不同，手部肌萎缩程度也不同。早期可出现手部肌无力现象，晚期可出现爪形手畸形。肌力减退最突出的表现是小指处于外展位，内收不能，握力、捏力减弱。重度患者肌肉完全麻痹，有时尺侧腕屈肌和指深屈肌受累而肌力减弱。

（3）肘部尺神经滑脱、增粗：尺神经随着肘关节的屈伸运动在肱骨内上髁上方出现异常滑动。有时可摸到肘部一端尺神经增粗或有梭形肿大，并有压痛。

（4）肘外翻畸形：肘部有骨折史者可出现肘外翻畸形。

（5）屈肘试验阳性：屈肘时可加剧尺侧一个半手指的麻木或异常感。

（5）肘部 Tinel 征阳性。

Dellon 等于 1988 年对本病提出了新的分类标准。

轻度：①感觉：间歇性感觉异常，振动觉增高。②运动：自觉（主观）衰弱无力，笨拙或失去协调。③试验：屈肘试验和（或）Tinel 阳性。

中度：①感觉：间歇性感觉异常，振动觉正常或增高。②运动：衰弱的程度较明显，有夹、握力减弱。③试验：屈肘试验和（或）Tinel 征阳性。

重度：①感觉：感觉异常持续存在，振动觉减低，两点辨别觉异常。②运动：夹、握力减弱及肌力萎缩。③试验：屈肘试验和（或）Tinel 征阳性，爪形手畸形。

【诊断要点】

根据病史和临床表现、特殊检查及肌电检查，对典型病例不难做出诊断，但早期诊断有一定的困难。

（1）感觉功能检查：感觉功能检查对诊断肘管综合征具有重要意义。肘管综合征尺侧皮肤感觉变化的特点是手部尺侧 1 个半手指、小鱼际及尺侧手背部感觉障碍。

（2）屈肘试验：屈肘试验对于肘管综合征的诊断具有一定的特异性。检查方法：患者上肢自然下垂位，屈肘 120°，持续约 3min，出现手部尺侧感觉异常者为阳性。

（3）X 线：X 线检查可发现肘部骨性结构的异常。

（4）肌电图：电生理检查对肘管综合征的诊断与鉴别诊断，特别是一些复杂病例的诊断有一定的参考价值。

【针刀治疗】

（一）治疗原则

依据人体弓弦力学系统理论及疾病病理构架的网眼理论，肘管综合征是由于尺神经周围软组织卡压神经所致，通过针刀准确松解卡压。

（二）操作方法

（1）体位：仰卧位，患侧肩关节外展 90°，肘关节屈曲 90° 置于床面。

（2）体表定位：肱骨内上髁、尺骨鹰嘴。

（3）消毒：将施术部位用碘伏消毒 2 遍，然后铺无菌巾，使治疗点正对洞巾中间。

（4）麻醉：用 1% 利多卡因局部浸润麻醉，每个治疗点注药 1ml。

（5）刀具：Ⅰ型 4 号直形针刀。

（6）针刀操作（图 11-10）：①第 1 支针刀松解肘管弓状韧带起点。在肱骨内上髁处定位。针刀体与皮肤垂直，刀口线与尺侧腕屈肌纤维方向一致。按四步进针规程，从定位处刺入，针刀经皮肤、皮下组织直达肱骨内上髁骨面，沿骨面向后，提插刀法切割 3 刀，范围 0.5cm。②第 2 支针刀松解肘管弓状韧带止点。在尺骨鹰嘴内缘定位。针刀体与皮肤垂直，刀口线与尺侧腕屈肌纤维方向一致。按四步进针规程，从定位处贴鹰嘴内缘进针刀，针刀经皮肤、皮下组织直达尺骨鹰嘴骨面，沿骨面向后，提插刀法切割 3 刀，范围 0.5cm。

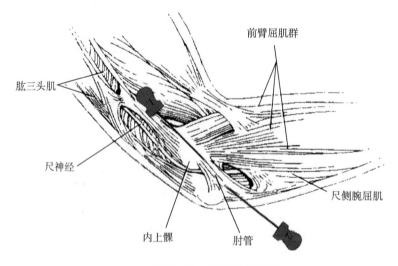

图 11-10　肘管针刀松解

（7）注意事项：在做针刀松解时，如患者出现沿尺神经方向的串麻感，系针刀碰到尺神经，此时退针刀于皮下，严格按照上述针刀松解方法再进针刀即可。

【针刀术后手法治疗】

针刀松解术毕，患者坐位，主动伸屈肘关节 2 次。

【护理措施】

1. 生活起居护理

本病可因急性扭伤或拉伤而引起；也可因感受风、寒、湿邪致使经脉不通，气血凝滞而引起，所以患者要加强患肢的保暖及制动休息，避免受到风寒湿邪的侵袭而使病情加重。

2. 饮食护理

饮食宜清淡、营养丰富，多食一些易消化且富含维生素的食物，禁食辛辣、肥甘厚腻之品。同时应该多食含钙丰富的食物，如牛奶、鸡蛋等。

3. 情志护理

患者多表现为焦虑、急躁、悲观，情绪不稳定，导致病情加重。因此，应及时做好心理护理，向患者介绍本病的有关知识，使其对本病有正确的认识。详细了解患者存在的心理负担，针对原因给予正确的心理疏导，消除顾虑，稳定情绪，让患者保持乐观的心态，积极配合治疗。

4. 健康教育

患者应加强自我保护意识，避免做可能导致损伤的动作。同时，加强抓握动作练习，促进局部肌力恢复。根据恢复情况坚持营养神经治疗。恢复期可辅助使用热敷、中药熏洗等，以促进局部血液循环，加快恢复。

（周朝进）

第七节　腕管综合征

【概述】

腕管综合征是周围神经卡压综合征中最常见的一种，多以重复性手部运动特别是抓握性手部运动者，如长期腕部用力的程序员、木工、厨师等多见。中年人多发，女性发病率高于男性。

【针刀应用解剖】

腕管是由腕横韧带及腕骨形成的一个管道。腕管的桡侧界由舟骨结节、大多角骨和覆盖于桡侧腕屈肌的筋膜隔组成，尺侧界由豌豆骨、三角骨和钩骨钩组成。腕管的顶部、屈肌支持带由桡骨远端扩展至掌骨的基部。腕管有 3 个重要的组成结构：前臂深筋膜、腕横韧带和大小鱼际肌间腱膜。腕横韧带起自舟状骨结节和多角骨桡侧突起，止于豌豆骨和钩骨钩尺侧。在其浅面由近端前臂筋膜、掌长肌和掌部远端筋膜组成。腕骨内容物包括屈指浅肌（4 根肌腱）、屈指深肌（4 根肌腱）、拇长屈肌（1 根肌腱）共 9 根肌腱及其滑膜和正中神经。（图 11-11）

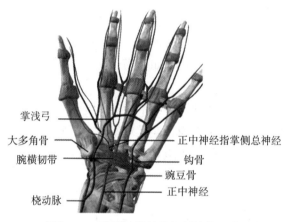

图 11-11 腕横韧带处的解剖结构示意图

正中神经在前臂位于指浅、深屈肌肌腹间，常位于指浅屈肌深部的肌膜内。在前臂远端，神经浅出部位位于指浅屈肌和桡侧腕屈肌间，恰在掌长肌后侧或桡后侧。穿过腕管的桡掌部屈肌支持带后，在屈肌支持带的远端分为 6 支正中神经运动返支、3 支指固有神经（分别位于拇指桡侧、拇指尺侧、食指桡侧）和 2 支指神经（1 支在食指尺侧、中指桡侧，1 支在中指尺侧、环指桡侧）。78% 的运动神经束位于神经的桡掌位，其余位于神经的掌中位。56% 的运动支穿过分隔的筋膜后首先进入大鱼际肌。第 1 蚓状肌由食指桡侧指固有神经支配，第 2 蚓状肌由支配食指和中指的指神经支配。正中神经掌皮支源于正中神经桡掌侧距腕横纹约 5cm 处近端，于掌长肌与桡侧腕屈肌间的前臂筋膜下发出分支，在腕横纹 0.8cm 处由掌部穿出，分为桡、尺支。

正中神经的高位分支可起源于前臂近侧或前臂中 1/3 部，与正中神经主干并行，通常被正中动脉或异常肌肉分隔。正中神经返支可通过韧带外、韧带下和韧带内穿过腕横韧带。

【病因病理】

腕管内压升高时，可减慢或中断神经的轴浆运输，使神经束膜水肿，持续压迫下，神经内膜、束膜的通透性下降，从而使神经纤维束受压，神经内血供减少，神经纤维发生永久性的病理变化。桡骨远端骨折时腕关节过屈位固定，腕管内急性出血、液体增多，如血友病腕部出血、腕管内注射、烧伤引起腕管内渗出，均可导致腕管内压力增高而引发腕管综合征。

腕管综合征的病因可分为局部因素和全身性因素。

1. 局部因素

（1）腕管容积变小，腕骨变异，腕横韧带增厚，肢端肥大。

（2）腕管内容物变多，如创伤性关节炎、前臂或腕部骨折、腕骨脱位或半脱位、变异的肌肉、局部软组织肿块、正中动脉损伤或栓塞、滑膜增生、局部血肿形成等。

（3）屈腕尺偏固定时间过长，睡姿影响。

（4）反复屈伸腕部活动，反复上肢振动，工作影响。

2. 全身性因素

（1）神经源性因素：糖尿病性神经损伤、酒精中毒性神经损伤、工业溶剂毒作用、神经双卡综合征、淀粉样变。

（2）感染、非感染性炎性反应：类风湿关节炎、痛风、非特异性滑膜炎、感染性疾病。

（3）体液失衡：妊娠、子痫、绝经、甲状腺功能紊乱、肾衰竭、红斑狼疮性血液透析、雷诺病、肥胖、变形性骨炎。

在诸多病因中，发生率最高的病因是非特异性滑膜炎，其次是类风湿关节炎。

【临床表现】

根据网眼理论，腕管综合征分可为腕管入口卡压和腕管出口卡压。正中神经进入腕管时受到的卡压为入口卡压，正中神经出腕管时受到的卡压为出口卡压。临床上绝大部分正中神经有腕管的卡压都是入口卡压。腕管综合征好发于中年女性，多发于40~60岁。

（1）桡侧三指半麻木、疼痛和感觉异常。这些症状也可在环指、小指或腕管近端出现。掌部桡侧近端无感觉异常。

（2）常有夜间痛及反复屈伸腕关节后症状加重。

（3）患者常以腕痛、指无力、捏握物品障碍及物品不自主从手中掉下为主诉。

（4）病变严重者可发生大鱼际肌萎缩，拇对掌功能受限。腕部的不适可向前臂、肘部甚至肩部放射。当症状进一步加重，出现精细动作受限，如拿硬币、系纽扣困难。

【诊断要点】

患者出现桡侧三指半疼痛、麻木，感觉减退和鱼际肌萎缩三大症状中的 1 个或 2 个时要考虑该病，尤其伴有夜间因麻木而醒者，更应高度怀疑该病。物理检查及其他辅助检查具有重要诊断价值。

（1）两点辨别觉：用钝头分规纵向检查（＞6mm 为阳性）。可作为评价腕管综合征的一项指标。

（2）单丝检查：用单丝垂直触压皮肤。检查中，患者视野应离开检查手。该项检查灵敏度、特异度均较高。

（3）振感检查：用 256Hz 的音叉击打坚硬物后，音叉尖端置于检查指指尖，双手同指对照，观察感觉变化。

（4）Phalen 试验：双前臂垂直，双手尽量屈曲，持续 60s 手部正中神经支配区出现麻木和感觉障碍为阳性，30s 出现阳性表明病变较重。该检查灵敏度为 75%~88%，特异性为 47%，与单丝检查合用灵敏度增加 82%，特异性增至 86%。

（5）止血带试验：用血压表置于腕部，充气使气压达 20kPa（150mmHg），持续 30s，出现麻木为阳性。该检查灵敏度、特异度较高。

（6）腕部叩击试验：腕部正中神经部叩击，灵敏度为 67%。

（7）肌电图、X 线、CT 和 MRI 检查对腕管综合征的辅助诊断和鉴别诊断具有重要价值。

【针刀治疗】

（一）治疗原则

依据人体弓弦力学系统理论及疾病病理构架的网眼理论，腕管损伤后引起瘢痕和挛缩，使腕管容积变小，管腔狭窄而产生上述临床表现。在慢性期急性发作时，病变组织有水肿渗出刺激神经末梢，使临床表现加剧。用针刀将腕横韧带切开松解，使腕部的力学平衡得到恢复，此病可到治愈。

（二）操作方法

（1）体位：坐位。

（2）体表定位：腕横韧带 Tinel 征阳性点。

（3）消毒：将施术部位用碘伏消毒 2 遍，然后铺无菌巾，使治疗点正对洞巾中间。

（4）麻醉：用 1% 利多卡因局部浸润麻醉，每个治疗点注药 1ml。

（5）刀具：Ⅰ型 4 号斜刃针刀。

（6）针刀操作：针刀松解腕横韧带 Tinel 征阳性点。在 Tinel 征阳性点旁开 0.5cm 进针刀，刀口线先与前臂纵轴平行，针刀体与皮肤垂直。按针刀治疗四步操作规程进针刀，针刀斜面刀刃向上，经皮肤、皮下组织，刀下有坚韧感时到达腕横韧带近端。然后针刀向近端探寻，当有落空感时到达腕横韧带近端，此时将针刀体向前臂近端倾斜 90°，与腕横韧带平行，向上挑切腕横韧带，范围 0.5cm，以切开部分腕管远端的腕横韧带（图 11-12）。

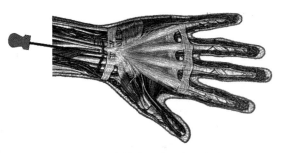

图 11-12　腕管出口卡压针刀松解

（7）注意事项：在做出口针刀松解时，注意针刀始终在有坚韧感的腕横韧带上切割，不能在其他部位切割，否则可能导致正中神经的医源性损伤。

【针刀术后手法治疗】

针刀松解术毕，患者坐位，将腕关节过度背伸 2 次。

【护理措施】

1. 生活起居护理

日常生活中要注意保护受损关节，减轻日常活动时的关节疼痛和损伤，延缓或阻止病情进一步发展。尽量避免使用患肢拧提重物，保护好腕关节。患肢腕关节应避免长时间保持一个动作或处于变形位置。适当活动，促进局部的血液循环。家属应给予细致的生活照顾。患者应注意患处保暖，避免感受风寒湿加重病情。

2. 饮食护理

饮食宜清淡、营养丰富，多食一些易消化且富含维生素的食物，禁食辛辣、肥甘厚腻之品。同时应该多食含钙丰富的食物，如乳制品、牛奶等。食用时可加入维生素 A 以促进钙的吸收。此外，鱼、虾（虾皮）亦含优质钙，动物骨头汤填精益髓，也是上好的滋补佳品。

3. 情志护理

患者由于腕关节酸、胀、痛、僵硬，手掌麻木，腕关节和手指屈伸受限等影响日常活动而产生心理负担，出现焦虑、担心、悲观、急躁、恐惧、紧张等情志抑郁现象。医生应该及时和患者沟通，向其解释该病的病因机制，使其对自己的病情有所了解，消除思想包袱及心理压力，保持情绪稳定，对病情的康复充满信心，积极配合医生完成各项治疗。

4. 健康教育

发病期间避免过多提重物动作。坚持主动握拳、伸拿活动等功能锻炼。

（周朝进）

第八节　臀上皮神经卡压综合征

【概述】

臀上皮神经卡压综合征是指臀上皮神经经过髂嵴骨纤维管处，由各种原因造成卡压或嵌顿等损伤而引起的以疼痛为主要表现的综合征。臀上皮神经由 T_{12}~L_3 脊神经后外侧支组成，其大部分行走在软组织中。行程中的出孔点、横突点、入臀点均为骨纤维管易损伤的部位。

【针刀应用解剖】

臀上皮神经由 T_{12}~L_3 脊神经后外侧支的皮支组成。从起始到终点，大部分行走在软组织中，其行走过程可分为四段六点一管（图11-13）。

（1）骨表段：椎间孔发出后（出孔点），沿横突背行走并被纤维束固定（横突点）。

（2）肌内段：进入竖脊肌（入肌点），向下、向外走行于肌内，走出竖脊肌（出肌点）。

（3）筋膜下段：走行于胸腰筋膜浅层深面。

（4）皮下段：走出深筋膜（出筋膜点），与筋膜下段成一钝角的转折，向下外走行，穿行于皮下浅筋膜。此段跨越髂嵴，经由竖脊肌、胸腰筋膜在髂嵴的上缘附着处所形成的骨纤维性扁圆形隧道（骨性纤维管）进入臀筋膜（入臀点）。

（5）入臀后一般分为前、中、后3支，在筋膜中穿行，中支最粗大，最长者可至股后部腘窝平面之上。

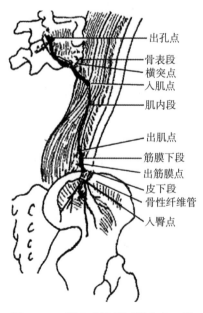

图11-13　臀上皮神经四段六点一管

【病因病理】

1. 解剖因素

臀上皮神经在穿出由骶髂筋膜形成的卵圆形的孔隙处时易受压迫。一旦腰部损伤，臀肌强力收缩而导致局部压力增高，会使筋膜深部脂肪组织从该孔隙处向浅层疝出、嵌顿，引发腰痛。

2. 损伤因素

除了外力直接作用导致神经损伤外，躯干向健侧过度弯曲或旋转时，臀上皮神经受牵拉，可发生神经的急、慢性损伤或向外侧移位，导致神经水肿粘连而出现卡压。

临床上触及的痛性筋束，肉眼观察呈小片状，与臀中肌及臀筋膜粘连，为纤维性粘连。全部束状物均非神经，与肉眼所见的神经支也无粘连。这些束状结节光镜下观察均系纤维脂肪组织，其中有小血管壁增厚、炎性细胞浸润。可见横纹肌纤维，偶尔夹有神经纤维。

【临床表现】

主要表现为患侧腰臀部，尤其是臀部的疼痛，呈刺痛、酸痛或撕裂样，且常常是持续发生的，很少间断发生。一般疼痛的部位较深，区域模糊，没有明确的界限。急性期疼痛较剧烈，并可向大腿后侧放散，但常不超过膝关节。患侧臀部可有麻木感，但无下肢麻木。患者常诉起坐困难，弯腰时疼痛加重。

【诊断要点】

多数患者可以检查到固定的压痛点，一般在第 3 腰椎横突和髂嵴中点及其下方压痛，按压时可有胀痛或麻木感，并向同侧大腿后方放射，一般放射痛不超过膝关节。直腿抬高试验多为阴性，但有 10% 的患者可出现直腿抬高试验阳性，腱反射正常。

【针刀治疗】

（一）治疗原则

依据人体弓弦力学系统理论及疾病病理构架的网眼理论，本病是由于臀上皮神经周围软组织卡压神经导致的，可通过针刀准确松解卡压治愈疾病。

（二）操作方法

（1）体位：俯卧位。

（2）体表定位：第 3 腰椎横突点，髂嵴中后部。

（3）消毒：将施术部位用碘伏消毒 2 遍，然后铺无菌巾，使治疗点正对洞巾中间。

（4）麻醉：用 1% 利多卡因局部浸润麻醉，每个治疗点注药 1ml。

（5）刀具：Ⅰ型 3 号直形针刀。

（6）针刀操作（图 11-14）：①第 1 支针刀松解第 3 腰椎横突点的粘连、瘢痕。从第 3 腰椎棘突上缘顶点旁开 3cm，在此定位。刀口线与脊柱纵轴平行，针刀经皮肤、皮下组织直达横突骨面。刀体向外移动，当有落空感时即到第 3 腰椎横突尖。在此用提插刀法切割横突尖的粘连瘢痕 3 刀，深度 0.5cm，以松解臀上皮神经在横突尖部的粘连和瘢痕。②第 2 支针刀松解臀上皮神经入臀点的粘连、瘢痕。在髂嵴中后部压痛点定位。刀口线与脊柱纵轴平行，针刀经皮肤、皮下组织，直达髂骨骨面。刀体向上移动，当有落空感时即到髂嵴上缘臀上皮神经的入臀点。在此用纵疏横剥 3 刀，深度 0.5cm，以松解臀上皮神经入臀点的粘连和瘢痕。

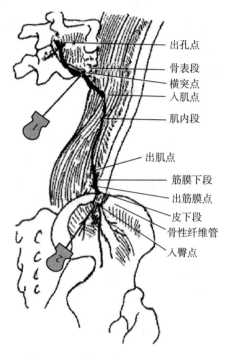

出孔点
骨表段
横突点
入肌点
肌内段

出肌点
筋膜下段
出筋膜点
皮下段
骨性纤维管
入臀点

图 11-14　针刀松解臀上皮神经卡压

【针刀术后手法治疗】

针刀松解术毕，患者仰卧位，屈膝屈髋 2 次。

【护理措施】

1. 生活起居护理

在急性期应卧床休息，起床活动时可用腰围保护，应避免腰部过度屈伸、旋转活动，宜保暖，避风寒。

2. 饮食护理

患者的饮食宜清淡、营养丰富，多食一些易消化且富含维生素的食物，禁食辛辣、肥甘厚腻之品。同时应该多食含钙丰富的食物，如牛奶、鸡蛋等。鼓励患者自行解小便，如出现尿潴留可诱导排尿，必要时予以导尿。鼓励患者多饮水，保持二便通畅。

3. 情志护理

因臀上皮神经综合征患者主要表现为腰腿部疼痛、弯腰受限、行走不便，严重影响生活、工作与学习，患者会出现不同程度的焦虑、多疑等情绪。加之对针刀治疗方法认识不足，对手术有畏惧心理，对疾病预后信心不足，易产生悲观情绪。因此，护理人员要非常耐心细致地关怀和安慰患者，要适时运用关怀式的语言技巧，如用亲切的态度、温和的语言、友善的表情、得体的举止给患者温暖。多与患者沟通，为患者营造和谐的关怀氛围。认真热情地向患者介绍针刀治疗方法的相关知识，讲述医疗团队在治疗上的先进技术和丰富经验，通过介绍已康复的病例，邀请术后疗效好的患者讲述自身感受，以消除患者的不良情绪，使患者对该项治疗充满信心。在整个过程，护理人员要面带微笑，解答患者的各种疑问，用人格魅力赢得其信赖和尊重，鼓励患者以最佳的心理状态接受治疗。

4. 健康教育

患者应加强自我保护意识，避免做可能导致损伤的动作。同时，指导患者行腰臀部功能锻炼，以利于恢复。康复训练以屈髋屈膝运动为主。嘱患者平躺，双下肢交替行屈髋屈膝运动，每组 10~15 次，每日 2~3 组。恢复期可辅助使用热敷、中药熏洗等，以促进局部血液循环，加快恢复。

（周朝进）

第九节　梨状肌综合征

【概述】

梨状肌综合征是坐骨神经在通过梨状肌出口时受到卡压或慢性损伤引起的一组临床综合征。本病多见于青壮年，男性多于女性近 1 倍。可有臀部外伤史、劳累、受寒湿等诱因。主要症状为臀中部相当于梨状肌体表投影部位疼痛，并向股外侧、股后侧、小腿外侧放射。大部分患者有间歇性跛行和下肢痛，蹲位休息片刻可缓解，极少有腰痛症状。亦可有臀部、股部等肌肉萎缩表现。

【针刀应用解剖】

梨状肌起自骶骨前外侧面，止于股骨大转子尖，属于下肢外旋肌之一。坐骨神经为全身最大的神经，起自腰骶神经丛，经坐骨神经通道穿至臀部，位于臀大肌和梨状肌的前面，上孖肌、闭孔内肌、下孖肌和股方肌的后面，向下至大腿。在臀部，坐骨神经与梨状肌关系密切，二者间关系常有变化，坐骨神经与梨状肌的关系可分为以下 9 型。

Ⅰ型：坐骨神经总干穿梨状肌下孔至臀部。此型为常见型，占 61.19%。

Ⅱ型：胫神经穿梨状肌下孔，腓总神经穿梨状肌肌腹。此型为常见变异型，占 32.89%。

Ⅲ型：坐骨神经总干穿梨状肌肌腹，占 0.61%。

Ⅳ型：坐骨神经在骨盆内已分为两大终支，即胫神经和腓总神经，两支同穿梨状肌下孔，占 1.99%。

　　Ⅴ型：腓总神经穿梨状肌下孔，胫神经穿梨状肌肌腹，占 0.26%。

　　Ⅵ型：坐骨神经总干穿梨状肌上孔至臀部，占 0.08%。

　　Ⅶ型：胫神经穿梨状肌下孔，腓总神经穿梨状肌上孔，占 2.6%。

　　Ⅷ型：腓总神经在盆内分为 2 支，1 支穿梨状肌上孔，1 支与胫神经同经梨状肌下孔出盆，占 0.17%。

　　Ⅸ型：骶丛穿梨状肌肌腹至臀部后，再分出坐骨神经，占 0.17%。

【病因病理】

　　梨状肌解剖特点复杂、变异较多，各种外伤、疾病及慢性劳损亦致梨状肌肥厚、纤维化，引发梨状肌综合征，主要包括以下几方面。

　　（1）梨状肌压迫坐骨神经。坐骨神经或其分支通过异常的梨状肌是病因之一。此外，发生病变的梨状肌也可导致坐骨神经疼痛，或 S_1、S_2、骶丛受刺激等因素导致梨状肌发生痉挛、肿大，与周围组织粘连。

　　（2）变异的梨状肌腱导致坐骨神经受压。梨状肌腱异常发育时，坐骨神经及其分支可经过梨状肌两腱之间或一腱前方或后方，这种异常的梨状肌腱直接压迫坐骨神经及其周围的营养血管，以致局部血运障碍及无菌性炎性反应引起坐骨神经痛。

　　（3）骶髂关节的病变及梨状肌腱止端下方与髋关节囊之间滑液囊的炎症等。骶髂关节的病变或滑液囊的炎性变可以刺激梨状肌，引起痉挛，并可通过炎性刺激该肌和坐骨神经引发坐骨神经痛。当神经根周围有瘢痕或筋膜炎时，从椎间孔到臀部一段坐骨神经发生粘连，导致坐骨神经张力增大，移动范围缩小，易被梨状肌压迫。

【临床表现】

　　患者主诉大腿后侧至小腿外侧或足底有放射性疼痛及麻木感，患肢无力，但腰痛常不明显。检查患肢股后肌群，小腿前后、足部肌力减弱，重者踝、趾关节活动完全丧失，出现足下垂，小腿外侧及足部感觉减退或消失。可发现梨状肌有痉挛，呈条索状或腊肠状，梨状肌有压痛，并向下放射，一般腰椎棘突旁无压痛。脊柱前屈时下肢疼痛加重，后伸时疼痛减轻或缓解。直腿抬高试验多为阳性，端坐屈头无腿痛。出现足内旋疼痛，并向下放射。

【诊断要点】

1. 特殊检查

（1）主动试验：令患者伸髋、伸膝时做髋关节外旋动作，同时在患者足部予以对抗。患者出现臀中部及坐骨神经疼痛或加重为阳性。

（2）被动试验：被动用力内旋、屈曲、内收髋关节，引起疼痛或疼痛加重者为阳性。患者俯卧于检查床上，按压臀区痛点后，嘱患者支撑起上肢，使脊柱过伸，继而嘱患者跪俯床上使脊柱屈曲，比较臀部同一压痛点伸、屈两种姿势的疼痛程度。如脊柱过伸时压痛减轻，脊柱屈曲时压痛加重，称为椎管外疼痛反应。

（3）行骶管冲击试验：向骶管内推注 0.5% 普鲁卡因 20ml，如患肢放射痛不加重，为椎管外反应。椎管内病变常常在注药时出现下肢疼痛，可与椎间盘突出病相鉴别。

2. 辅助检查

腰椎 X 线检查多无明显病变，骨盆 X 线示有骶髂关节炎等表现。超声检查在梨状肌综合征诊断中有一定价值。谢雁翔认为：梨状肌横断径增大、形态异常；梨状肌外膜粗糙增厚（≥ 3mm）；梨状肌回声不均，光点粗强；梨状肌下孔狭窄或消失（≤ 8mm）；坐骨神经变异或显示不清，上述 5 条中具有 4 条者，即可提示为梨状肌综合征。坐骨神经肌电图亦可有异常发现，如呈现纤颤电位或单纯相等变化，神经传导速度可下降。CT 检查一般认为无诊断价值。

【针刀治疗】

（一）治疗原则

依据人体弓弦力学系统理论及疾病病理构架的网眼理论，梨状肌综合征由坐骨神经周围软组织卡压神经所致，通过针刀准确松解卡压即可。

（二）操作方法

（1）体位：俯卧位。

（2）体表定位：坐骨神经在梨状肌下孔的体表投影，即髂后上棘与尾骨尖连线的中点与股骨大转子连线的中内 1/3 交点处。

（3）消毒：将施术部位用碘伏消毒 2 遍，然后铺无菌巾，使治疗点正对洞巾中间。

（4）麻醉：用 1% 利多卡因局部浸润麻醉，每个治疗点注药 1ml。

（5）刀具：Ⅰ型 3 号直形针刀。

（6）针刀操作（图 11-15）：针刀松解坐骨神经在梨状肌下孔的卡压点。在定位处进针刀，针刀体与皮肤垂直，刀口线与下肢纵轴一致。按针刀治疗四步操作规程进针刀，针刀经皮肤、皮下组织、浅筋膜、肌肉，当患者有麻木感时即到坐骨神经在梨状肌下孔的部位。退针刀 2cm，针刀体向内或向外倾斜 10°~15° 再进针刀，刀下有坚韧感时即到坐骨

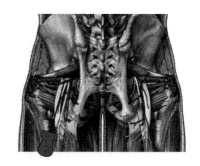

图 11-15　梨状肌卡压针刀松解

神经在梨状肌下孔的卡压点。以提插刀法向下切割 3 刀，范围 0.5cm。

【针刀术后手法治疗】

针刀术后进行手法治疗，仰卧位，直腿抬高 3 次。

【护理措施】

1. 生活起居护理

脉络损伤，气血不畅，故而疼痛。因此，患者应加强自我保护意识，避风寒，适劳逸，注意休息。

2. 情志护理

患者由于疼痛的折磨，多有焦虑和紧张情绪，对治疗方法不甚了解，易产生畏惧心理，担心治疗无效或损伤坐骨神经等。针对患者的负性情绪，护士要和蔼热情，用通俗易懂的语言做好解释工作，应用相关专业的知识介绍针刀治疗方法、注意事项，列举一些成功治愈的例子等，消除患者的顾虑。

3. 对症处理及护理

对患者的疼痛程度进行评估，疼痛评分为 4 分及以上患者，需要尽快通知医生，迅速遵医嘱为患者止痛，包括应用药物止痛等。患者经药物止痛之后护理人员需要再次评估与记录，时间为非消化道给药后 15~20min 或口服途径用药后 1h。如有特殊情况，须及时予以评估与记录。对于个别疼痛严重者，可考虑注射止痛镇静药物。注射后嘱患者 1 周内要多休息，避免活动过量刺激到治疗部位。

4. 健康教育

治疗后嘱患者保持伤肢外旋、外展，休息 1 周。根据梨状肌综合征的病因，嘱患者注意保护臀部。完全康复前重点要注意防止着凉，避免臀部外伤、受潮湿及劳损。避免扭伤及久坐导致梨状肌缺血后再次发生炎性水肿。为防止坐骨神经再粘连，治疗后指导患者坚持患侧下肢直腿抬高训练，每日 2 次或 3 次，每次 5~10 遍。

（周朝进）

第十节　股外侧皮神经卡压综合征

【概述】

股前外侧皮神经在经行途中因某种致压因素卡压引起神经功能障碍，引发的大腿部麻痛等一系列症状，称为股外侧皮神经卡压综合征。

【针刀应用解剖】

股前外侧皮神经由腰大肌外缘向下跨过髂窝，先位于髂筋膜深面，至近腹股沟韧带处即位于髂筋膜中，神经于髂前上棘内侧下方 1~1.5cm 处穿出腹股沟韧带的纤维性管道。纤维性管道长 2.5~4cm，此处的神经干较为固定。剖开纤维性管道，见股前外侧皮神经在髂前上棘内侧，与髂筋膜紧密连在一起，有纵横交错的纤维组织包裹神经，并与髂前上棘内侧附着成一片。股前外侧皮神经出腹股沟韧带的纤维性管道后行于大腿阔筋膜下方，于髂前上棘下方 3~5cm 处穿过阔筋膜，在此点神经亦相对固定。在两处相对固定的神经段，正好位于髋关节的前方。随髋关节的屈伸，该段神经容易受到牵拉和挤压。另外，股前外侧皮神经在骨盆内行程长、出骨盆入股部时形成的角度大、穿过缝匠肌的途径有变异等，均可以诱发神经卡压。在股部可将股前外侧皮神经分为主干型（占 42.5%）和无主干型（占 57.5%）两类。主干型以一粗大主干跨越腹股沟韧带至股部，再分为前、后 2 支（占 25%）或前、中、后 3 支（占 17.5%）；无主干型在股部直接以前、后支（占 35%）或前、中、后支（占 22.5%）2 种形式出现。

1. 主干

出现率为 42.5%，横径平均为 4.4mm，前后径平均为 0.9mm。主干在距髂前上棘 10mm 处跨越腹股沟韧带进入股部，经缝匠肌的前面或从肌的后面穿过该肌上部，行于阔筋膜两层之间，在股部的长度平均为 18mm，多数在穿入浅层以前即分为 2 个或 3 个分支，少数以单支形式穿出深筋膜。

2. 前支

出现率为 100%，横径平均为 2.5mm，前后径平均为 0.8mm。无主干型的前支在距髂前上棘 13.8（6.1~32.0）mm 处跨越腹股沟韧带至股部，行于阔筋膜两层之间。在髂髌连线（髂前上棘与髌骨外侧缘的连线）的上 1/3，股前外侧皮神经基本与此线段平行，绝大多数在其内侧 10mm 的范围内下降，分布于大腿前外侧部皮肤。在股部其长度平均为 85（12.7~257.0）mm。穿阔筋膜浅出的部位距髂前上棘 70.4（17.0~190.0）mm。

3. 后支

出现率为 100%，横径平均为 2.4mm，前后径平均为 0.7mm。无主干型的后支在距髂前上棘 9.3mm 处越过腹股沟韧带进入股部，于距髂前上棘 30.7（1.0~80.0）mm 处，髂连线内、外侧各约 4mm 的范围内，穿深筋膜至浅层，分布于大腿外侧部上份的皮肤。此神经在股部的长度平均为 30.0（4.8~141.0）mm。

4. 中间支

出现率为 40%，横径平均为 1.8mm，前后径平均为 0.7mm。无主干型中间支在髂前上棘 12.2（4.0~16.4）mm 处越过腹股沟韧带至股部，行于阔筋膜两层之间，于距髂前上棘 63.1（13.0~126.0）mm 处，髂髌连线内、外侧各约 4mm 的范围内穿深筋膜至浅层，分布于大腿前外侧部皮肤。此神经在股部的长度为 93（42.0~215.0）mm。

【病因病理】

（1）由于股前外侧皮神经在骨盆内行程长，出骨盆入股部时形成的角度大，穿过缝匠肌的途径有变异，而且在穿腹股沟韧带的纤维性管道和阔筋膜时神经亦相对固定，因此当肢体活动或体位不当时，容易受到持续性牵拉、摩擦、挤压等，造成局部组织水肿、瘢痕形成，肌筋膜鞘管增厚，引起神经卡压。此外，肥胖的中老年女性易发生骶髂脂肪疝嵌顿，压迫股前外侧皮神经。

（2）骨盆骨折、肿瘤、异物、石膏固定，均可引起股外侧皮神经卡压。

（3）手术切取髂骨时，刺激或局部瘢痕、粘连可压迫神经。

（4）外伤导致的髂腰肌筋膜内血肿亦可引起卡压。

【临床表现】

患者主诉股前外侧麻木，有针刺或灼样疼痛，但不超过膝关节，患侧臀部可有麻木感，无下肢麻木，有些患者还伴有股四头肌萎缩，行走时疼痛加重，卧床休息症状可缓解。

【诊断要点】

髂前上棘内下方有压痛，Tinel 征阳性，股前外侧感觉减退或过敏。后伸髋关节、牵拉股外侧皮神经时，症状加重。为了明确诊断，了解致压原因，应进一步用 X 线检查腰椎、骨盆及髋部有无骨性病变，或采用其他诊断技术排除肿瘤、结核、炎症或出血导致的股外侧皮神经受压等。

【针刀治疗】

（一）治疗原则

依据人体弓弦力学系统理论及疾病病理构架的网眼理论，股前外侧皮神经卡压综合征是股前外侧皮神经周围软组织卡压神经所致，针刀可准确松解卡压。

（二）操作方法

（1）体位：仰卧位。

（2）体表定位：髂前上棘压痛点。

（3）消毒：将施术部位用碘伏消毒 2 遍，然后铺无菌巾，使治疗点正对洞巾中间。

（4）麻醉：用 1% 利多卡因局部浸润麻醉，每个治疗点注药 1ml。

（5）刀具：Ⅰ型4号直形针刀。

（6）针刀操作（图11-16）：针刀松解股前外侧皮神经髂前上棘卡压点。在髂前上棘压痛点定位，针刀体与皮肤垂直，刀口线与下肢纵轴一致。按针刀治疗四步操作规程进针刀，针刀经皮肤、皮下组织、筋膜，直达髂前上棘内侧骨面，针刀在骨面上向下铲剥3刀，范围0.5cm。

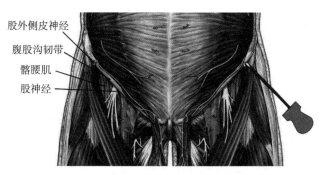

股外侧皮神经
腹股沟韧带
髂腰肌
股神经

图11-16　髂前上棘压痛点针刀松解前面观

（7）注意事项：在做针刀松解时，操作在骨面上进行，不可脱离骨面，否则可能刺破腹壁，损伤腹腔内脏器官。

【针刀术后手法治疗】

针刀松解术毕，患者仰卧位，医生用拇指揉按局部2min。

【护理措施】

1. 生活起居护理

脉络损伤，气血不畅，故而疼痛。因此，患者应加强自我保护意识，避风寒，适劳逸，注意休息。

2. 情志护理

长期慢性疼痛造成躯体痛苦，也可产生焦虑、抑郁、失眠等心理疾病而导致生活质量下降，因此掌握患者焦虑情绪的识别方法和焦虑干预技巧显得尤为重要。患者入院后对周围环境比较陌生，应加强与其沟通，热情接待，向患者及其家属做好入院介绍，消除他们的陌生感。详细讲解治疗过程，消除患者的恐惧心理，并请手术后疼痛消失者介绍体会，增强患者治愈的信心。

3. 对症处理及护理

尊重并接受患者对疼痛的反应，向患者解释疼痛的原因、机制，讲解缓解疼痛的措施，以减轻患者的焦虑、恐惧等负面情绪。可通过让患者参加兴趣活动、听音乐、与家人聊天、深呼吸、放松按摩等方法分散其对疼痛的注意力。

4. 健康教育

完全康复前重点要注意防止着凉，避免臀部及大腿受外伤、受潮湿及劳损。恢复期可辅助使用热敷、中药熏洗等，以促进局部血液循环，加快恢复。

（周朝进）

第十一节　跗管综合征

【概述】

跗管综合征又称踝管综合征，多发于老年人，多由韧带随年龄增长弹性降低所致。其次，踝关节反复扭伤也容易发病，与跗管所在的位置和本身结构有很大关系。该病在临床上常被误诊为风湿脚痹或末梢神经炎。近年来矫形外科用手术疗法切除部分支持带以松解胫后神经的压迫，疗效显著，但较为痛苦，有的尚残留轻微不适。

【针刀应用解剖】

跗管是内踝下侧的一个狭窄的骨性通道（图11-17），上面有分裂韧带（屈肌支持带）覆盖，下面有跟骨内侧面组成的扁形管腔，中间有胫后动脉、胫后神经、蹈长屈肌、趾长屈肌通过，屈肌支持带受损伤挛缩使管腔更为狭窄。

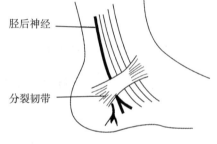

图11-17　跗管结构

【病因病理】

发病原因一是足部缺乏活动，突然活动量增大；二是踝关节反复扭伤，使跗管内肌腱摩擦劳损或肌腱部分撕裂，产生慢性少量出血、水肿，日久机化、增生、肥厚及瘢痕，造成跗管内容物体积增大。跗骨为骨性纤维管，缺乏伸缩性，不能随之膨胀，于是管内压力增高，由此产生胫后神经受压症状。

【临床表现】

初期主要表现为在走路多、久立或劳累后出现内踝后部不适，休息后改善。持续日久，则出现跟骨内侧和足底麻木或有蚁行感。重者可出现足趾皮肤干燥、发亮，汗毛脱落及足部内在肌肉萎缩，走路跛行。

【诊断要点】

（1）痛麻区域局限于跟骨内侧和足底。
（2）叩击内踝后方，足部针刺感可加剧。
（3）足部极度背伸时症状加剧。

【针刀治疗】

（一）治疗原则

依据人体弓弦力学系统理论及疾病病理构架的网眼理论，跖管综合征由胫后神经周围软组织卡压神经所致，针刀治疗可准确松解卡压。

（二）操作方法

（1）体位：患侧卧位。患侧在下，患足内踝朝上，用沙袋垫平稳。
（2）体表定位：在内踝后缘与足跟骨划一直线，分别在内踝与跟骨内侧定位。
（3）消毒：将施术部位用碘伏消毒2遍，然后铺无菌巾，使治疗点正对洞巾中间。
（4）麻醉：用1%利多卡因局部浸润麻醉，每个治疗点注药1ml。
（5）刀具：Ⅰ型4号直形针刀。
（6）针刀操作（图11-18）：①第1支针刀切开分裂韧带内踝部的起点。在内踝后缘定位，针刀体与皮肤垂直，刀口线与腓骨纵轴成45°。按针刀治疗四步操作规程进针刀，针刀经皮肤、皮下组织、筋膜直达内踝后缘骨面，沿骨面向下探寻，刀下有坚韧感时即到达分裂韧带的起点。以提插刀法切割3刀，范围0.5cm。②第2支针刀切开分裂韧带跟骨内侧的止点。在跟骨内侧面定位，针刀体与皮肤垂直，刀口线与下肢纵轴成45°。按针刀治疗四步操作规程进针刀，针刀经皮肤、皮下组织、筋膜直达跟骨内侧骨面，沿骨面探寻，刀下有坚韧感时即到达分裂韧带的止点。向上下各铲剥切割3刀，范围0.5cm。

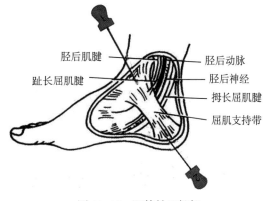

胫后肌腱
趾长屈肌腱
胫后动脉
胫后神经
拇长屈肌腱
屈肌支持带

图11-18　跖管针刀松解

【针刀术后手法治疗】

针刀术后，患者仰卧，患肢外旋，医生以一指禅推法或揉法于小腿内后侧由上而下推至踝部，重点在跖管局部，沿与跖管纵向肌纤维垂直的方向推揉 5min，以通经活血，使跖管压力降低，同时在局部配合弹拨法疏理经筋，最后顺肌腱方向用擦法。

【护理措施】

1. 生活起居护理

患病后，应注意局部保暖，避风寒，适劳逸。可在局部热敷，或用中药擦洗。

2. 情志护理

多与患者沟通，消除其恐惧心理，鼓励其积极配合医生的治疗。

3. 健康教育

应注意减少踝关节的扭伤及骨折的发生，足部应适当活动，避免长时间不活动而突然活动量增大。

（周朝进）

第十二章 常见骨关节疾病

第一节 颈椎病

【概述】

颈椎病是一种常见病、多发病。病因及临床表现各异，病程缠绵难愈，不仅长期折磨患者，严重影响患者的生活质量，也给整个家庭、社会带来沉重的负担。有学者预测，到21世纪中期，颈椎病将取代以体力劳动为主要诱因的腰腿痛而成为脊椎病在临床与基础研究方向上的主要研究对象。

颈椎间盘退化，骨质增生，骨赘形成，黄韧带肥厚及后纵韧带骨化等因素刺激神经根或颈脊髓，造成颈、肩、项背、上肢疼痛，甚至发生脊髓受压的临床征象。颈椎病的诊断目前主要采用的是西医分型，如颈型、椎动脉型、神经根型、脊髓型、交感型及混合型。

【针刀应用解剖】

（一）枕骨

枕骨位于顶骨之后，并延伸至颅底。枕骨下面中央有一个大孔，称为枕骨大孔，脑和脊髓在此处相续。以枕骨大孔为中心，枕骨可分为4个部分。后为鳞部，前为基底部，两侧为侧部。枕骨与顶骨、颞骨及蝶骨相接。在枕骨大孔两侧有椭圆形隆起的关节面，称为枕骨髁，其与环椎的上关节窝组成环枕关节。大孔前方有隆起的咽结节，后方有枕外嵴延伸至枕外隆凸，隆凸向两侧有上项线，其下方有与之平行的下项线。枕骨骨面上有众多软组织的附着点（图 12-1）。

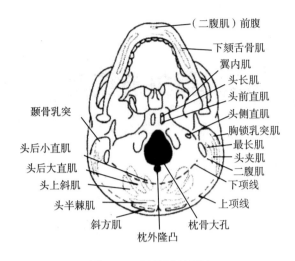

图 12-1　颅骨下面观图

（二）颈椎骨

颈椎共有 7 个，除第 1、2、7 颈椎因结构有所差异，属于特殊颈椎外，其余 4 节称为普通颈椎（图 12-2）。

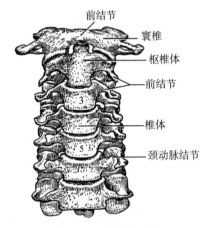

图 12-2　颈椎前面观

1. 普通颈椎

普通颈椎的每节椎骨均包括椎体、椎弓和突起三部分（图 12-3）。

（1）椎体：是支持体重的主要部分。颈椎椎体较胸、腰椎明显为小，其横径大于矢状径，上面较下面略小。一般下位颈椎较上位颈椎大。椎体主要由松质骨构成，表层的密质骨较薄，受伤时可被压扁。

（2）椎弓：自椎体侧后方发出，呈弓状。由两侧 1 对椎弓根和 1 对椎板组成。

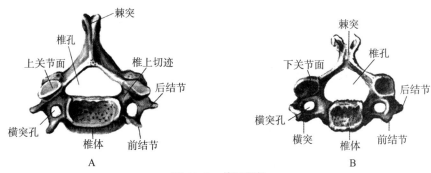

图 12-3　普通颈椎

A.上面观；B.下面观

椎弓根短而细，与椎体的外后缘成 45° 相连接，上下缘各有一较狭窄的凹陷，分别称为颈椎椎骨上切迹和颈椎椎骨下切迹。在相邻两个颈椎上、下切迹之间形成椎间孔，有脊神经和伴行血管通过。

椎弓板是椎弓根向后延伸部分，呈板状，较胸、腰椎狭长。其在椎体后缘与两侧椎弓根合拢构成椎管。侧面观呈斜坡状，上缘靠近前方使椎管与神经根管入口处的矢状径略小；下方则较远离椎管，使椎管与神经根管的矢状径略大。在下缘前面有弓间韧带（或称黄韧带）附着，并向下延伸，止于下一椎节椎弓板的上缘，于两节椎弓根之间构成椎管后壁。当其肥厚或松弛时，可突向椎管而压迫脊髓。

（3）突起：分为横突、上关节突、下关节突和棘突。

横突起自椎体侧后方与椎弓根处，短而宽。中央部有圆形横突孔，有椎动脉、椎静脉通过。横突孔的横径较前后径对椎动脉受压更为重要，因此减压时应以扩大横径为主。紧贴横突孔的后方有一自内上向外下走行的斜形深沟，即脊神经沟，有脊神经穿出。于脊神经沟的终端分成前后 2 个结节，即前结节和后结节。行颈椎侧前方手术时，勿超过前结节，否则易误伤脊神经根和伴行的血管。C₆ 前结节较为隆起粗大，又称颈动脉结节，正好位于颈总动脉后方，用于头颈部出血时压迫止血。颈椎横突及其后的关节突有许多肌肉附着，自前向后有颈长肌、头长肌、前斜角肌、中斜角肌、后斜角肌、肩胛提肌、颈夹肌、颈髂肋肌、颈最长肌、头最长肌、头半棘肌、颈半棘肌及多裂肌等（图 12-4）。横突对脊柱侧屈及旋转运动起杠杆作用。颈部活动时，特别是椎骨间不稳定时，横突孔内部结构容易受到牵拉和挤压。横突孔周围结构的改变，如钩突增生、孔内骨刺、上关节突增生均可影响横突孔的大小。尤其是钩突增生，更易压迫椎动脉。

棘突居于椎弓的正中。C₃~C₆ 多呈分叉状，突向侧、下、后方，以增加与项韧带和肌肉的附着面积，对颈部的仰伸和旋转运动起杠杆作用。

关节突分为上关节突和下关节突，左右各一，呈短柱状，起自椎弓根与椎板的交界处。关节面呈卵圆形，表面平滑，与椎体纵轴成 45° 角，因此易受外力作用而脱位。此关节属滑膜囊关节，其表面有软骨面，周围为较松弛的关节囊。在其周围有丰富的肌群附着，以增加其稳定性。其前方直接与脊神经根相贴，增生、肿胀或松动时易压迫脊神经根。

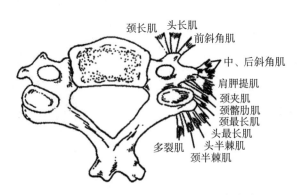

图 12-4　颈椎横突及关节突的肌肉附着

椎间孔或称椎间管，其内有颈神经根和血管通过，其余空隙为淋巴管和脂肪组织所占据。

在枕骨与寰椎之间，寰枕关节后面与寰枕后膜前缘间形成一孔，有第 1 颈神经和椎动脉穿行。在寰椎与枢椎之间，寰枢关节后面与黄韧带前缘之间也形成一孔，有第 2 颈神经穿行。$C_3 \sim C_7$ 椎间孔（图 12-5）上、下壁分别为上一椎骨的椎下切迹和下一椎骨的椎上切迹，前壁为椎体后面侧部的下半、椎间盘后外侧面和钩椎关节，后壁为椎间关节囊。椎间孔实际为一向前、下、外方的斜行管，长度为 6~8mm，内通椎管的外侧角。

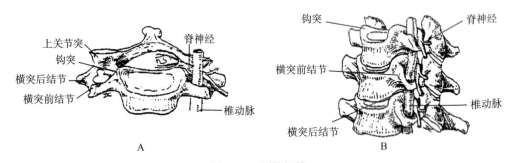

图 12-5　颈椎间管

A. 上面观；B. 侧面观

椎孔或称椎管，由椎体与椎弓围成，颈椎的椎孔呈三角形，其内有颈段脊髓通过。相当于颈丛和臂丛发出处，椎孔显得较大。颈椎椎孔矢径平均为（15.47 ± 1.11）mm，横径为（22.58 ± 1.22）mm，男性大于女性。颈椎椎管矢径以 C_1、C_2 较。一般认为，如颈椎椎管矢状径小于 12mm，横径 C_1-C_2 小于 16~17mm，C_3-C_7 小于 17~19mm，即可认为颈椎椎管狭窄。

椎管的大小与其内容物是相适应的，椎管各段大小不一，其内容物的体积亦有变化，在矢状径上有硬膜前组织、硬膜后组织、硬脊膜囊。硬脊膜囊内包含脊髓和各层膜之间的间隙。椎管内容物与椎管在矢状径上的比值越大缓冲余地越小，越容易受压。正常人颈髓矢状径一般在 7.5mm 左右，与椎管壁间有一定缓冲间隙。颈段脊柱屈伸时，颈椎椎管的长度发生改变。当颈椎前屈时椎管拉长，硬膜后移，同时脊髓亦拉长变细，横截面积变小；颈椎后伸时，硬膜前移靠近椎间盘，脊髓缩短变粗，横截面积可增加9%~17%。椎管与硬膜矢状径反而缩小，硬膜囊前后壁紧靠脊髓，缓冲间隙消失，脊髓易于受到挤压，故脊髓型颈椎病后伸时症状会加重。

2. 特殊颈椎

（1）寰椎：即第1颈椎（图12-6）。呈不规则环形，由1对侧块、1对横突和前后两弓组成。上与枕骨相连，下与枢椎构成关节。

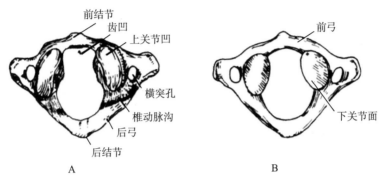

图12-6　寰椎

A. 上面观；B. 下面观

侧块位于寰椎的两侧，相当于一般颈椎的椎弓根与上、下关节突，为一对肥厚而坚硬的骨块。与枕骨髁构成寰枕关节。

横突侧块的两端为一三角形的横突，尖端向外，表面粗糙，稍厚，而无分叉，有肌肉与韧带附着，对头颈部的旋转活动起平衡作用。横突孔位于横突基底部偏外，较大，有椎动脉和椎静脉穿行。

前弓短而稍平，呈板状与侧块前方相连接。前方正中的隆突称为前结节，有颈前肌与前纵韧带附着。后方正中有圆形的齿突关节面，与枢椎的齿突构成寰齿前关节。在前弓的上下两缘分别有寰枕前膜和前纵韧带附着。

后弓长而曲度较大，呈不规则的圆棍状与侧块后方相连。后面正中部为粗糙的后结节，与普通颈椎的棘突相似，有项韧带和头后小肌附着，限制头部过度后伸。后弓上方偏前各有一斜形深沟通向横突孔，因有椎动脉出第1颈椎横突孔后沿此沟走行，故名椎动脉沟。此沟尚有枕下神经通过。

（2）枢椎（图12-7）：即第2颈椎。椎体上方有柱状突起，称"齿突"。除齿突外，枢椎外形与普通颈椎相似。

枢椎椎体较普通颈椎为小，于齿突两旁各有

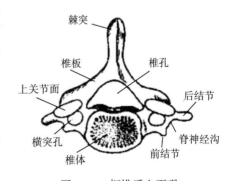

图12-7　枢椎后上面观

一朝上的圆形上关节面，与寰椎的下关节面构成寰枢外侧关节。椎体前方中部两侧微凹，为颈长肌附着部。

椎弓根短而粗，其上方有一浅沟，与寰椎下面之浅沟形成椎间孔。其下方有面向前下方的下关节突，与第3颈椎的上关节突构成关节。在关节的前方为枢椎下切迹与第3颈椎上切迹构成的椎间孔，有第3颈脊神经经此穿出。

横突较短小，前结节缺如，故不分叉，亦无沟槽。横突孔由内下斜向外上方走行。椎弓板呈棱柱状，较厚，其下切迹较深，故椎间孔较大。棘突粗而大，呈分叉状，下方有纵行深沟。

齿突长 1.5cm 左右，呈乳头状，顶部稍粗而根部较细。其前后分别有椭圆形之前关节面和后关节面。前者与寰椎前弓后面的齿突关节面构成寰齿前关节。后者则与寰椎横韧带构成寰齿后关节。齿突的顶端称为齿突尖，上有齿突韧带，两侧则有翼状韧带附着。因齿突根部较细，在外伤时易骨折而引起高位截瘫。

（3）隆椎：即第 7 颈椎（图 12-8）。其大小与外形均介于普通颈椎与胸椎之间，但其棘突长而粗大，无分叉。因明显隆起于颈项部皮下，故又名隆椎。临床上常以此作为辨认椎骨顺序的标志。

横突较粗大，后结节大而明显，但前结节较小或缺如。如横突过长，且尖端向下，或有肋骨出现（即颈肋），则可引起胸腔出口狭窄综合征。横突孔较小，且畸形较多，其中通常没有椎动脉通过，仅有椎静脉通过。

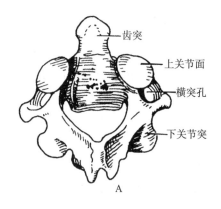
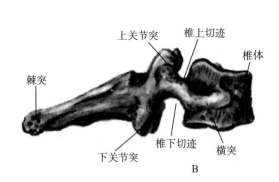

图 12-8　隆椎
A. 上面观；B. 下面观

（三）颈项部韧带

1. 项韧带

项韧带呈三角形，基底部向上，附着于枕外隆凸和枕外嵴；尖部向下，同寰椎后结节及 C_1~C_6 棘突的尖部相连；后缘游离而肥厚，有斜方肌附着，主要功能是维持头颈部的直立体位，防止头部过度前屈。（图 12-9）

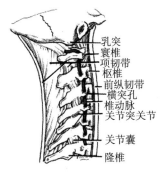

图 12-9　项韧带示意图

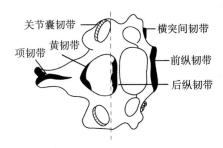

图 12-10　颈椎韧带示意图

2. 黄韧带

又称弓间韧带，是连于相邻两椎弓板之间的阶段性弹性结缔组织膜，参与围成椎管的后外侧壁。在颈段薄而宽，两侧韧带间在中线处有一窄隙，有小静脉通过。（图 2-10）

3. 棘间韧带

是连于相邻棘突之间的韧带，有限制脊柱过屈的作用。

4. 横突间韧

位于相邻颈椎横突之间，呈扁平膜状束带编织，可使颈椎保持在正常中立位，如该韧带粘连、挛缩，可造成颈椎倾斜或旋转错位。

5. 关节囊韧带

是指附着于相邻椎体上下关节突关节囊外面的韧带。韧带对关节突关节囊起保护作用。有学者认为，该韧带有部分是黄韧带，所以略带黄色。（图 2-10）

6. 前纵韧带

位于椎体和椎间盘前方，上自枕骨基底部，下至第 1、2 骶椎，宽而坚韧，与椎体边缘和椎间盘连结紧密，有防止椎间盘向前突出和限制脊柱过度后伸的作用。（图 2-10）

7. 后纵韧带

位于椎体和椎间盘后方，上自枢椎，下自骶骨，窄细而坚韧，尤以腰段者为窄，与椎体边缘和椎间盘连结紧密，而与椎体连结疏松，有防止椎间盘向后突出和限制脊柱过度前屈的作用。此韧带窄细，椎间盘的后外侧部相对较为薄弱，是椎间盘突出的好发部位。有时后纵韧带可骨化肥厚，向后压迫脊髓。（图 2-10）

（四）颈部筋膜

颈筋膜可分为颈固有筋膜、脏器筋膜和颈血管鞘 3 部分。

1. 颈固有筋膜

颈固有筋膜分为浅、中、深 3 层，包被颈部肌肉，各层之间又形成若干间隙（图 12-11）。

（1）颈筋膜浅层：质地较疏松，位于颈阔肌的表面，后侧从斜方肌浅面的项筋膜移行而来，下缘附着于胸骨柄的前面，上缘附着于下颌底，并在下颌后窝内形成腮腺囊，包被腮腺。浅深两叶形成一个包被胸锁乳突肌的筋膜鞘，又在下颌下三角内形成一个包被下颌下腺的筋膜囊。在舌骨处，浅层又与舌骨体和舌骨大角的骨膜愈合。

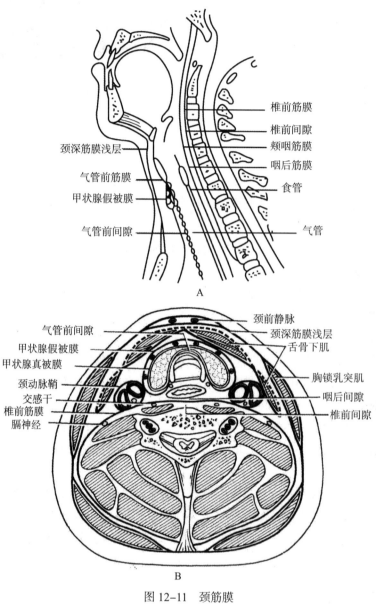

图 12-11　颈筋膜

A. 矢状断面；B. 横断面

（2）颈筋膜中层：质地也很薄弱，包被于舌骨下肌群的前面和后面，上缘附着于舌骨体，下缘附着于锁骨及胸骨柄后面的上缘，外侧缘在肩胛舌骨肌的外侧缘翻转于该肌的后面。中层的前面在胸锁乳突肌处与颈筋膜浅层吻合，在胸骨柄上方形成一个筋膜间隙，叫作胸骨上间隙，内填有疏松结缔组织和颈静脉弓。间隙的两侧到胸锁乳突肌为止，间隙上缘只距胸骨柄上方 3cm。再向上，浅层与中层在前正中线上互相愈合，形成颈白线。

（3）颈筋膜深层：质地较中层强韧，位于脊柱颈部前侧，贴在颈深肌群的表面，又叫椎前筋膜。上缘附着于颅底中部，两侧缘向后移，上缘向下移行到第3胸椎处为止。颈筋膜深层的前方与咽壁筋膜之间是一个疏松结缔组织间隙，叫作椎前间隙。

2. 脏器筋膜

包被颈部脏器，分壁层及脏层，脏层紧贴于各个脏器表面，壁层包在全部脏器的外围。它的两侧方与颈血管连结，其前侧部又叫气管前筋膜，与脏器之间有疏松结缔组织及脂肪填充，并有静脉通过。

3. 颈血管鞘

颈血管鞘包在颈部大血管、神经索的周围，与颈固有筋膜的浅、中、深3层及气管前筋膜等都有连结。

（五）椎间盘

椎间盘又名椎间纤维软骨盘，由纤维软骨组成，并连结于上、下两个椎体之间，自第2颈椎下方至第1胸椎上方，共6个。除连接椎体外，椎间盘的生理功能还有减轻、缓冲外力对脊柱与颅脑的震荡，并参与颈椎的活动及增加运动幅度。椎间盘由纤维环和髓核两部组成（图12-12）。

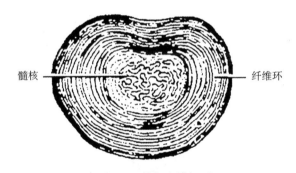

图 12-12　椎间盘横切面

1. 纤维环

纤维环为周边部的纤维软骨组织，围绕于髓核周围，其前份较厚，后外侧份较薄，质地坚韧而富有弹性，将上下两个椎体紧密连结。在横切面上呈同心圆形排列，于中部冠状切面亦呈同心圆形外观，其切线位观察，则呈正反交错的斜形（约30°）走行。此种结构对增加椎间关节的弹性，增强其扭曲、旋转功能等十分有利。

纤维环有深浅之分，浅部纤维分别与椎体前部的前纵韧带和椎体后方的后纵韧带相连结。深部纤维则依附于软骨板上，甚至部分纤维可穿至椎体内骨质，在中心则与髓核相融合。纤维环的前部较厚，因此髓核偏后，并易使髓核向后方突出或脱出。

2. 髓核

髓核呈白色胶状，位于纤维环的中央偏后，富有水分，类似黏蛋白物，内含软骨细胞与纤维母细胞。幼年时含水量达 80% 以上，随着年龄增加而水分递减，至老年时甚至可低于 70%。此种水分使髓核可调节椎间盘内压力。椎间盘在颈椎总长度中占 20%~24%，但随着年龄增长，其水分脱失，所占百分比亦逐渐减少。椎间盘的厚度以 C_6~C_7 为较大，上部颈椎则较小。由于前纵韧带宽大肥厚，且髓核偏居于椎间隙的后方，因此当其病变或遭受外力时不易从前方脱出，而易于向狭窄薄弱的后纵韧带处突出或脱出。

椎间盘血供以幼年时最为丰富，其血管细小分支可达深层，但随年龄增长而逐渐减少，血管口径变细，一般在 13 岁以后已无血管再穿入深层。神经纤维仅分布于纤维环浅层，深层及髓核部并无神经纤维进入。

（六）颈项部肌肉

颈部固有肌指颈前外侧的颈肌；后部的外来肌为来自背肌向上附于颈部的肌肉，又称项部肌肉。颈部肌肉可活动寰枕关节和颈部脊椎关节。其中，头长肌、头前直肌、头侧直肌使头前俯，斜方肌、胸锁乳突肌、头夹肌、头最长肌、头半棘肌、头后大小直肌和头上斜肌等使头后仰。使头侧倾为同侧颈部屈肌和伸肌的共同动作。活动寰枢关节，使头侧旋（运动寰枕关节），为同侧头夹肌、头最长肌、头下斜肌和对侧胸锁乳突肌的共同动作。现将颈部各肌肉分述如下。

1. 颈肌

颈肌枕下肌群分为颈浅肌、颈中肌和颈深肌 3 群，其功能为活动头颈、舌骨、喉软骨和胸廓。大部分颈肌起源于颈肌节的轴下部分，故受颈神经前支支配；一小部分起源于鳃弓肌节，受脑神经支配（图 12-13）。

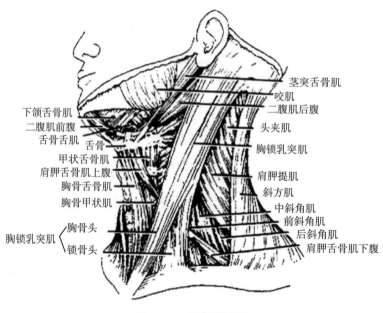

图 12-13　颈肌侧面观

（1）颈浅层肌：位于浅层，有颈阔肌和胸锁乳突肌等。

颈阔肌很薄，位于颈前外侧部。其直接位于颈部浅筋膜中，与皮肤密切结合，属于皮肌范畴，呈长方形。其下缘起自胸大肌和三角肌筋膜，肌纤维斜向上内方，越过锁骨和下颌骨至面部，前部肌纤维止于下颌骨的下颌缘和口角，其最前部的肌纤维左右相互交错，后部肌纤维移行于腮腺咬肌筋膜、降下唇肌及笑肌表面。颈阔肌受面神经颈支支配，在此肌的深面有浅静脉、颈横神经及面神经颈支等（图12-14）。此肌收缩时，牵拉口角向后下方，或张口，或上提颈部皮肤，并于颈部皮肤上形成许多皱纹。

胸锁乳突肌参见第六章第一节胸锁乳突肌肌腱炎的针刀应用解剖。

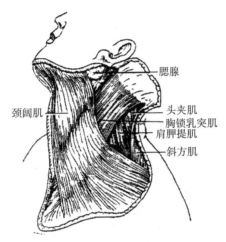

图 12-14　颈阔肌侧面观

（2）颈中层肌：介于下颌骨、舌骨与胸廓三者之间，分舌骨上肌群和舌骨下肌群。

（3）颈深层肌：分为内、外侧两群（图12-15）。

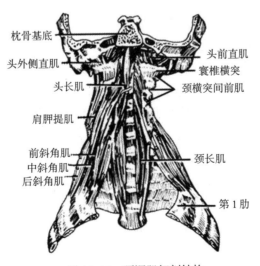

图 12-15　颈深肌解剖结构

内侧群即椎前肌，位于脊柱前面、正中线的两侧，共有4块肌肉，即颈长肌、头长肌、头前直肌及头外侧直肌。

外侧群位于脊柱颈部的两侧，包括前斜角肌、中斜角肌和后斜角肌，是肋间肌在颈区的延续部分，共同形成一个不完整的圆锥面，遮盖胸廓上口的外半部。前斜角肌位于胸锁乳突肌的深面和颈外侧三角内，起自$C_3 \sim C_6$横突的前结节，肌纤维斜向外下方，止于第1肋骨上面的斜角肌结节，由$C_5 \sim C_7$神经的前支支配。中斜角肌位于前斜角肌的后方，起自$C_2 \sim C_6$横突的后结节，肌纤维斜向外下方，止于第1肋骨上面、锁骨下动脉沟以后的部分，由$C_2 \sim C_8$神经的前支支配。后斜角肌居中于斜角肌的后方，为中斜角肌的一部分，起自$C_5 \sim C_7$横突的后结节，肌纤维斜向外下方，止于第2肋的外侧面中部的粗隆，由C_5、C_6神经的前支支配。

2. 项部肌肉

项部肌肉主要有斜方肌、肩胛提肌、菱形肌等。（图12-16）

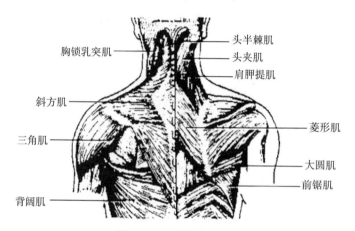

图12-16　项部浅层肌

（1）斜方肌、肩胛提肌：参见肩胛提肌损伤的针刀应用解剖。

（2）菱形肌：参见菱形肌损伤的针刀应用解剖。

（3）上后锯肌位于菱形肌的深面，为很薄的菱形扁肌，以腱膜起自项韧带下部下两个颈椎棘突，以及上两个胸椎棘突。肌纤维斜向外下方，止于第2~5肋骨肋角的外侧面。在肋角之外，为小菱形肌所覆盖。此肌收缩时，可上提上部肋骨以助吸气。

（4）夹肌被斜方肌、菱形肌、上后锯肌和胸锁乳突肌掩盖，为一不规则三角形扁肌。依其部位不同，又分为头夹肌（参见肌头夹肌损伤的针刀应用解剖）和颈夹肌。颈夹肌为头夹肌下方的少数肌束，起自$T_3 \sim T_6$棘突，肌纤维斜向外上方，在肩胛提肌的深侧，止于$C_2 \sim C_3$横突后结节。夹肌单侧收缩时使头转向同侧，两侧共同收缩时使头后仰。夹肌受$C_2 \sim C_5$神经的后支的外侧支支配。

（5）竖脊肌参见竖脊肌下段损伤的针刀应用解剖。

（6）头半棘肌位于头和颈夹肌的深侧，其起于上位胸椎横突和下位数个颈椎的关节突，向上止于枕骨上、下项线间的骨面。颈半棘肌位于头半棘肌的深侧，起于上位数个胸椎横突尖，跨越 4~6 个脊椎骨，止于上位数个颈椎棘突尖，大部分肌束止于 C_2 的棘突尖。头半棘肌和颈半棘肌两侧收缩时使头后伸，单侧收缩时使头转向对侧。

（7）颈部多裂肌位于半棘肌的深侧，起于下位 4 个颈椎的关节突，跨越 1~4 个椎骨，每条肌束向内上走行，止于上位数个颈椎棘突的下缘。肌束长短不一，浅层者最长，止于上 3~4 个棘突，中层者止于上 2~3 个棘突，深层者止于上 1 个棘突。

（8）颈部回旋肌位于多裂肌的深面，为节段性小方形肌，起自颈椎横突下后部，止于上一椎骨椎弓板下缘及外侧面，直至棘突根部。

（9）棘间肌起止于上、下相邻棘突的分叉部。其作用为协助伸直脊柱。

颈后部上述肌肉位置较深，作用在于稳定各椎骨节段，以利于颈段脊柱有顺序而又协调地做链状运动。一侧肌肉收缩使脊柱转向对侧，两侧共同收缩能伸直脊柱。

（10）横突间肌起止于相邻的横突。此肌在颈部和腰部比较发达，其作用为使脊柱侧屈。

（11）枕下肌（图 12-17）是连接颈椎和枕骨的肌肉，共 4 块，即 2 对直肌和 2 对斜肌，皆位于头半棘肌的深侧，由枕下神经（C_1、C_2）后支支配。头后大、小直肌参与寰枕关节的仰头活动，头上、下斜肌参与寰椎沿枢椎旋转。

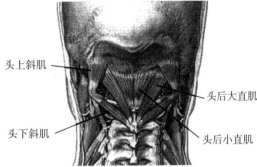

图 12-17　枕下肌

头后大直肌呈三角形，以一尖的腱起于枢椎棘突，止于下项线外侧和枕骨。一侧收缩使头向同侧旋转，两侧同时收缩使头后仰。头后小直肌呈三角形，以腱起于寰椎后结节，止于下项线内侧及下项线与枕骨大孔之间的枕骨，且与硬膜之间有结缔组织相连。功能为仰头。

头下斜肌呈粗柱状，起于枢椎棘突的外侧和邻近的椎板上部，止于寰椎横突下外侧面。可使头向同侧旋转并屈曲。

头上斜肌呈粗柱状，以腱起于寰椎横突的上面，止于枕骨上下项线之间。一侧收缩使头向对侧旋转，两侧同时收缩使头后仰。

（七）颈部关节

关节是弓弦力学系统的基本运动单位，颈部的关节介绍如下。

1. 寰枕关节

寰枕关节由寰椎的上关节凹与枕骨髁构成，借寰枕前、后膜加强关节的稳定性。其动脉主要来自椎动脉和脑膜后动脉的分支，主要由枕下神经的分支支配。头后大、小直肌参与在寰枕关节上的仰头活动。枕寰关节囊的后部和外侧较肥厚，内侧薄弱，有时缺如，呈松弛状，可使头部做屈伸和侧屈运动。

2. 寰枢关节

寰枢关节（图 12-18）包括 3 个小关节和两组韧带。3 个小关节分别为寰枢外侧关节、寰齿前关节、寰齿后关节。寰齿前关节与寰齿后关节又合称寰枢正中关节。两组韧带分别为寰枢关节间韧带（寰枢前膜、寰枢后膜、寰椎横韧带）、枢椎与枕骨间韧带（覆膜、翼状韧带、齿突间韧带）。

3. 钩椎关节

钩椎关节（图 12-19）又称 Luschka 关节。在第 2~6 颈椎体上面的侧方有嵴样隆起，称为钩突，与上位椎体下面侧方相应斜坡的钝面形成钩椎关节。该关节属于滑膜关节，其表层有软骨覆盖，周围有关节囊包绕，随着年龄增长而出现退行性改变。钩椎关节参与颈椎的活动，并限制椎体向侧方移动而增加椎体间的稳定性。当发生错位时，可引起血管、神经压迫，产生相应的临床症状。钩椎关节骨质增生是引起颈椎病的主要原因之一。

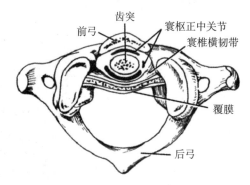

图 12-18　寰枢关节

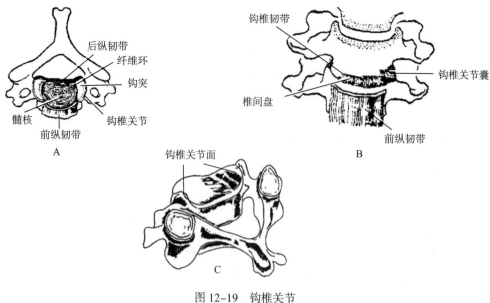

图 12-19　钩椎关节

A. 上面观；B. 后面观；C. 侧面观

4. 关节突关节

颈椎关节突分为上关节突和下关节突，左右各一，呈短柱状。上关节突关节面的方向朝前，下关节突关节面的方向朝上后方，与椎体轴成 45° 夹角（图 12-20）。

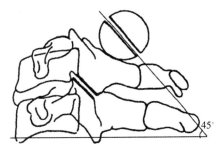

图 12-20　颈椎关节突与水平面的角度

（八）颈部神经

颈部神经包括脑神经和颈神经两部分。颈部所见脑神经有第 9、10、11、12 对。颈神经共有 8 对，第 1 对在寰椎与枕骨间，第 2~7 对依次在同序椎骨上侧，第 8 对由第 7 颈椎下侧的椎间孔穿出，其后支较前支细。唯第 2 颈神经后支粗大，叫枕大神经，除分布项肌以外，穿头肌到皮下，上升到头顶。第 1 颈神经后支为枕下神经，分布于项部深肌，第 3 颈神经后支的皮支在项部中线返行。其他各后支均符合一般脊神经后支分布，分内、外侧支。总而言之，内侧支属皮神经，外侧支属肌神经。颈神经前支主要组成两大神经丛，即颈丛和臂丛。

1. 颈丛神经

颈丛为上 4 对颈神经前支构成。每一神经接受来自颈上交感神经节的灰交通支，它们形成一系列不规则的菱形，位于胸锁乳突肌深面、头长肌下和中斜角肌上，其前面覆被以椎前筋膜，诸终支穿过椎前筋膜，分布于肌肉，并和其他神经相交通。

颈丛的分支除在浅层解剖中述及的枕小神经、耳大神经、颈前皮神经和锁骨上神经等皮神经外，其肌支有至中斜角肌、肩胛提肌和斜方肌的 3 支。颈丛的主要分支为膈神经，它的主要纤维发自第 4 颈神经前支，也接受第 3 和第 5 颈神经的纤维。此神经下经胸腔布于膈肌，如需做膈神经切断术，可在锁骨中点上 3cm 左右处切口，将胸锁乳突肌向前牵开后，于前斜角肌的浅面寻得。20%~30% 的人在膈神经的附近另有副膈神经，其常发自第 5 颈神经，有时亦发自锁骨下神经或肩胛上神经。

除第 1 颈神经外，其他颈神经的后支均分为内侧支和外侧支。所有颈神经的后支均支配肌肉，只有第 2、3、4 或第 5 颈神经后支的内侧支支配皮肤。

第 1 颈神经的后支称枕下神经，较前支大，于寰椎后弓的椎动脉沟内，椎动脉的下侧，自干分出。向后行，进入枕下三角，于此分支分布于枕下三角周围诸肌（头上斜肌、头后大直肌、头下斜肌）；并发一支横越头后大直肌的后侧，至头后小直肌；还有分支至覆盖着枕下三角的头半棘肌。此外，有分支穿过头下斜肌，或经该肌表面与第 2 颈神经后支的内侧支（枕大神经）相连结。枕下神经一般属于运动神经，但有时亦发皮支支配项上部的皮肤，或与枕动脉伴行，分布于颅后下部的皮肤。

第 2 颈神经的后支为所有颈神经后支中最大者，也比该神经的前支粗大得多，称枕大神经。于寰椎后弓与枢椎弓板之间，头下斜肌的下侧穿出，发一细支至头下斜肌，并与第 1 颈神经后支交通。然后分为较小的外侧支及较大的内侧支。外侧支支配头长肌、夹肌、头半棘肌，并与第 3 颈神经相应的分支连结。内侧支斜向上升，经头半棘肌之间在头半棘肌附着于枕骨处穿过该肌，再穿过斜方肌腱及颈部的颈固有筋膜，在上项线下侧分为几支感觉性终支，与枕动脉伴行，分布于上项线以上，可达颅顶的皮肤。自枕大神经亦分出 1~2 个运动性小支，至头半棘肌。有时发一支至耳郭后面上部的皮肤。当枕大神经绕过头下斜肌时，发一支与第 1 及第 3 颈神经后支的内侧支连结。因此，在头半棘肌下侧形成颈后神经丛。

第 3 颈神经的后支比该神经的前支小，比第 2 颈神经的后支小，但比第 4 颈神经的后支大。绕第 3 颈椎的关节突向后行，经横突间肌的内侧，然后分为内侧支及外侧支。外侧支为肌支，并与第 2 颈神经的外侧支相连结。内侧支经过头半棘肌与项半棘肌之间，再穿夹肌及斜方肌，终末支分布于皮肤。当其在斜方肌深侧时，发一支穿过斜方肌，终于颅后下部近正中线处枕外隆突附近的皮肤，称为第 3 枕神经。此神经位于枕大神经内侧，与枕大神经之间有交通支相连。

其余 5 对颈神经的后支绕过各相应的椎间关节后分为内侧支及外侧支。外侧支均为肌支，支配颈髂肋肌、颈最长肌、头最长肌及头夹肌。第 4、5 颈神经的内侧支经颈半棘肌与头半棘肌之间达椎骨的棘突，穿夹肌及斜方肌，终于皮肤（有时第 5 颈神经的内侧支的末梢支未达皮肤）。第 6~8 颈神经的内侧支细小，分布于颈半棘肌、头半棘肌、多裂肌及棘间肌。

2. 臂丛神经

臂丛神经（图 12-21）由第 5~8 颈神经前支及第 1 胸神经前支组成。偶尔也有第 1 胸神经和第 3 胸神经的分支参与。第 5~6 颈神经组成臂丛神经上干，第 7 颈神经组成中干，第 8 颈神经和第 1 胸神经组成臂丛神经下干，位于第 1 肋表面。干的平均长度为 1cm，分为前后两股，各位于锁骨平面，平均长度为 1cm。臂丛上干和中干的两侧支前股组成外侧束，位于锁骨下动脉的外侧；臂丛神经下干的前股组成内侧束，位于锁骨下动脉的内侧。3 干的后股共同组成后侧束，位于锁骨下动脉的后侧。束支的长度约为 3cm。各束在喙突平面分为上肢的主要神经支，外侧束分为肌皮神经与正中神经外侧根，后束分为桡神经和腋神经，内侧束分为尺神经与正中神经内侧根。正中神经内侧根与外侧根分别行走在腋动脉内、外侧 2~3cm 后，在腋动脉前下方组成正中神经主干。

由臂丛根发出的支在前、中斜角肌之间穿出，包括至颈长肌和斜角肌之支、肩胛背神经和胸长神经，组成臂丛各神经根发出至颈长肌和斜角肌之支，肩胛背神经循肩胛骨的脊柱缘下行，行于肩胛提肌，大、小菱形肌之深面。胸长神经共有 3 根，分别起于第 5~7 颈神经，上两根在臂丛深面穿中斜角肌，下根行于中斜角肌上面，经腋窝达于前锯肌。

由臂丛干发出的背支来自上干，包括肩胛上神经和锁骨下肌的神经。肩胛上神经由上干外侧发出，下行经肩胛上切迹，支配冈上、下肌和肩关节。至锁骨下肌的神经甚细，在肩胛舌骨肌后腹的上方，由上干前面发出，经锁骨下动脉第 3 段之前达于锁骨下肌。

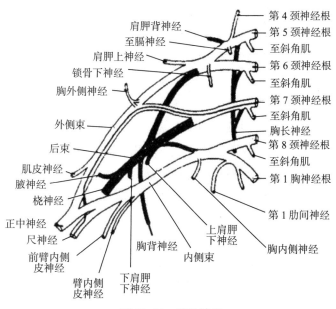

图 12-21　臂丛神经

由外侧束发出者，大支有肌皮神经和正中神经外侧头，小支有胸前外侧神经至胸大肌。由内侧束发出有尺神经和正中神经内侧头，胸外侧神经、臂外侧皮神经和前臂外侧皮神经。由后束发出腋神经，桡神经，上、下肩胛下神经和胸背神经。

3. 颈部交感神经

颈部的交感神经节通常有 4 对，由这些神经出来的分支，除上述灰交通支（颈部没有白交通支）之外，还有和脑神经的吻合支及其他分支。颈交感干位于颈血管鞘后方，颈椎横突的前方。一般每侧有 3~4 个交感节，分别称颈上、中、下神经节（图 12-22）。

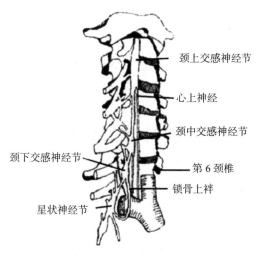

图 12-22　颈交感神经节

（1）颈上神经节：是交感干上最大的神经节，由第 1~4 干神经节合并而成。此神经节呈梭形，居第 2~4 颈椎横突前方，下端由神经干连于颈中神经节。上端分为两支：颈内动脉神经随颈内动脉入颅腔，分支互相连结成包绕颈内动脉的颈内动脉神经丛及海绵神经丛，并发出分丛随颈内动脉的分支走向周围；颈内静脉神经随颈内静脉经颈静脉孔连于舌咽及迷走神经的神经节。

颈上神经节有许多侧支，其中比较大的有颈外动脉神经、心上神经、咽支。颈外动脉神经由节下端发出，分成包绕颈外动脉及其分支的神经丛。心上神经循颈动脉鞘下穿到胸腔，左侧的经主动脉弓的左面入心浅丛，右侧的到气管下端前面，连于心深丛，分布于心肌。咽支有数支，内进到咽壁，与迷走及咽神经的咽支合成咽丛。

（2）颈中神经节：位置存缺不定，平常位于第 6 颈椎的高度，甲状腺下动脉的附近。

（3）颈下神经节：较恒定，在第 7 颈椎横突与第 1 肋骨颈之间，椎动脉后侧。其上由节间支连于颈中神经节，下和第 1 胸神经节非常接近，有时两者合而为一，称星状神经节。颈下神经节发出两支。心下神经经锁骨下动脉后侧，与迷走神经的返神经所发出的心支合并下降，加入心深丛。到锁骨下动脉的分支在该动脉上成丛，随该动脉到上肢，并随椎动脉成椎动脉神经丛。此外还有灰交通支连于下位 2 个颈神经。

（九）颈部血管

颈部动脉起源于主动脉，在颈部的主干（即颈总动脉和锁骨下动脉），右侧发自头臂干，左侧直接发自主动脉弓。颈部静脉与动脉伴行。

1. 颈总动脉及其分支

颈总动脉由胸锁关节后入颈，在胸锁乳突肌前缘向上后行，全程与颈内静脉和迷走神经同居于颈血管鞘内。静脉在动脉之外，迷走神经则介于两者之间，同时居于较后之平面。颈总动脉的后壁和颈交感神经链、椎前筋膜、椎前肌和颈椎横突面相邻。右颈总动脉可缺如，如此右颈内外动脉则直接自头臂干发出。颈总动脉上 2/3 在前方和颈部蜂窝组织相邻，下 1/3 在前方则与气管前筋膜相邻。颈总动脉在肩胛舌骨肌下部，与颈基底的大静脉干有密切关系，故在外科手术中是一个危险部位。

2. 椎动脉

起于锁骨下动脉后上部，正对前斜角肌和头长肌之间隙，上行进入第 6 颈椎横突孔，随后入颅和颈内动脉，形成脑底动脉环。椎动脉起点甚少变化。据报道，椎动脉的口径几乎有 60% 是不对称的。行走中有肌支分布于深项肌；脊支经椎间孔至脊髓及被膜；脊髓后动脉自颅腔内分出，绕过延髓向后下方，经枕骨大孔入椎管，左右并行沿脊髓背面下降，末端以多数分支终于马尾；脊髓前动脉于左右椎动脉合并部的附近发出，经枕骨大孔下降入椎管，左右合成一细干，沿脊髓前面的前正中裂下降。椎动脉在颈段行走过程中有 4 个生理性弯曲，其中 1 个在下颈段，3 个在上颈段，当颈部旋转时，一侧椎动脉松弛，一侧曲度增加，血流减少。有研究证明，这是引起椎动脉型颈椎病的原因之一。

【病因病理】

项韧带挛缩大多由长期低头工作，积累性损伤引起，急性外伤引起的较为少见。头过度前屈、高角度仰卧或持续低头工作造成项韧带持续反复的牵拉性损伤，引起前、中斜角肌及肩胛提肌、斜方肌等软组织的联合损伤。损伤软组织之间出现粘连、瘢痕、挛缩、堵塞，导致软组织动态平衡失调，引发相关肌肉损伤。这一类型的颈椎病主要属于西医学颈椎病分型中的颈型颈椎病。严重的项韧带损伤可导致韧带中部力平衡失调，出现项韧带硬化、钙化、骨化。项韧带挛缩的常见部位有颈椎的起点、枕骨粗隆下缘附着点和项韧带两侧肌肉的附着点。

枕下肌行进途中有椎动脉的第 2 段末端和第 3 段通过，所以枕下肌挛缩后压迫椎动脉，将引起椎动脉型颈椎病的临床表现。

寰枢关节移位型颈椎病是枕下肌（头上、下斜肌，头后大、小直肌）损伤以后形成的四大病理因素压迫和牵拉通过枕下三角内的椎动脉、枕大神经、耳小神经及颈上交感神经节而形成的。发病初期，肌肉的粘连、瘢痕可直接挤压神经血管，此时影像学检查无异常，但患者可出现椎动脉型颈椎病和交感神经型颈椎病的临床表现。随着病情发展，损伤的枕下肌可牵拉寰枢椎，使之错位，加重椎动脉的压迫，出现严重的椎动脉型颈椎病的临床表现。此时，颈椎张口位 X 片可见寰齿间隙不对称，寰枢关节面不对称，枢椎旋转移位等寰枢椎错位的影像学表现。通过上述分析可以看出，如果完全按照西医的颈椎病的分型，完全依据影像学表现，即开放性手术摘除了椎间盘，切除了骨质增生，扩大了颈椎椎管，扩大了横突孔，因软组织的卡压没有解除，仍不能完全解除神经根的压迫。第 2~6 颈椎横突前后结节之间有十几块肌肉的起点与止点，每块肌肉的起点与止点只有数毫米。这些细小解剖结构在颈椎病发病过程中起着重要作用，也是针刀松解的关键病变点。

钩椎关节参与颈椎活动并限制椎体向侧方移动，可维持椎体间的稳定性。当第 2~6 颈椎棘突部、椎板部、横突部的软组织起点与止点损伤，如项韧带，前、中斜角肌及肩胛提肌损伤，头夹肌等肌肉、韧带损伤后，造成局部的应力集中，导致颈椎在矢状面、冠状面、纵轴、横轴等多方向的移位，压迫重要神经血管，引发临床症状。钩椎关节移位可引起骨关节相对位置的变化，造成神经血管的卡压。第一，由于软组织的牵拉，颈椎骨关节应力集中，导致应力集中部骨质的骨质增生，引起相应的表现。第二，可引起椎间孔的位置变化，导致臂丛神经受压，出现神经根型颈椎病表现。第三，可引起横突孔的位置变化，导致椎动脉扭曲，出现椎动脉型颈椎病表现。第四，椎体错位，使椎管容积发生相对位置变化，引起椎间盘突出，出现脊髓型颈椎病表现。第五，钩椎关节仰旋或俯旋移位，牵拉椎体前侧方的交感神经，出现交感神经型颈椎病表现。

【临床表现】

（一）软组织损伤型

1. 症状

（1）早期可有头、颈、肩背部疼痛，有的疼痛剧烈，颈项部肌肉可有肿胀和痉挛。

（2）眩晕，多伴有复视、眼震、耳鸣、耳聋、恶心呕吐等症状。

（3）头痛，间歇性疼痛，每次疼痛可持续数分钟或数小时。疼痛多位于枕部，呈跳痛，可向枕顶部放射。

（4）感觉障碍，可有面部、舌体、四肢或半身麻木，有的伴有针刺感、蚁行感。

2. 体征

枕外隆凸、枕骨上项线、颈椎棘突及棘旁有压痛，触诊检查颈项部肌肉痉挛或出现硬节条索。

3. 脑血流图

显示流入时间延长，主峰角增大，形成平顶或三峰波，提示脑血流量减少。

（二）骨关节移位型

1. 症状

（1）椎动脉受压：①中重度眩晕。患者只能向一侧转头，对侧转头易脑晕，再转向对侧时症状减轻。头颈部活动和姿势改变诱发或加重眩晕是本病的一个重要特点。严重者可发生晕厥或猝倒。②眼部症状。如视力减退、一过性黑蒙、暂时性视野缺损、复视、幻视以及失明等。

（2）枕大神经受压：持续性头痛，往往在晨起、头部活动、乘车颠簸时出现或加重。持续数小时甚至数日。疼痛多位于枕部、枕顶部或颞部，呈跳痛（搏动性痛）、灼痛或胀痛，可向耳后、面部、牙部、枕顶部放射。发作时可有恶心、呕吐、出汗、流涎、心慌、憋气及血压改变等自主神经功能紊乱症状。

（3）臂丛神经根受压：颈项肩臂疼痛，颈部活动受限，病患上肢沉重无力，颈项神经窜痛，伴有针刺样或过电样麻痛，握力下降或持物落地。同时可伴有臂丛神经分布区相一致的感觉、运动及反射障碍。以前根受压为主者肌力改变较明显，以后根受压为主者则感觉障碍症状较重。感觉障碍与运动障碍两者往往同时出现，但感觉神经纤维的敏感性较高，因而更早表现出症状。

（4）颈脊髓受压：①脊髓单侧受压。肌张力增强，肌力减弱，浅反射减弱，腱反射亢进，并出现病理反射。对侧肢体无运动障碍，但浅感觉减退。颈部和患侧肩部疼痛。②脊髓双侧受压。主要表现为缓慢进行性双下肢麻木、发冷、疼痛和行走不稳、步态笨拙、发抖、无力，如踩棉花感，头重脚轻。症状可逐渐加剧并转为持续性。后期可引起偏瘫、三肢瘫、四肢瘫和交叉瘫等多种类型。

2. 体征

（1）软组织损伤：斜方肌、菱形肌、冈上肌、冈下肌、肩胛提肌或大、小圆肌起止点及肌腹部位有压痛点。

（2）臂丛神经根压迫表现：以前根受压为主者，肌力改变较明显；以后根受压为主者，感觉障碍症状较重。感觉障碍与运动障碍两者往往同时出现。

（3）脊髓受压表现：①脊髓单侧受压：肌张力增强，肌力减弱，浅反射减弱、腱反射亢进，并出现病理反射。对侧肢体无运动障碍，但浅感觉减退。②脊髓双侧受压：偏瘫、三肢瘫、四肢瘫和交叉瘫等多种类型。

3. 脑血流图

显示流入时间明显延长，主峰角增大，形成平顶或三峰波，提示脑血流量明显减少。

4. 影像学表现

（1）颈椎正位 X 线显示颈椎生理屈度变直或反弓，单一或多个颈椎错位，钩椎关节骨质增生，椎间隙变窄。

（2）MRI 显示颈椎管狭窄或 / 和颈椎间盘突出，压迫脊髓。

【诊断要点】

（1）颈项部疼痛不适。长期低头工作或高枕睡眠，或有颈部过度前屈、过度扭转的外伤史。

（2）轻度眩晕。

（3）间歇性头痛。

（4）枕外隆凸、上项线及项韧带分布区或附着处有压痛点。

（5）脑血流图检查发现基底动脉供血不足。

（6）颈椎 X 线检查无明显异常。

【针刀治疗】

依据针刀医学关于人体弓弦力学系统及疾病病理构架的网眼理论，颈椎病是颈段的弓弦力学系统受损，颈部的软组织形成粘连、瘢痕和挛缩，病情进一步发展引起颈段骨关节的移位，卡压神经血管，引发临床表现。应用针刀整体松解颈段软组织的粘连、瘢痕、挛缩，调节颈段的力学平衡，消除软组织对神经血管的卡压，即可治愈该病。

（一）治疗原则

1. 软组织损伤型

针刀整体松解枕部、项部软组织的粘连、瘢痕，恢复颈段软组织的力学平衡。

2.骨关节移位型

针刀整体松解枕部、项部软组织，关节突周围及颈椎横突处软组织附着处的粘连、瘢痕，通过调节颈段软组织的力学平衡，恢复颈椎骨关节的移位，从而解除颈部神经血管或脊髓的压迫，达到治疗目的。

（二）操作方法

1.软组织损伤型

行"T"形针刀整体松解术。"T"形针刀整体松解术包括枕部及颈后侧主要损伤软组织、项韧带部分起点及止点的松解，同时松解头夹肌起点、斜方肌起点、部分枕下肌起止点、颈夹肌起点及棘间韧带。各松解点的排列形状与英文字母T相似，故称为"T"形针刀整体松解术。

（1）体位：俯卧低头位。

（2）体表定位：①横线为5个点，中点为枕外隆凸，在上项线上距离后正中线向两侧分别旁开2.5cm定两点，在上项线上距离后正中线向两侧分别旁开5cm定两点。②竖线为6个点，分别为第2~7颈椎棘突顶点。（图12-23）

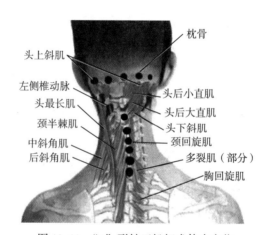

图12-23 "T"形针刀松解术体表定位

（3）消毒：将施术部位用碘伏消毒2遍，然后铺无菌巾，使治疗点正对洞巾中间。

（4）麻醉：用1%利多卡因局部浸润麻醉，每个治疗点注药1ml。

（5）刀具：Ⅰ型4号直形针刀。

（6）针刀操作（图12-24、图12-25）：①第1支针刀在枕外隆凸定点，刀口线与人体纵轴一致，针刀体向脚侧倾斜45°，与枕骨垂直。严格按照四步进针规程进针刀，针刀经皮肤、皮下组织、项筋膜达枕骨骨面后，纵疏横剥3刀，然后调转刀口线90°，向下铲剥3刀，范围0.5cm。然后提针刀于皮下组织，向左右成45°贴枕骨向下铲剥3刀，范围0.5cm，以松解斜方肌起点和头半棘肌止点。②第2、3支针刀在上项线上枕外隆凸左右各2.5cm处定点。以左侧为例，刀口线与人体纵轴一致，刀体向脚侧倾斜45°，与枕骨垂直。严格按照四步进针规程进针刀，针刀经皮肤、皮下组织、项筋膜达枕骨骨面后纵疏横剥3刀。然后调转刀口线90°，向下铲剥3刀，范围0.5cm。右侧第3支针刀操作与左侧相同。③第4、5支针刀在上项线上枕外隆凸左右各5cm处定点。刀口线与人体纵轴一致，刀体向脚侧倾斜45°，与枕骨垂直。严格按照四步进针规程进针刀，针刀经皮肤、皮下组织、项筋膜达枕骨骨面后纵疏横剥3刀。然后调转刀口线90°，向下铲剥3刀，范围0.5cm。右侧第5支针刀操作与左侧相同。④针刀松解"T"字形竖线。以松解第2颈椎棘突顶点为例，刀口线与人体纵轴一致，刀体向头侧倾斜45°，与棘突成60°。严格按照四步进针规程进针刀，针刀经皮肤、皮下组织、项筋膜达第2颈椎棘突顶点骨面后纵疏横剥3刀。然后将针刀体逐渐向脚侧倾斜与第2颈椎棘突走行方向一致，调转刀口线90°，沿棘突上缘向内切2刀，范围0.5cm，以切开棘间韧带。第7~11支针刀操作方法与第6支针刀操作方法相同。

出针刀后，全部针眼处覆盖创可贴。

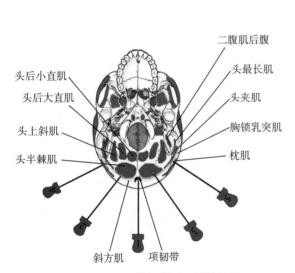

图12-24 "T"形针刀松解术横线松解

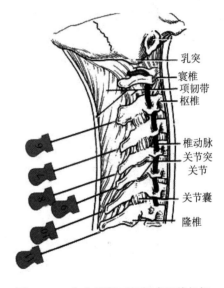

图12-25 "T"形针刀松解术竖线松解

（7）注意事项：初学针刀的医生不宜做颈椎处针刀松解。因为颈部神经血管多，结构复杂，不熟练者易造成严重并发症和后遗症。熟悉颈部的局部解剖，牢记神经、血管走行方向，在骨面上进行针刀操作，针刀治疗的安全性才有保证。

若做项韧带和颈部棘间韧带的松解，针刀进针时刀体向头侧倾斜45°，与枢椎棘突成60°，针刀直达枢椎棘突顶点骨面。对棘突顶点的病变进行松解时，针刀要进入棘间，松解棘间韧带，必须退针刀于棘突顶点的上缘，将针刀体逐渐向脚侧倾斜，与颈椎棘突走行方向一致。切棘间韧带的范围限制在0.5cm以内，如超过此范围，针刀操作的危险性明显加大。

2. 骨关节移位型

第 1 次进行整体松解，针刀操作方法参照软组织损伤型颈椎病的针刀治疗方法。第 2 次针刀松解两侧肩胛提肌止点及头夹肌起点的粘连和瘢痕。

（1）体位：俯卧低头位。

（2）体表定位：①肩胛提肌止点（肩胛骨内上角）。②头夹肌起点第 3 颈椎至第 3 胸椎棘突最明显的压痛点）。

（3）消毒：将施术部位用碘伏消毒 2 遍，然后铺无菌巾，使治疗点正对洞巾中间。

（4）麻醉：用 1% 利多卡因局部浸润麻醉，每个治疗点注药 1ml。

（5）刀具：Ⅰ型 4 号直形针刀。

（6）针刀操作：①第 1 支针刀松解右侧肩胛提肌止点。刀口线方向与脊柱纵轴平行，针体和颈部皮肤垂直。严格按照四步进针规程进针刀，针刀经皮肤、皮下组织、筋膜、肌肉达肩胛骨内上角骨面。调转刀口线 90°，向肩胛骨内上角边缘铲剥 3 刀，范围 0.5cm（图 12-26）。②第 2 支针刀松解左侧肩胛提肌止点。针刀松解方法与右侧相同。③第 3 支针刀松解头夹肌起点。在第 3 颈椎至第 3 胸椎棘突最明显压痛点处进针刀，刀口线与人体纵轴一致，针刀体与皮肤垂直。严格按照四步进针规程进针刀，针刀经皮肤、皮下组织、筋膜达棘突顶点。纵疏横剥 3 刀，范围 0.5cm（图 12-27）。

出针刀后，全部针眼处覆盖创可贴。

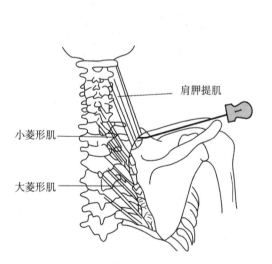

图 12-26　肩胛提肌止点针刀松解

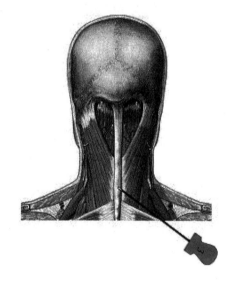

图 12-27　头夹肌起点针刀松解

（7）注意事项：肥胖患者不易确定肩胛骨内上角，可让患者上下活动肩关节，以其肩胛冈辅助定位，然后向上寻找到肩胛骨的内上角。不能确定解剖位置则不可盲目做针刀松解，否则可能造成创伤性气胸等严重后果。针刀操作时，铲剥要在骨面上进行，不能脱离骨面。

第 3 次针刀松解病变颈椎及上、下相邻关节突关节囊及关节突韧带。

（1）体位：俯卧低头位。

（2）体表定位：根据颈椎正侧位 X 片确定病变颈椎，在病变颈椎及上、下颈椎关节突部及横突后结节实施针刀松解。如 C_4~C_5 钩椎关节移位，针刀松解 C_3~C_4、C_4~C_5、C_5~C_6 关节突韧带。从颈椎棘突顶点向两侧分别旁开 2cm，作为左右关节突、关节囊及韧带体表定位点，共 6 个治疗点（图 12-28）。

（3）消毒：将施术部位用碘伏消毒 2 遍，然后铺无菌巾，使治疗点正对洞巾中间。

（4）麻醉：用 1% 利多卡因局部浸润麻醉，每个治疗点注药 1ml。

（5）刀具：Ⅰ型 4 号直形针刀。

（6）针刀操作（图 12-29）：松解病变颈椎左侧上下关节突关节囊韧带。从病变颈椎关节突关节体表定位点进针刀，刀口线与人体纵轴一致，刀体先向头侧倾斜 45º，与颈椎棘突成 60º。严格按照四步进针规程进针刀，针刀经皮肤、皮下组织、筋膜肌肉直达关节突骨面。然后将针刀体逐渐向脚侧倾斜，与颈椎棘突走行方向一致，在骨面上稍移位，寻找到落空感时即为到达关节囊韧带。提插刀法切 3 刀，范围 0.5cm。其他 5 支针刀的操作方法与第 1 支针刀操作方法相同。出针刀后，全部针眼处覆盖创可贴。

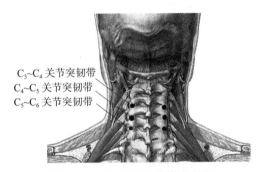

图 12-28　关节突韧带体表定位

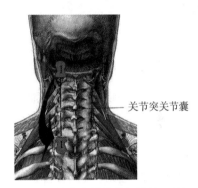

图 12-29　关节突关节囊韧带针刀松解

（7）注意事项：与软组织损伤型针刀治疗的注意事项相同。

第 4 次针刀松解两侧颈椎横突后结节及结节间沟软组织附着处的粘连。

（1）体位：仰卧位。做左侧横突松解时，头偏向右侧；做右侧横突松解时，头偏向左侧。

（2）体表定位：颞骨乳突与锁骨连线上。从乳突斜下 2cm 为寰椎横突，然后每间隔 1.5cm 为下一位颈椎横突。

（3）消毒：将施术部位用碘伏消毒 2 遍，然后铺无菌巾，使治疗点正对洞巾中间。

（4）麻醉：用 1% 利多卡因局部浸润麻醉，每个治疗点注药 1ml。

（5）刀具：Ⅰ型 4 号直形针刀。

（6）针刀操作（图 12-30、图 12-31）：①第 1 支针刀松解右侧寰椎横突处组织的粘连、瘢痕，刀口线与人体纵轴一致。严格按照四步进针规程，从右侧寰椎横突体表定位处进针刀。针刀经过皮肤、皮下组织、筋膜、肌层达寰椎横突骨面，然后沿骨面调转刀口线90º，分别沿横突上下缘骨面铲剥3刀，范围0.5cm。②第2支针刀松解右侧枢椎横突处组织的粘连、瘢痕。刀口线与人体纵轴一致，严格按照四步进针规程，从右侧枢椎横突体表定位处进针刀。针刀经过皮肤、皮下组织、筋膜、肌层达枢椎横突结节间沟，贴骨面分别向前、后铲剥3刀，范围0.5cm。③第3~7支针刀松解右侧第3~7颈椎横突处的软组织粘连、瘢痕。针刀操作方法与第2支针刀相同。④左侧颈椎横突松解方法与右侧相同。出针刀后，全部针眼处覆盖创可贴。

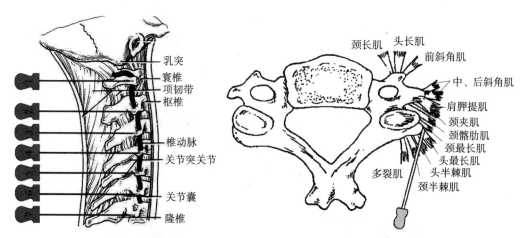

图12-30 横突后结节针刀松解示意图　　图12-31 横突后结节软组织松解

（7）注意事项：与软组织损伤型针刀治疗的注意事项相同。

【针刀术后手法治疗】

针刀术后，嘱患者俯卧位，一助手牵拉其肩部，术者正对头项，右肘关节屈曲并托住患者下颌，左手前臂尺侧压在枕骨处，随颈部的活动施按揉法。用力不能过大，以免造成新的损伤。最后，提拿患者两侧肩部，并搓肩至前臂3次。

【护理措施】

1. 生活起居护理

生活工作中，要防止低头时间过长。头部旋转动作不能过快，防止突然受到一个从颈后方向前方的力而加重病情。头胀痛时注意卧床休息。居室要阳光充足，空气新鲜流通，做到起居有常。

2. 饮食护理

予高蛋白、高维生素、低脂饮食。食品种类应多样化，合理调配。多吃蔬菜、水果，预防便秘。可给予适当的药膳，在骨肉汤中加入党参、怀山药、枸杞子各2~3g，以增食欲。可食用一些健脾胃的食物，如生姜、乌梅、麦芽、陈皮等。注意食物的色、香、味，以增进患者食欲，补充营养。做到饮食有节，按时定量，不过饥过饱，不暴饮暴食，少量多餐，每日应摄入 2g 以上的钙，同时补充维生素 D，可食鱼类、肉类。

3. 情志护理

由于该病的病程长，移位严重可从后侧压迫脊髓，预后不好，患者会产生恐惧、焦虑、担忧等负性情绪，对恢复极为不利。护理人员患者做必要的病情解释，介绍治疗成功病例，嘱其保持情志调畅，增强战胜疾病的信心。为患者提供相关健康咨询，并告知其家属应关心体贴患者，消除不良因素的刺激。

4. 健康教育

进行卫生科普知识宣传，使患者了解颈椎病的有关知识，提高防病意识，增强治疗信心，掌握康复的方法。嘱其平时保持正确的姿势，头部转动力度不要过大，速度不要过快，防止加重病情。平时应注意卧位的姿势及枕头的高度，仰卧时枕头不宜过高；侧卧时枕头可略高，头与肩不应同时放于枕头上。使颈部与躯干应保持一条线，而不偏向一侧。加强体育锻炼。

（秦烨）

第二节　肩周炎

【概述】

肩周炎俗称肩凝症、五十肩、漏肩风，好发于 50 岁左右的人群，女性多于男性，多见于体力劳动者。肩关节活动时疼痛、功能受限为其主要临床表现。其基本病因是肩关节周围软组织广泛粘连和瘢痕。

【针刀应用解剖】

1. 肩关节前面

肩关节前面主要为肱二头肌（图 12-32）。肱二头肌长头起于肩胛骨的盂上结节，通过肩关节囊，经肱骨结节间沟内穿过下降。肱二头肌短头起于肩胛骨喙突。两头在下部合成一个肌腹，共同止于桡骨粗隆。可屈肘关节，当前臂处于旋前位，能使其旋后。

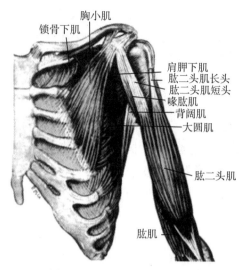

图 12-32　肩关节前面结构图

2. 肩关节后面

肩关节后面由肩胛下肌、冈上肌、冈上下肌、小圆肌组成（图 12-33）。肩胛下肌起于肩胛下窝，止于肱骨小结节。可使上臂内收和旋内。冈上肌起于冈上窝，止于肱骨大结节最上面由肩胛上神经支配。可外展肩关节。冈下肌起于冈下窝，止于肱骨大结节中部，由肩胛上神经支配。可使肩关节外展，外旋。小圆肌起于冈下窝的下部，止于肱骨大结节最下面，由腋神经支配。可使上臂后伸。

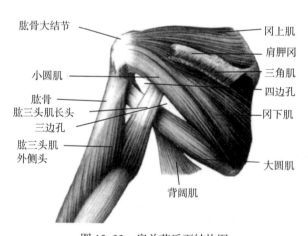

图 12-33　肩关节后面结构图

3. 肩关节滑液囊

冈上肌腱和肩峰之间有肩峰下滑液囊，关节囊与三角肌之间有三角肌下滑液囊，二者共同组成肩关节滑液囊（图 12-34）。其外层是三角肌，起自锁骨外 1/3 前缘、肩峰尖与其外侧缘及肩胛冈嵴，包绕肩关节的上、前、后和外面。向下收缩变窄成肌腱，止于肱骨三角肌粗隆。

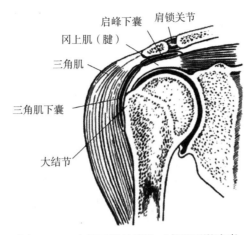

图 12-34　肩峰下滑液囊和三角肌下滑液囊

4. 肩袖

冈上肌、冈下肌、小圆肌与肩胛下肌在经过肩关节前方、上方、后方时，与关节囊紧贴，并与许多腱纤维、关节囊相交织形成肩袖（图 12-35）。

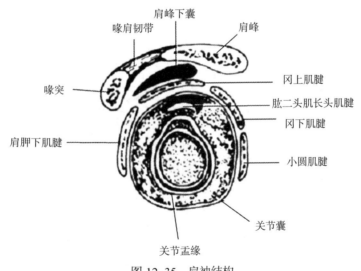

图 12-35　肩袖结构

5. 喙突

喙突上有 5 个解剖结构，外 1/3 为肱二头肌短头起点，中 1/3 为喙肱肌，内 1/3 为胸小肌起点，外上缘为喙肩韧带，内上缘为喙锁韧带（锥状韧带和斜方韧带）（图 12-36）。

6. 结节间沟骨纤维管道

肱二头肌长头肌腱通过关节囊内，关节囊滑膜包绕在肌腱的表面，形成结节间沟滑液鞘，经结节间沟穿出后，滑膜附着于囊外。在肱骨结节间沟部，由肱二头肌长头滑液鞘、肱横韧带和肱骨结节间沟共同形成一个骨纤维管道，称为结节间沟骨纤维管道（图

12-37）。肱横韧带损伤、粘连、瘢痕形成后，肱二头肌长头在骨纤维管道内通过困难，导致肩关节功能障碍。

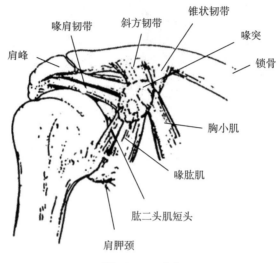

图 12-36　喙突

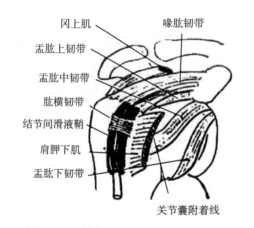

图 12-37　结节间沟骨纤维管道结构

【病因病理】

针刀医学认为，肩周炎是一种典型的自我代偿性疾病。局部的病变点（如肱二头肌短头起点）损伤后，人体为了保护和修复受伤的软组织，必然限制肩关节的功能，以使受伤的软组织得到休息和部分修复。但肩关节周围的结构（如肱二头肌长头、冈上肌、冈下肌、小圆肌及肩关节周围的滑液囊）因为这种修复调节，长期在异常的解剖位置活动，导致一步损伤，在其内形成广泛的粘连、瘢痕，最终导致肩关节功能严重障碍，甚至引起关节强直。其发病的关键部位是肱二头肌短头的附着点喙突处、肩胛下肌在小结节止点处、肱二头肌长头经过结节间沟处、小圆肌的止点，此时就需要针刀加以松解和调节。

【临床表现】

1. 症状

患者主诉肩部疼痛，活动时疼痛加剧，严重者肩关节的任何活动都受限制。某些患者的疼痛在夜间会加重，影响睡眠。

2. 体征

肩关节肱二头肌短头的附着点喙突处、肩胛下肌在小结节止点处、肱二头肌长头经过结节间沟处、小圆肌的止点有明显压痛。

【诊断要点】

（1）患者多为 50 岁左右，以妇女多见。

（2）肩部疼痛，一般时间较长，且为渐进性。

（3）多无外伤史（有外伤史者多为肩关节陈旧性损伤）。

（4）肩部活动时，三角肌、冈上肌出现明显的肌肉痉挛，后期肩部外展、后伸功能受限。

（5）肩关节前后位 X 线检查显示骨质无异常。

【针刀治疗】

（一）治疗原则

依据针刀医学关于人体弓弦力学系统及疾病病理构架的网眼理论，针刀整体松解肩关节周围关键的粘连、瘢痕组织，可恢复肩关节的力学平衡。

（二）操作方法

1. 第 1 次针刀

行"C"形针刀进行整体松解。从肩胛骨喙突中点横行向外经肱骨结节间沟，再向后最终到达腋窝皱折上方 5cm 的连线恰似一个横形"C"。从前到后，"C"形线上分布有喙突点、小结节点、肱骨结节间沟点、小圆肌止点。

（1）体位：端坐位。

（2）体表定位：喙突点、肱骨小结节点、肱骨结节间沟点、肱骨大结节后面（图12-38）。

（3）消毒：将施术部位用碘伏消毒 2 遍，然后铺无菌巾，使治疗点正对洞巾中间。

（4）麻醉：用 1% 利多卡因局部浸润麻醉，每个治疗点注药 1ml。

（5）刀具：Ⅰ型 4 号直行针刀。

（6）针刀操作（图 12-39）：①第 1 支针刀松解肱二头肌短头的起点喙突顶点的外 1/3 处。针刀体与皮肤垂直，刀口线与肱骨长轴一致。按四步进针规程进针刀，直达喙突顶点外 1/3 骨面，纵疏横剥 3 刀，范围 0.5cm。②第 2 支针刀松解肩胛下肌止点肱骨小结节点。针刀体与皮肤垂直，刀口线与肱骨长轴一致。按四步进针规程进

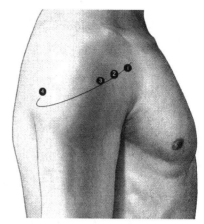

图 12-38　肩关节 "C" 形针刀
松解术体表定位

针刀，直达肱骨小结节骨面，纵疏横剥 3 刀，范围 0.5cm。③第 3 支针刀松解肱二头肌长头在结节间沟处的粘连。针刀体与皮肤垂直，刀口线与肱骨长轴一致。按四步进针规程进针刀，直达肱骨结节间沟前面的骨面，先用提插刀法提插松解 3 刀，切开肱横韧带，然后顺结节间沟前壁向后做弧形铲剥 3 刀。④第 4 支针刀松解小圆肌止点肱骨大结节。后下方针刀体与皮肤垂直，刀口线与肱骨长轴一致。按四步进针规程进针刀，达肱骨大结节后下方的小圆肌止点，用提插刀法提插松解 3 刀。

出针刀后，全部针眼处以创可贴覆盖。

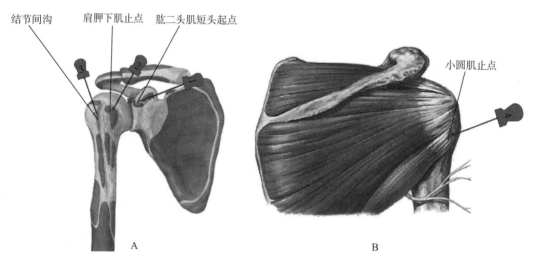

图 12-39　肩关节 "C" 形针刀松解
A. 前面观；B. 后面观

（7）注意事项：①喙突处松解喙突顶点范围只有 0.8cm 左右，但却有 5 个肌肉、韧带的起止点分部，针刀对肩周炎的喙突松解部位为喙突的中外 1/3 处。如果在中内 2/3 处松解，则难以起效，还可能损伤其他组织。②防止头静脉损伤。头静脉起于手背静脉

网的桡侧，沿前臂桡侧、上行至肘窝，在肱二头肌外侧沟内继续上行，经过三角肌胸大肌间沟，再穿锁胸筋膜汇入腋静脉或者锁骨下静脉。在做肱骨小结节处肩胛下肌止点松解及肱骨结节间沟处肱二头肌长头起点松解时，表面是头静脉的走行路线。预防头静脉损伤的方法是先摸清楚三角肌胸大肌间沟，旁开 0.5cm 进针刀。严格按照四步进针规程进针刀即可避免损伤头静脉。

2. 第 2 次针刀

松解三角肌的粘连、瘢痕。对肩关节外展功能明显受限的患者，可松解三角肌的粘连、瘢痕。

（1）体位：端坐位。

（2）体表定位：三角肌前、中、后 3 束肌腹部及三角肌的止点。

（3）消毒：将施术部位用碘伏消毒 2 遍，然后铺无菌巾，使治疗点正对洞巾中间。

（4）麻醉：用 1% 利多卡因局部浸润麻醉，每个治疗点注药 1ml。

（5）刀具：Ⅰ型 4 号直形针刀。

（6）针刀操作（图 12-40）：①第 1 支针刀松解三角肌后束肌腹。针刀体与皮肤垂直，刀口线与肱骨长轴一致。按四步进针规程进针刀，针刀经皮肤、皮下组织、筋膜达三角肌肌腹的后束，纵疏横剥 3 刀，范围 0.5cm。②第 2 支针刀松解三角肌中束肌腹。针刀体与皮肤垂直，刀口线与肱骨长轴一致。按四步进针规程进针刀，针刀经皮肤、皮下组织、筋膜达三角肌肌腹的中束，纵疏横剥 3 刀，范围 0.5cm。③第 3 支针刀松解三角肌前束肌腹。针刀体与皮肤垂直，刀口线与肱骨长轴一致。按四步进针规程进针刀，针刀经皮肤、皮下组织、筋膜达三角肌肌腹的前束，纵疏横剥 3 刀，范围 0.5cm。④第 4 支针刀松解三角肌止点。针刀体与皮肤垂直，刀口线与肱骨长轴一致。按四步进针规程进针刀，针刀经皮肤、皮下组织、筋膜直达肱骨面三角肌的止点。纵疏横剥 3 刀，范围 1cm。刀下有紧涩感时，调转刀口线 90°，铲剥 3 刀，范围 0.5cm。

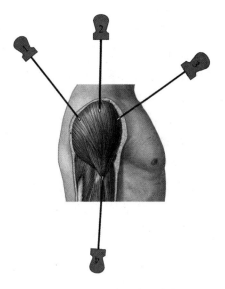

图 12-40 三角肌针刀松解

出针刀后，全部针眼以创可贴覆盖。

【针刀术后手法治疗】

针刀术后应配合适当的手法治疗以增加疗效。以下 2 种手法可供选择。

1. 上举外展手法

在仰卧位进行。医生站于患侧，患者应充分放松，左手按住患肩关节上端，右手托扶患肢肘关节。嘱患者尽量外展上举患肢，当达到最大限度，不能再上举时，右手迅速向上提拉肘关节，可听到患肩关节有"喀叽"的撕裂声。推弹速度必须要快，待患者反应过来时，手法已结束。

2. 后伸内收手法

在坐位进行。医生站在患者背后，单膝顶在患者的脊背中央，双手握住患者的双肘关节，向后牵引到最大位置时，再向肩关节后内方弹压 1 次。

【护理措施】

1. 生活起居护理

肩周炎多与外伤、劳损、气血渐亏、风寒湿邪侵袭肩部有关。患者日常生活中要注意避免风寒湿邪侵袭肩部，注意局部保暖。睡眠时避免患侧卧，以免肩部长期受压。

2. 饮食护理

饮食宜清淡、营养丰富，多食一些易消化且富含维生素的食物，同时应该多食含钙丰富的食物，如牛奶、鸡蛋等。

3. 情志护理

肩周炎疼痛反复发作，延年不愈，患者易产生焦虑、忧郁及失望的负性心理，如敏感、猜疑、易激怒、急躁、自卑等。治疗前首先要消除患者恐惧紧张的心理，以亲切的语言同患者交谈，向其解释肩周炎的形成机制，使其对自己的病情有所了解，消除思想包袱及心理压力，保持情绪稳定。治疗中给予鼓励，调节患者的心情，帮助其树立信心，提高其疼痛的耐受性。

4. 健康教育

指导患者进行肩关节功能锻炼，否则一段时间后肩关节的软组织还会再度发生粘连。要求患者主动进行功能锻炼，指导患者掌握正确锻炼方法。帮助患者了解本病的预防及康复知识，鼓励其配合治疗，完成功能训练计划。功能锻炼的基本动作如下。

（1）前压肩：双上肢尽量上举，双手掌扶在墙上，胸部逐渐向墙壁靠近，反复多次练习。

（2）侧压肩：用健侧手帮助上肢上举手掌扶墙，手指向上做爬墙动作，每次做一个标记，循序渐进。

（3）搭对侧肩：患臂手指从胸前反复尽力向对侧肩上搭放。

（4）触对侧肩胛骨：患臂尽力后伸，并向外上旋，将手指尽力触摸到对侧肩胛骨下角，必要时健侧手紧握患肢手腕部牵拉患肢，靠近健侧肩胛骨下角。

（5）后梳头：以健侧手托患肢肘部，平抬上举做后梳头动作，患肢手指尽可能触摸到对侧耳朵。

（6）棍体操：在身体背后水平握棍上下移动可加强肩关节伸展和内旋。此外，上下握棍使棍上下移动时可加强上肢内旋，使外旋肌和关节囊前部得到伸展。

以上的主动锻炼和被动锻炼要根据病情轻重，粘连程度，患者对疼痛忍受程度、年龄、身体素质等因素安排。不能过度锻炼，以免加重损伤。

（秦烨）

第三节　腰椎间盘突出症

【概述】

腰椎间盘突出症是腰椎间盘因外伤或腰部软组织慢性劳损所致纤维环破裂，髓核从破裂处突出或脱出，压迫脊神经或马尾神经而出现的以腰腿放射性疼痛、下肢及会阴区感觉障碍为主要症状的疾病，严重时可引起下肢瘫痪。

【针刀应用解剖】

（一）体表标志

1. 腰椎棘突

在后正中线上可以摸到腰椎棘突。其棘突呈水平位，位于第 4 腰椎棘突平两侧髂嵴最高点。其上有背阔肌、竖脊肌、横突棘肌、棘上韧带、棘间韧带、胸腰筋膜等附着。

2. 骶正中嵴

骶骨背面后正中线上有一列纵行隆起，即骶正中嵴，由骶椎棘突融合而成。骶正中嵴上有 3~4 个后结节，以第 2、3 个最显著，其附着结构同腰椎棘突。

3. 骶中间嵴

在骶正中嵴外侧有一列不明显的粗线，为关节突愈合的遗迹。有竖脊肌、骶髂后韧带等附着。

4. 骶外侧嵴

在骶中间嵴稍外侧，4 个隆起形成一断续的粗线，即骶外侧嵴。其为横突愈合的遗迹，内侧一拇指宽处为骶后孔。其上有胸腰筋膜、骶髂后韧带、骶结节韧带等附着。

5. 骶管裂孔

沿骶正中嵴向下，由第 4、5 腰椎背面的切迹与尾骨围成的孔称为骶管裂孔。其是椎管的下口。

6. 骶角

为骶管裂孔两侧向下的突起，是骶管麻醉进针的标志。

7. 尾骨

由 4 块退化的尾椎融合而成，位于骶骨的下方、肛门后方，有肛尾韧带附着。

8. 髂嵴

为髂骨翼的上缘，是计数椎骨的标志，两侧髂嵴最高点的连线平对第 4 腰椎棘突。

9. 髂后上棘

是髂嵴后端的突起，两侧髂后上棘的连线平第 2 骶椎棘突，其上有骶结节韧带、骶髂后长韧带及多裂肌附着。

10. 第 3 腰椎横突

横突较粗大，在腰部易触及。其上有竖脊肌，腹内、外斜肌及腰方肌等附着。（图 12-41）

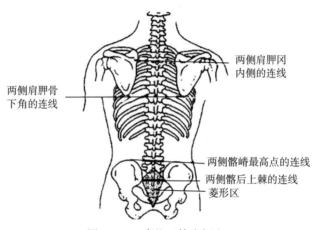

图 12-41　脊柱区体表标志

（二）腰椎

1. 椎体

腰椎椎体因为负重关系在所有脊椎椎骨中体积最大，椎体的横断面呈肾形，L_3 椎体或 L_4 椎体过渡为椭圆形，L_5 椎体则呈橄榄形。

2. 关节突

关节突位于椎管的后外方，椎间孔后方。上关节突由椎弓根发出，向内与上一节腰椎的下关节突相接。下关节突由椎弓板发出，向外由此椎间关节的方向呈矢状位，以利于腰椎的屈伸动作，但向下逐渐呈斜位。（图 12-42）L_5 几乎呈冠状位。腰椎关节突间部又称峡部，其前外侧和后内侧皮质骨之间只有少量骨小梁，较坚固。当身体前屈时发生的力作用于腰骶部的关节突间部时，由于关节突的方向与作用力垂直，相邻两个关节被挤压很紧。如果关节突间部长期承受这种压力，可能发生峡部不连，甚至滑脱，是引起腰痛的原因之一。

3. 横突

横突（图 12-42）起源于椎弓根的后部，由椎弓根与椎弓板汇合处向外突出。腰椎横突较薄，呈带状，与腹壁外形相适应。在上关节突的后缘有一卵圆形隆起，称乳突；

横突根部的后下侧有一小结节，为副突。乳突与副突之间可形成浅沟、切迹、孔或管。腰神经后内侧支则由此骨孔或管穿行，骨质增生则可压迫相应神经。

L$_3$横突最长，其次为L$_2$和L$_4$横突。L$_5$横突最短，并向后方倾斜。L$_3$横突弯度大，活动多，所以受到的杠杆作用最大，受到的拉应力也最大。其上附着的筋膜、韧带、肌肉承受的拉力也较大，损伤机会也相对较多。

腰椎的横突有众多大小不等的肌肉附着，在相邻横突之间有横突间肌，横突尖端与棘突之间有横突棘肌，横突前侧有腰大肌及腰方肌，L$_2$横突前尚有膈肌，横突的背侧有竖脊肌，还有腹内、外斜肌和腹横肌，借助胸腰筋膜起于L$_1$~L$_4$横突。腰神经后支自椎间孔发出后，其外侧支穿横突间韧带骨纤维孔后，沿横突的背面和上面走行，并穿过起于横突的肌肉至其背侧。

4. 棘突

腰椎的棘突（图12-42）由两侧椎板在中线处汇合而成，呈长方形骨板，腰椎的棘突宽且水平向后。其末端膨大，下方如梨状，为多裂肌肌腱附着处。腰椎的棘突有众多肌肉、韧带附着其上，更增加了脊柱的稳定性。相邻棘突间空隙较大，适于穿刺。L$_3$~L$_5$棘突间是腰椎穿刺或麻醉的常用进针部位。

5. 椎弓板

腰椎椎弓板（图12-43）较厚，并略向后下倾斜，椎孔在下部比上部大。两侧椎弓板会合成椎弓板夹角，夹角变小可影响椎管的狭窄程度。

6. 椎弓根

腰椎的椎弓根（图12-43）伸向后外，外形呈弧形，与椎板、椎体、关节突融合在一起。其厚度自上而下逐渐递增，L$_5$约为L$_1$~L$_2$的2倍。其横断面呈卵圆形，上方有一较浅的椎弓根上切迹，切迹较小，自L$_1$向下矢径下降，构成椎间孔的下壁，下方有一较深的椎弓根下切迹，切迹较深，椎下切迹较大，上下区别不大，构成椎间孔的上壁。腰椎侧位X线片上，根据椎上切迹矢径的大小，可大致估计侧隐窝的宽窄。

7. 腰椎椎管

各腰椎椎孔连成椎管。L$_1$~L$_2$呈卵圆形，L$_3$呈三角形，L$_5$呈三叶形，其余可呈橄榄形。

中央椎管腰椎中央椎管前界为椎体、椎间盘纤维环后面及后纵韧带，后界为椎弓板、棘突基底及黄韧带，两侧为椎弓根，后外侧为关节突。腰椎椎管自L$_1$~L$_2$间隙以下包含马尾神经根，其被硬脊膜包围的部分形成硬膜囊，各神经根自硬膜鞘袖发出后在椎管内行程的一段骨性结构称为神经根管，以后分别自相应椎间孔穿出。

盘黄间隙即椎间盘与黄韧带之间的间隙。

椎孔由椎体后方和椎弓围绕而成，椎孔的形状一般分为卵圆形、三角形和三叶形。

侧隐窝（图12-43）又称为侧椎管，是神经根通过的管道。其前界为椎体的后缘，后面为上关节突前面与椎弓板和根弓根连结处。外面为椎弓根的内面，内侧入口相当于上关节突前线平面，向下外续于椎间孔。

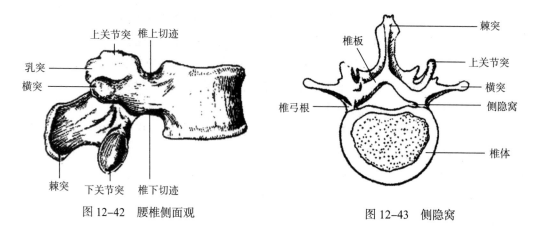

图 12-42 腰椎侧面观

图 12-43 侧隐窝

椎间孔即腰神经根出椎管处，实际为一管道。其上、下界为椎弓根，前界为椎体和椎间盘的后外侧面，后界为椎间关节的关节囊，部分为黄韧带外侧缘。椎间孔自上而下逐渐变小。

（三）骶骨

骶骨（图 12-44）呈扁平的三角形，其底向上，尖向下，向后下方弯曲，由 5 个骶椎愈合而成。两侧与髋骨相关节，可分为骶骨底、侧部、背侧面、骨盆面及尖端。骶骨背侧面向后上方，粗糙而凸隆。在正中线上，有 3~4 个结节连结而成的纵形隆起，称为骶正中嵴，为棘突融合的遗迹。骶正中嵴两侧的骨板略为凹陷，由椎弓板相互融合而成。其外侧有一列不太明显的粗线，称为骶中间嵴，为关节突愈合的遗迹嵴的下端突出，称为骶角，相当于 S_5 的下关节突，与尾骨角相关节。骶骨背面上、下部各有一缺损，分别名腰骶间隙和骶尾间隙。腰骶间隙高 1cm，宽 2cm。骶尾间隙呈"∧"形，居两骶角之间，亦叫骶管裂孔或骶管裂隙，为骶管的下口。骶关节嵴的外侧有 4 个大孔，称为骶后孔，与骶前孔相对，但比后者略小，亦借椎间孔与骶管相通，有骶神经的后支及血管通过，临床上常用来行骶神经的阻滞麻醉。

（四）髂骨

髂骨是髋骨的组成部分，占髋骨的上部，呈扇形，上部为髂嵴，髂嵴前、后端突出分别称为髂前上棘和髂后下棘，三者能在体表摸到，是重要的骨性标志。髂骨上有众多与腰段弓弦力学系统相连接的弓弦结合部（软组织的附着点），与腰段弓弦力学共同组成脊 - 腰弓弦力学系统（图 12-45）。

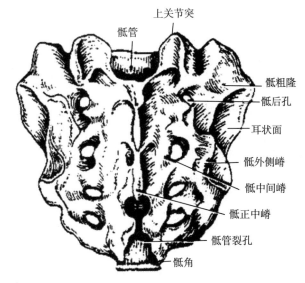

图 12-44　骶骨后面观

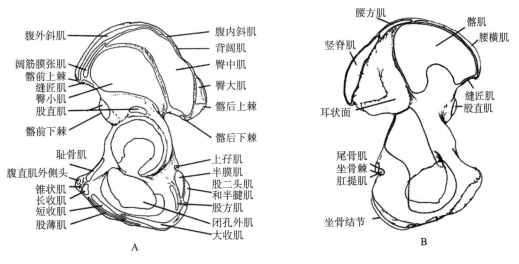

图 12-45　髂骨

A. 外面观；B. 内面观

（五）腰骶尾部的韧带

1. 关节突关节囊

关节突关节囊滑膜层呈光滑半透明状，贴在纤维层内面，不易分开，滑膜层约 1/3 起自关节软骨边缘，约 2/3 滑膜起点至关节软骨有一定距离，滑膜起点与关节软骨缘间由结缔组织连结，关节腔狭小密闭。滑膜层在相邻关节面之间突入形成滑膜皱襞，伸至关节腔内，滑膜皱襞根部连结滑膜层。

2. 前纵韧带

前纵韧带在椎体前面，位于椎体和椎间盘前方，上端起于枕骨大孔底部和第1颈椎前结节，向下经寰椎前结节及各椎体的前面止于骶椎的上部。前纵韧带与椎间盘及椎体的上、下缘紧密相连，但与椎体之间连结疏松。前纵韧带有限制脊柱过度后伸的作用，能帮助防止因体重作用而增加腰部弯曲的趋势。前纵韧带还有防止椎间盘向前突出的作用。

3. 后纵韧带

后纵韧带（图12-46）在椎管内椎体后方，细长而坚韧，起自第2颈椎向下沿各椎体的后面至骶管，与骶尾后深韧带相移行。韧带的宽窄与厚薄各部也不同，于颈椎、上部胸椎及椎间盘的部分较宽，而下部胸椎、腰椎和各椎体的部分则相反。在较宽处，韧带的中部较厚而向两侧延展部较薄，故椎间盘向两侧突出者较多。

4. 黄韧带

黄韧带（图12-47）又名弓间韧带，呈膜状，走行于相邻两椎板之间，主要由黄色弹性纤维构成。在上附着于上一椎弓板下缘的前面，向外至下关节突构成椎间关节囊的一部分，再向外附于横突的根部，向下附着于下一椎板上缘的后面及上关节突前下缘的关节囊。其正中部有裂隙，有少许脂肪填充，连结椎骨后静脉丛与椎管内静脉丛的小静脉从中通过。在外侧黄韧带与椎间关节的关节囊相融合，并参与椎间关节囊前部的构成，它的侧缘为椎间孔的软性后壁。因此，除椎间孔和后方正中线的小裂隙外，黄韧带几乎充满整个椎弓间隙，占据椎管背侧3/4的面积。此韧带由上而下增强，胸椎部的窄而略厚，以腰椎部的最厚，为2~3cm，黄韧带限制脊柱过度前屈，同时也有维持身体直立姿势的作用。

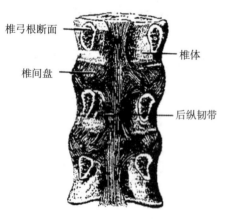

图12-46　后纵韧带　　　　　　　图12-47　黄韧带

5. 棘上韧带

参见棘上韧带损伤的针刀应用解剖。

6. 棘间韧带

参见棘间韧带损伤的针刀应用解剖。

7. 横突间韧带

位于两相邻的横突之间，分内、外两部。其颈椎部常缺如，胸椎部呈细索状，腰椎部发育较好。在上腰椎横突间隙，外侧部发育不良，仅为薄的筋膜层，在下 2 个腰椎横突间隙参与构成髂腰韧带，内侧部作腱弓排列，保护脊神经后支和血管，其厚度由上向下逐渐增厚，在第 5 腰椎与第 1 骶椎间，横突间韧带即髂腰韧带的腰骶部。

8. 关节囊韧带

加强关节突关节，主要为胶原纤维，背侧较薄。在下腰部，关节囊下部有坚强纤维性结构至椎弓板，并部分为棘间韧带所代替。

9. 髂腰韧带

参见髂腰韧带损伤的针刀应用解剖。

10. 腰骶韧带

上部与髂腰韧带相连，起自 L$_5$ 椎体与横突，纤维呈扇形，向下附于髂骨和骶骨的盆面，与骶髂前韧带相混，它的内侧锐缘有第 5 腰神经的前支通过。腰骶连结位于腰骶角的顶点，身体的重量很容易使 L$_5$ 向前滑脱，正常时因为关节突关节、椎间盘的存在以及髂腰韧带的维持而得以防止这种倾向。如因外伤或发生变异，这些支持组织变软弱，会引起关节不稳。腰骶连结为人体躯干和下肢的桥梁，负重大，活动多，遭受外伤机会较多，有时可发生关节突骨折或腰部急性损伤。90％多发于骶关节或骶髂关节。

11. 椎间盘

参见颈椎病的针刀应用解剖。

12. 筋膜

（1）浅筋膜：腰骶尾部的浅筋膜是皮下筋膜同相邻区浅筋膜层的连续，致密而厚实，通过结缔组织纤维束与深筋膜相连，其结缔组织纤维分隔形成的小房含大量脂肪。浅筋膜层中有皮神经和皮血管，它们都是小支，发自深层的神经和血管。

（2）深筋膜：深筋膜即固有筋膜，骶尾区的深筋膜薄弱，与骶骨背面骨膜相愈合。深筋膜分浅、深 2 层，浅层很薄弱，是一层薄的纤维膜，上续胸廓背面的深筋膜浅层，侧方连腹前外侧壁的深筋膜，向下附着于髂嵴，并和臀筋膜延续，内侧方于人体正中平面附至各腰椎棘突、骶正中棘和连结各棘突游离端的棘上韧带。腰部深筋膜浅层薄弱，深层较厚，与背部深层筋膜相续，呈腱膜性质，合称胸腰筋膜。

胸腰筋膜（图 12-48）在胸背部较为薄弱，覆于竖脊肌表面。向上连接于项筋膜，内侧附于胸椎棘突和棘上韧带，外侧附于肋角和肋间筋膜，向下至腰部增厚，并分为前、中、后 3 层。

前层又称腰方肌筋膜，覆盖于腰方肌前面，内侧附于腰椎横突尖，向下附于髂腰韧带和髂嵴后份，上部增厚形成内、外侧弓状韧带。前层在腰方肌外侧缘处同胸腰筋膜中、后层愈合，形成筋膜板，由此向外侧方，是腹横肌的起始腱膜。

中层位于竖脊肌与腰方肌之间，内侧附于腰椎横突尖和横突之间韧带，外侧在腰方肌外侧缘与前层愈合，形成腰方肌鞘，向上附于第 12 肋下缘，向下附于髂嵴，此层上部附于第 12 肋和第 1 腰椎横突之间的部分增厚，形成腰肋韧带（图 12-49）。此韧带的锐利边缘是胸膜下方返折线的标志。

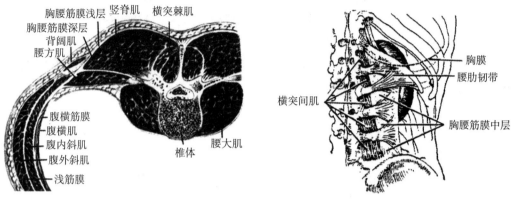

图 12-48　胸腰筋膜　　　　　　　　图 12-49　腰肋韧带

后层在竖脊肌表面，与背阔肌和下后锯肌腱膜愈着，向下附着于髂嵴和骶外侧嵴，内侧附于腰椎棘突、棘上韧带和骶正中嵴，外侧在竖脊肌外侧缘与中层愈合，形成竖脊肌鞘，后层与中层联合成一筋膜板续向外侧方，至腰方肌外侧缘前层也加入，共同形成腹横肌及腹内斜肌的腱膜性肌肉起始。腹横肌的起始腱膜比腹内斜肌的筋膜起始宽很多。由上可以看出，胸腰筋膜即是间隔各肌的筋膜，也是一些骨骼肌腱膜性肌肉起始的附着部位。胸腰筋膜后层在髂后上棘连线以上与竖脊肌总腱间隔以少量疏松结缔组织及脂肪，形成胸腰筋膜下间隙，腰神经后外侧皮支穿行其中。腰部活动度很大，在剧烈活动中胸腰筋膜可被扭伤。

（六）腰骶尾部的肌肉

分布于腰骶尾部的肌肉主要有背阔肌、下后锯肌、竖脊肌、横突棘肌、腰方肌、腰大肌、腰小肌等。

1. 竖脊肌

参见竖脊肌下段损伤的针刀应用解剖。

2. 横突棘肌

横突棘肌由多数斜行的肌束组成，被竖脊肌所覆盖，其肌纤维起自下位椎骨的横突，斜向内上方止于上位椎骨棘突。由浅入深可分为 3 层，即半棘肌、多裂肌和回旋肌。横突棘肌两侧同时收缩，使脊柱伸直；单侧收缩时，使脊柱转向对侧。

半棘肌按其止点和分布位置分为胸半棘肌、颈半棘肌和头半棘肌。胸半棘肌起于下位胸椎横突尖，跨过 4~6 节脊椎骨，止于上位数个胸椎和下位数个颈椎棘突尖，为脊椎骨旋转肌，受脊神经（T_1~T_{11}）后支支配。

多裂肌（图 12-50）位于半棘肌的深面，为多束小的肌性腱束，形状类似半棘肌，但较短，分布于 S_4~C_2 之间。在骶部，起自骶骨后面、髂后上棘及骶髂后韧带；在腰部，起自乳突；在胸部，起自横突；在颈部，起自下位 4 个颈椎的关节突。跨过 1~4 个椎骨，止于上位数个棘突的下缘。肌束长短不一，浅层者最长，止于上 3~4 个棘突，中层者止于上 2~3 个棘突，深层者止于上一个棘突。多裂肌是脊椎的背伸肌，可以加大腰椎前凸，在颈、胸部，尚可以防止脊椎向前滑脱。多裂肌受脊神经（C_3~S_5）后支支配。

回旋肌在多裂肌的深面，连结上、下两个椎骨之间或越过 1 个椎骨，分颈回旋肌、胸回旋肌和腰回旋肌。为节段性小方形肌，起自各椎骨横突上后部，止于上一椎骨椎弓板下缘及外侧面，直至棘突根部，回旋肌在胸段比较发达，每侧有 11 个，数目可有变化。回旋肌受脊神经（T_1~T_{11}）后支支配。

3. 腰方肌

腰方肌（图 12-51）位于腹腔后壁腰椎的两旁，胸腰筋膜中层，后邻竖脊肌；前方借胸腰筋膜前层与腹横筋膜相隔，为长方形的扁肌，下端较宽。起自髂嵴后部的内唇、髂腰韧带及下方 3~4 个腰椎横突。肌纤维斜向内上方止于第 12 肋骨内侧半下缘和上方 4 个腰椎横突及第 12 胸椎椎体。此肌可增强腹后壁，若两侧收缩则降低第 12 肋，还有协助伸脊柱腰段的作用，一侧收缩时使脊柱侧屈，两侧收缩时可以稳定躯干。腰方肌受腰丛（T_{12}~L_3）支配。

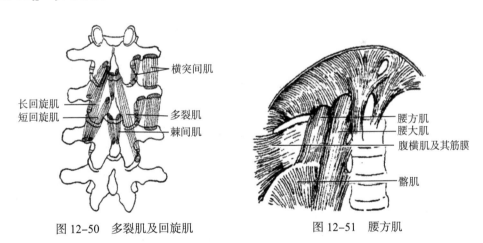

图 12-50　多裂肌及回旋肌　　　　　　　图 12-51　腰方肌

4. 腰大肌

腰大肌（图 12-52）位于腰椎侧面，脊柱腰段椎体与横突之间的深沟内，呈纺锤状。起自第 12 胸椎椎体下缘至第 5 腰椎椎体上缘和椎间盘的侧面，以及全部腰椎横突。肌束向下逐渐集中，联合髂肌的内侧部，形成一个肌腱，穿过腹股沟韧带与髋关节囊之间（肌腔隙），贴于髂耻隆起的前面及髋关节囊的前内侧而下行，止于股骨小转子。此肌收缩时，可屈曲大腿并使之旋外，当大腿被固定时，则屈脊柱腰段而使躯干前屈。腰大肌受腰丛的肌支（T_{12}、L_1~L_4）支配。

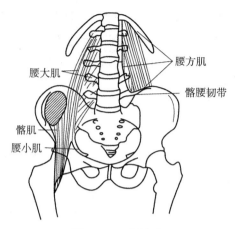

图 12-52　腰大肌

5. 腰小肌

此肌肌腹很小，呈菱形，肌腱较长，位于腰大肌的前面，上端起自第 12 胸椎椎体及第 1 腰椎椎体的侧面，下端止于髂耻隆起，并以腱移行于髂筋膜和耻骨梳韧带。此肌收缩时，使脊柱腰段屈向同侧（与腰大肌共同作用），并紧张髂筋膜。腰小肌受腰丛的肌支（$L_1～L_2$）支配。

（七）腰部关节

1. 关节突关节

关节突关节又称椎间关节。属于滑膜关节，由上、下相邻关节突的关节面构成，从 C_2 至 S_1，每两个相邻椎骨间左、右各有 1 个关节突关节。关节突关节构成椎间孔的后界，不同平面腰椎间盘的后面与关节突的关系有差异。当直立时，在下腰部，特别是 $L_5～S_1$ 或 $L_4～L_5$，椎间盘的后面与下脊柱骨的关节突前面相对，这部分椎间盘正常位于椎间管的下部。

2. 腰骶关节

腰骶关节由 L_5 椎体与骶骨底及 L_5 两侧下关节突与 S_1 上关节突的关节面构成。具有关节腔和关节囊，关节面上覆盖有透明软骨，关节面的方向较其他腰椎的关节面倾斜，近似额状位，这样就可以防止 L_5 在骶骨上向前滑动，同时在运动上具有较多的灵活性。$L_5～S_1$ 之间的椎间盘较其他腰椎间的椎间盘为厚，前侧较后侧尤厚，以加大腰椎前凸。

腰骶连结周围的韧带大致与其他腰椎间关节相同，前、后纵韧带向下分别止于骶骨的前、后，在椎弓板之间以及棘突之间也有黄韧带、棘间韧带和棘上韧带。此外，尚有髂腰韧带和腰骶韧带，在位置上相当于横突间韧带。

（八）腰部神经

1. 腰丛

腰丛（图 12-53）由第 1~3 腰神经前支及第 4 腰神经前支的大部组成。第 1 腰神经可能接受第 12 胸神经束的 1 束纤维。腰丛位于腰方肌的内侧缘，腰大肌后侧，腰椎横突前侧。

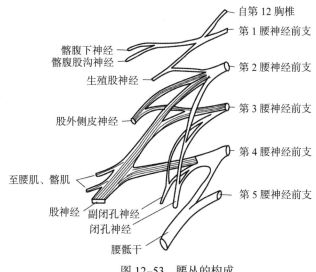

图 12-53　腰丛的构成

腰神经前支构成腰丛的方式在不同个体间有差别。一般情况下，第 1 腰神经前支在第 12 胸神经发支加入后分为上、下 2 支，上支较粗，又分成髂腹股沟神经和髂腹下神经；下支较细，同第 2 腰神经前支的 1 支合并形成生殖股神经。第 2 腰神经前支余部、第 3 腰神经前支全部和第 4 腰神经参与腰丛的构成，均分为腹侧支和背侧支。腹侧支联合成闭孔神经，有时，第 3、4 腰神经前支的腹侧支还另外形成一副闭孔神经。第 2、3 腰神经的背侧支各分一小部和一大部，两者的大部与第 4 腰神经的背侧支形成股神经，小部则合并成股外侧皮神经。另外，腰丛还发出肌支。

髂腹股沟神经较细小，含有第 1 腰神经的纤维，常有第 12 胸神经的纤维加入。髂腹股沟神经出现于腰大肌的外侧缘，与髂腹下神经前支共干，位于该神经的下侧。沿腰方肌前面，肾的后面，经髂嵴内唇后部的内侧，继沿髂肌前面前进，当其行近髂嵴前部时，则穿腹横肌；又于髂前上棘下侧稍前处，穿腹内斜肌，进入腹股沟管。沿精索的外下侧下降，穿出腹股沟管皮下环至浅筋膜，分布于大腿上部内侧的皮肤。并发支分布于阴茎根部及阴囊部的皮肤，称为阴囊前神经；在女性，分布于阴唇的皮肤称为阴唇前神经。髂腹股沟神经的分支有肌支和交通支。其中肌支分布于该神经所经过的腹壁肌。髂腹股沟神经经腹内斜肌与腹横肌之间时，常与髂腹下神经的前皮支有交通支。髂腹股沟神经可以与髂腹下神经共干，向前行至腹横肌与腹内斜肌之间，两条神经才开始分开。有时髂腹股沟神经缺如，则由髂腹下神经或生殖股神经代替。

髂腹下神经髂腹下神经起于第 1 腰神经，亦有第 12 胸神经的纤维加入。自腰大肌上部外侧缘突出，斜经肾下部的背侧，在腰方肌的腹侧，髂嵴上方，穿过腹横肌后部的腱膜，经腹横肌与腹内斜肌之间，发出分支。其分支有前皮支、外侧皮支及交通支。

231

前皮支即腹下支，经腹内斜肌与腹横肌之间，斜向前下方。在髂前上棘内侧约 2cm 处穿出腹内斜肌，在腹外斜肌腱膜的下侧向内下方行，在腹股沟管皮下环的上侧约 3cm 处穿出腹外斜肌腱膜，支配耻骨区的皮肤。此支经行于腹横肌与腹内斜肌之间时，发肌支至该两肌。

外侧皮支即髂支，在髂嵴前、中 1/3 交界处的上侧，于第 12 胸神经外侧皮支的后侧穿腹内斜肌及腹外斜肌，下降于浅筋膜层，分布于臀区后外侧皮肤。

交通支髂腹下神经常与肋下神经及髂腹股沟神经之间有交通支。

生殖股神经生殖股神经大部分来自第 2 腰神经，小部分纤维束来自第 1 腰神经。穿腰大肌，沿其前面下降。于髂总动脉外侧、输尿管后侧分为股支及生殖支 2 支，即腰腹股沟神经和精索外神经。

腰腹股沟神经沿髂外动脉下降，经腹股沟韧带深侧，在股血管鞘内，沿股动脉外侧达股部；至腹股沟韧带稍下侧，穿股血管鞘前壁及阔筋膜，或自卵圆窝穿出，成为皮神经，分布于股三角部的皮肤。有时在腹股沟下方，发出分支与股外侧皮神经的前支和股神经的皮支交通。

精索外神经于髂外动脉的外侧下降，发出分支至腰大肌。精索外神经下降经腹股沟管腹环，绕腹壁下动脉外侧，入腹股沟管。男性者与精索伴行，支配提睾肌，并分支至阴囊的皮肤；女性者与子宫圆韧带伴行，并分支至大阴唇的皮肤。

股外侧皮神经股外侧皮神经来自第 2、3 腰神经前支的后股。出现于腰大肌外侧缘，斜向外下方，经髂肌前面，在髂前上棘内侧的近旁，穿经腹股沟韧带深侧至股部；经缝匠肌的前面，或穿过该肌上部，分为前、后 2 支。先在阔筋膜的深面行走，继穿出阔筋膜，至浅筋膜内。

前支在髂前上棘下侧约 10cm 处，穿出阔筋膜下降，常分为 2 支，分布于大腿前外侧，直达膝关节的皮肤。其终末支可与股神经的股前皮神经及隐神经的髌下支形成髌神经丛。

后支在前支的稍上方，穿出阔筋膜，又发出分支，分布于大腿外侧部的皮肤。

股神经为腰丛中最大的一支，由第 2~4 腰神经前支的后股组成，穿腰大肌，在该肌下部外侧缘穿出，在髂筋膜后面，沿髂肌前面下降，经腹股沟韧带深面的肌腔隙至股部，于股三角内，先分为前、后 2 股，再各分为肌支和皮支。其分支如下：

在腹股沟韧带以上所发的肌支，至髂肌，并发细支至股动脉。

股神经前股的终末支常为 2~3 支，有至耻骨肌、缝匠肌的肌支及股前皮神经，股前皮神经可分为股中间皮神经及股内侧皮神经两部分。

股神经后股的终末支有 6 个分支，包括隐神经（即股神经中最长的皮神经），其他为支配股四头肌的肌支和膝关节肌支。

闭孔神经（图 12-54）起于第 2~4 腰神经前支的前股，来自第 3 腰神经的纤维最多，来自第 2 腰神经的纤维最少。闭孔神经行于腰大肌内侧缘，在髂总动脉后侧、骨盆入口的后部穿盆筋膜入小骨盆，沿骨盆侧壁，在髂内动脉与输尿管外侧，贴闭孔内肌及其筋膜内侧，经腹膜下组织间，于闭孔血管上侧前进，至闭孔膜的下部，与闭孔血管共同穿闭膜管至股部。在闭膜管内，分为前、后两支。

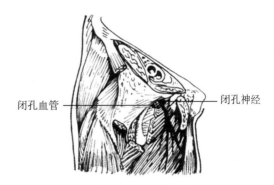

图 12-54 闭孔神经

前支为浅支，于闭孔外肌的前侧下降，经行于短收肌及耻骨肌、长收肌之间。在长收肌下缘有分支与隐神经、股内侧皮神经的分支结合，于缝匠肌下侧加入缝匠肌下丛，其行径中发出关节支、肌支、皮支及至股动脉的分支。在近闭孔处发关节支至髋关节。可发出至股薄肌、长收肌及短收肌的肌支。皮支粗细不定，有时缺如。在股中部，经股薄肌与长收肌之间穿至浅层，支配肌内侧下 2/3 的皮肤。至股动脉的分支分布于股动脉下部。

后支为深支，穿闭孔外肌的上部，于短收肌及大收肌之间下降，其分支有肌支和关节支。肌支至闭孔外肌、大收肌的斜纤维部及短收肌。至闭孔外肌的肌支，发自闭膜管内。至短收肌支，当其前支不发支支配时，则由后支发支支配，或前、后支均有分支至该肌。关节支常发一细长的膝关节支，穿大收肌的下部向后行，或穿大收肌被股深动脉交通支穿行的收肌腱裂孔向后，至腘窝。在腘动脉的深侧与之并行下降，穿腘窝底的腘斜韧带入膝关节，分布于膝关节囊、交叉韧带及附近结构。

副闭孔神经为一小支，起于第 3、4 腰神经前支的前股，沿腰大肌内侧缘下降，跨过耻骨上支，在耻骨肌深侧分成 3 支。一支自耻骨肌的深面进入该肌；一支为关节支，入髋关节；另一支可与闭孔神经的前支连结。有时副闭孔神经为唯一支配耻骨肌的神经。

肌支至腰小肌的肌支起于第 1 腰神经。至髂肌的肌支起于第 2、3 腰神经。至腰大肌的肌支起于第 2、3 腰神经，有时亦起于第 4 腰神经。至腰方肌的肌支起于第 12 胸神经至第 4 腰神经。

2. 骶丛

骶丛是由腰骶干、第 1~3 骶神经的前支及第 4 骶神经前支的一部分构成。此丛位于盆腔后壁，梨状肌前面。骶丛略呈三角形，尖向坐骨大孔下部集合，向下移行于坐骨神经。

3. 尾丛

尾丛主要由第 5 骶神经及尾神经的前支构成，第 4 骶神经前支以一小支加入其中。第 5 骶神经前支自骶管裂孔穿出后，在骶角的下侧绕骶骨外侧转向前，穿尾骨肌到达盆面，与第 4 骶神经前支的降支结合，形成小干，在尾骨肌的盆面下行。尾神经前支经骶管裂孔穿出后，绕尾骨的外侧缘，穿尾骨肌，在该肌盆面与上述第 4、5 骶神经的分支所合成的干相结合，形成尾丛。并自此丛分出肛尾神经，穿骶结节韧带，分布于尾骨附近的皮肤。

233

【病因病理】

在退变的基础上，当椎间盘后部压力增加，纤维环破裂时，髓核向后外侧突出，压迫神经根导致腰腿痛。影像学检查证实了突出的节段、范围和大小。临床上常见到腰椎间盘摘除以后数月至数年或更长时间又出现和以前一样症状的患者，有的甚至加重，说明椎间盘突出本身致病的理论不完善，还有其他原因引起临床表现。

【临床表现】

（1）多发生于30~50岁的青壮年，男女无明显区别。多有反复腰痛发作史。

（2）腰痛伴坐骨神经痛是本病的主要症状。腰痛常局限于腰骶部附近，程度轻重不一。坐骨神经痛常为单侧，疼痛沿大腿后侧向下放射至小腿外侧、足跟部或足背外侧。行走时间长、久站或咳嗽、喷嚏、排便等腹压增高时均可使症状加重，休息后可缓解。疼痛多为间歇性，少数为持续性。

（3）下肢麻木：多局限于小腿后外侧、足背、足外侧缘的麻木或皮肤感觉减退。

（4）脊柱侧弯：多数患者有程度不同的脊柱侧弯，侧弯多突向健侧。

（5）压痛伴放射痛：用拇指深压棘突旁，患部常有压痛，并向患侧下肢放射。

（6）患侧直腿抬高试验阳性：患者仰卧，双下肢放平。先抬高健侧，记录能抬高的最大度数；再抬高患侧，当抬高到产生腰痛和下肢放射痛时，记录其抬高度数，严重者抬腿在15°~30°。再降低患侧至疼痛消失时，将踝关节背屈，症状立即出现，此为加强试验阳性，可与其他疾病引起的直腿抬高试验阳性相鉴别。

（7）反射和感觉改变：神经根受累后，可发生运动功能和感觉功能障碍。腓肠肌肌张力减低，拇背伸肌力减弱。L_2~L_3神经根受累时，膝反射减低；L_4神经根受累时，膝、跟腱反射减弱；L_5和S_1神经根受累时，跟腱反射减弱。神经根受累严重或过久，相应腱反射可消失。

（8）X线检查：在正位平片上，腰椎侧弯是重要的X线表现，侧弯多数是由突出的间隙开始向健侧倾斜，患侧间隙较宽。侧位片可见腰椎生理前凸减小或消失，甚至向后凸，椎间盘突出的后方较宽，所谓前窄后宽表现。早期突出的椎间隙多无明显改变，晚期椎间隙可明显变窄，相邻椎体边缘有骨赘生成。

【诊断要点】

（1）下肢放射性疼痛，疼痛位置与相应受累神经支配区域相符。

（2）下肢感觉异常，相应受累神经支配区域皮肤浅感觉减弱。

（3）直腿抬高试验、直腿抬高加强试验、健侧直腿抬高试验或股神经牵拉试验阳性。

（4）腱反射较健侧减弱。

（5）肌力下降。

（6）腰椎 MRI 或 CT 显示椎间盘突出，压迫神经，与症状、体征受累神经相符。前 5 项标准中，符合其中 3 项，结合第 6 项，即可诊断为腰椎间盘突出症。

【针刀治疗】

（一）治疗原则

依据针刀医学关于人体弓弦力学系统及疾病病理构架的网眼理论，腰椎间盘突出症的根本病因是腰部的软组织损伤引起腰椎错位及椎管容积的改变，软组织损伤造成腰段力平衡失调，神经根与周围软组织的粘连、瘢痕。故只针对椎间盘的治疗，如手术摘除椎间盘、药物融盘、椎间盘切吸等治疗方法都是治标之法，效果不显著。应用针刀整体松解腰段软组织的粘连、瘢痕、挛缩，恢复腰段弓弦力学系统的力学平衡，同时针刀松解神经根与周围软组织的粘连、瘢痕，消除软组织对神经血管的卡压，针刀术后辅以手法调节腰椎的微小错位，改善腰椎容积，可恢复神经根的正常通道，治愈疾病。

（二）操作方法

1. 第 1 次针刀

为"回"字形针刀整体松解术（图 12-55）。"回"字形针刀整体松解术适用于 $L_3 \sim L_4$、$L_4 \sim L_5$、$L_5 \sim S_1$ 的腰椎间盘突出症，腰椎间盘脱出症，多发性腰椎管狭窄症及腰椎骨性关节炎的治疗。

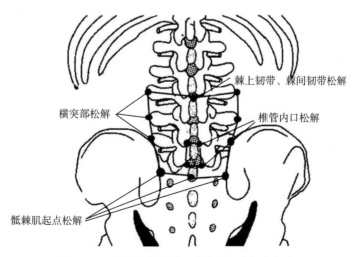

棘上韧带、棘间韧带松解

横突部松解

椎管内口松解

骶棘肌起点松解

图 12-55　"回"字形针刀整体松解术松解部位

如为 L_3~L_4 椎间盘突出症，椎管内外口松解为 L_3~L_4、L_4~L_5 间隙，如为 L_4~L_5、L_5~S_1 椎间盘突出症，椎管内外口松解为 L_4~L_5、L_5~S_1 间隙。腰部的整体松解包括 L_3~L_5 棘上韧带、棘间韧带的松解，左右 L_3~L_5 横突、胸腰筋膜、髂腰韧带的松解，在骶正中崤上和两侧骶骨后面竖脊肌起点的松解及 L_4~L_5、L_5~S_1 棘突间隙两侧经黄韧带松解左右椎管内口。各个松解点的分布很像"回"字形状，故称为"回"字形针刀整体松解术。棘上韧带点、棘间韧带点、左右 L_3~L_5 腰椎横突点、骶正中崤上和两侧骶骨后面竖脊肌起点的连线共同围成"回"字外面的"口"，而两侧 4 点椎管内口的松解点的连线围成"回"字中间的"口"，故将腰部的针刀整体松解术称为"回"字形针刀松解术。这种术式不仅是腰椎间盘突出症的针刀松解的基础术式，也是腰椎管狭窄症的针刀整体松解的基础术式，只是在治疗腰椎管狭窄症时，椎管内松解的部位有所不同。下面从每个松解点阐述"回"字形针刀整体松解术的针刀操作方法。

（1）体位：①俯卧位，腹部置棉垫，使腰椎前屈缩小。适用于一般患者。②俯卧位，在治疗床上进行骨盆牵引，牵引重量为 50~60kg，目的是使腰椎小关节距离拉大，棘突间隙增宽，便于针刀操作。牵引 5min 后进行针刀治疗。适用于肥胖患者或腰椎间隙狭窄的患者。

（2）体表定位：L_3~L_5 棘突及棘间，L_3~L_5 横突，骶正中崤及骶骨后面，L_3~L_4 或 L_4~L_5、L_5~S_1 黄韧带。

（3）消毒：将施术部位用碘伏消毒 2 遍，然后铺无菌巾，使治疗点正对洞巾中间。

（4）麻醉：用 1% 利多卡因局部浸润麻醉，每个治疗点注药 1ml。

（5）刀具：Ⅰ型 3 号、4 号直形针刀。

（6）针刀操作（图 12-56）：①针刀松解 L_3、L_4、L_5 棘上韧带及棘间韧带。第 2 腰椎为例，从棘突顶点进针刀，刀口线与脊柱纵轴平行，针刀经皮肤、皮下组织直达棘突骨面，在骨面上纵疏横剥 3 刀，范围 0.5cm。然后贴骨面向棘突两侧分别用提插刀法切割 3 刀，以松解两侧棘肌的粘连、瘢痕，深度 0.5cm。其他棘突松解方法与此相同。第 2 支针刀松解棘间韧带。以松解 L_2~L_3 棘间韧带为例，两侧髂崤连线最高点与后正中线的交点为第 4 腰椎棘突，向上即到 L_3~L_4 棘突间隙，在此定位。从 L_4 棘突上缘进针刀，刀口线与脊柱纵轴平行，针刀经皮肤、皮下组织直达棘突骨面，调转刀口线 90°，沿 L_4 棘突上缘用提插刀法切割 3 刀，深度不超过 0.5cm。其他棘间韧带松解方法与此相同。②针刀松解横突部的粘连和瘢痕。横突松解包括横突尖部、横突上下缘及横突根部的松解。横突尖部主要松解竖脊肌、腰方肌及胸腰筋膜在横突尖部的粘连和瘢痕，横突上下缘主要松解横突间韧带与横突的粘连、瘢痕。以 L_3 横突为例，针刀操作方法参照第三腰椎横突综合征针刀操

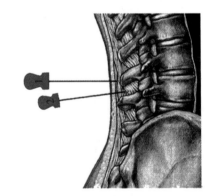

图 12-56 棘上韧带与棘间韧带针刀松解

作方法。③针刀通过黄韧带松解神经根管内口。黄韧带为连结相邻两椎板间的韧带，左右各一，由黄色弹力纤维组织组成，坚韧而富有弹性，协助围成椎管。黄韧带有限制脊柱过度前屈并维持脊柱直立位的作用。在后正中线上，左右黄韧带之间存在 1~2mm 的黄韧带间隙（图 12-57），偶尔有薄膜相连，即后正中线上是没有黄韧带的，或者只有很薄的黄韧带。在此处做椎管内松解，要找到突破黄韧带的落空感较困难。所以做椎管内松解时一般不在后正中线上定位，而是在后正中线旁开 0.5~1cm 处定位。针刀切破黄韧带时可感觉到明显的落空感。以松解 L_4~L_5 椎管内口为

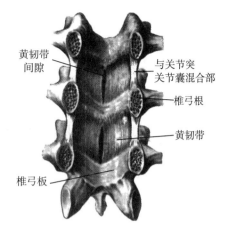

图 12-57 黄韧带间隙示意图

例（图 12-58），摸准 L_4~L_5 棘突间隙，从间隙中点旁开 1cm 定位。刀口线与脊柱纵轴平行，针刀体向内，与矢状轴成 20°。针刀经皮肤、皮下组织、胸腰筋膜浅层、竖脊肌，当刺到有韧性感时即到黄韧带。稍提针刀，找到 L_5 椎板上缘，调转刀口线 90°，在 L_5 椎板上缘切开部分黄韧带。当有明显落空感时即到达椎管内，立刻再调转刀口线与人体纵轴一致，贴部分椎弓根骨面缓慢进针刀，在盘黄间隙平面，达神经根管内口。此时，患者有局部胀感，针刀再向内达后纵韧带处，在此用提插刀法切割 3 刀，深度 0.3cm，以松解神经根管内口的粘连、瘢痕。其他椎管内口松解方法与此相同。④髂腰韧带起止点松解参照髂腰韧带损伤的针刀松解方法。⑤竖脊肌起点松解（图 12-59）：第 1 支针刀松解竖脊肌骶正中嵴起点。两侧髂嵴连线最高点与后正中线的交点为 L_4 棘突，向下摸清楚 L_5 棘突顶点，顺 L_5 棘突沿脊柱纵轴在后正中线上向下摸到的骨突部即为骶正中嵴。在此定位，从骶正中嵴顶点进针刀，刀口线与脊柱纵轴平行，针刀经皮肤、皮下组织直达骶正中嵴骨面，在骨面上纵疏横剥 3 刀，范围 0.5cm。然后贴骨面向骶正中嵴两侧分别用提插刀法切割 3 刀，深度 0.5cm。第 2、3 支针刀松解竖脊

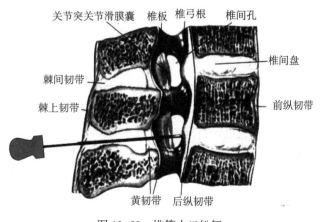

图 12-58 椎管内口松解

肌在髂后上棘的起点。分别在两侧髂后上棘定位，刀口线与脊柱纵轴平行，针刀经皮肤、皮下组织直达骨面，在骨面上纵疏横剥3刀，范围0.5cm。

（7）注意事项：①"回"字形针刀整体松解要求定位准确，特别是腰椎棘突的定位十分重要，因为棘突定位直接关系到椎间隙的定位和横突的定位。若棘突定位错误，将直接影响疗效。如果摸不清腰椎棘突，可先在电视透视下定位棘突，再做针刀松解。②横突的定位：

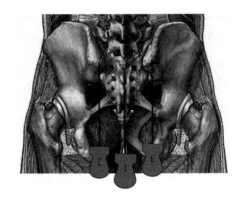

图12-59　竖脊肌起点针刀松解

棘突中点向水平线方向旁开3cm，针刀体与皮肤垂直进针刀，针刀均落在横突骨面，再向外移动刀刃，即能准确找到横突尖，此法简单实用，定位准确。③椎管内松解：切开部分黄韧带可以扩大椎管容积，降低椎管内压，并对神经根周围的粘连、瘢痕直接松解。但在具体操作时，一定要注意刀口线的方向。针刀进入皮肤、皮下组织时，刀口线与人体纵轴一致，切开黄韧带时需调转刀口线90°，有落空感以后立刻调转刀口线，再次与人体纵轴一致，否则可能切断神经根，造成医疗事故。如果此时患者有坐骨神经窜麻痛，为针刀碰到了神经根，暂时停止进针，数分钟后缓慢进针刀，达后纵韧带。针刀治疗的安全性与相关刀口线的方向和进针刀的快慢决定相关，按照针刀闭合性手术的操作规程进行椎管内松解是有安全保证的。④为了防止针刀术后手法复位后腰椎间关节再错位，防止针刀刺破硬脊膜引起低颅压性头痛，"回"字形针刀整体松解术后6h内患者不得翻身，保持绝对卧床7日。

2. 第2次针刀

松解筋膜。

（1）体位：俯卧位。

（2）体表定位：胸腰筋膜。

（3）消毒：将施术部位用碘伏消毒2遍，然后铺无菌巾，使治疗点正对洞巾中间。

（4）麻醉：用1%利多卡因局部浸润麻醉，每个治疗点注药1ml。

（5）刀具：Ⅰ型4号直形针刀。

（6）针刀操作（图12-60）：①第1支针刀松解上段胸腰筋膜。在第12肋尖定位。刀口线与人体纵轴一致，针刀体与皮肤成90°。针刀经皮肤、皮下组织直达第12肋骨，调转刀口线45°，使之与第12肋骨走行方向一致，在肋骨骨面上左右前后方向铲剥3刀，范围0.5cm。然后贴骨面向下到肋骨下缘，提插刀法切割3

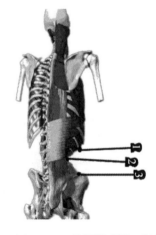

图12-60　胸腰筋膜针刀松解

刀，范围 0.5cm。②第 2 支针刀松解中段胸腰筋膜。第 3 腰椎棘突旁开 10cm 定位，刀口线与人体纵轴一致，针刀体与皮肤成 90°。针刀经皮肤、皮下组织达肌层，当有突破感即到达胸腰筋膜移行处，在此纵疏横剥 3 刀，范围 0.5cm。③第 3 支针刀松解下段胸腰筋膜。在髂嵴中份压痛点定位，刀口线与人体纵轴一致，针刀体与皮肤成 90°。针刀经皮肤、皮下组织直达髂嵴，调转刀口线 90°，在髂嵴骨面上内外前后方向铲剥 3 刀，范围 0.5cm。

3. 第 3 次针刀

松解坐骨神经行经路线。

（1）体位：俯卧位。

（2）体表定位：坐骨神经行经路线。

（3）消毒：将施术部位用碘伏消毒 2 遍，然后铺无菌巾，使治疗点正对洞巾中间。

（4）麻醉：用 1% 利多卡因局部浸润麻醉，每个治疗点注药 1ml。

（5）刀具：Ⅰ型 3 号、4 号直形针刀。

（6）针刀操作（图 12-61）：①第 1 支针刀松解梨状肌处坐骨神经的粘连、瘢痕、挛缩。在髂后上棘和尾骨尖连线中点与股骨大转子尖连线中内 1/3 的交点处进针刀，刀口线与人体纵轴一致，针刀经皮肤、皮下组织、筋膜、肌肉达梨状肌下孔处，提插刀法切割 3 刀。如患者有下肢串麻感，说明针刀碰到了坐骨神经，此时停止针刀操作，退针刀 2cm，稍调整针刀方向再进针刀即可避开坐骨神经。②第 2 支针刀松解臀横纹处坐骨神经的粘连、瘢痕、挛缩。在股骨大粗隆与坐骨结节连线中点处进针刀，刀口线与人体纵轴一致，针刀经皮肤、皮下组织、筋膜、肌肉达坐骨神经周围，提插刀法切割 3 刀。如患者有下肢串麻感，说明针刀碰到了坐骨神经，此时停止针刀操作，退针刀 2cm，稍调整针刀方向再进针刀，即可避开坐骨神经。③第 3 支针刀松解大腿中段坐骨神经的粘连、瘢痕、挛缩。在大腿中段后侧正中线上进针刀，刀口线与人体纵轴一致，针刀经皮肤、皮下组织、筋膜、肌肉达坐骨神经周围，提插刀法切割 3 刀。如患者有下肢串麻感，说明针刀碰到了坐骨神经，此时停止针刀操作，退针刀 2cm，稍调整针刀方向再进针刀，即可避开坐骨神经。④第 4 支针刀松解腓总神经行经路线上的粘连、瘢痕、挛缩。在腓骨头下 3cm 处进针刀，刀口线与人体纵轴一致，针刀经皮肤、皮下组织、筋膜、肌肉直达腓骨面，纵疏横剥 3 刀，范围 0.5cm。⑤第 5 支针刀松解腓总神经行经路线上的粘连、瘢痕、挛缩。在腓骨头下 6cm 进针刀，刀口线与人体纵轴一致，针刀经皮肤、皮下

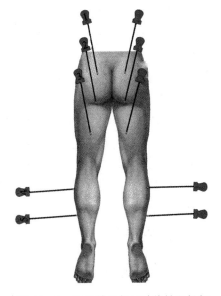

图 12-61　坐骨神经行经路线针刀松解

组织、筋膜、肌肉直达腓骨面，纵疏横剥 3 刀，范围 0.5cm。

（7）注意事项：在松解坐骨神经周围粘连、瘢痕、挛缩时，有时会碰到坐骨神经，此时停止针刀操作，退针刀 2cm 后调整针刀体的方向再进针刀即可。应特别注意的是，针刀的刀口线一定要与人体纵轴一致，即使针刀碰到坐骨神经也不会造成明显损伤，但如果针刀的刀口线方向与人体纵轴垂直，就可能切断坐骨神经，造成不可逆的严重事故。

4. 第 4 次针刀

松解胸腰结合部的粘连瘢痕。胸腰结合部是胸腰椎生理曲线转折点，也是胸腰椎重要的受力点，依据慢性软组织损伤病因病理学理论和软组织损伤病理构架的网眼理论对此处进行松解。

（1）体位：俯卧位。肩关节及髂嵴部置棉垫，以防止呼吸受限。

（2）体表定位：$T_{11} \sim L_1$ 棘突、棘间、肋横突关节及 L_1 关节突关节。

（3）消毒：将施术部位用碘伏消毒 2 遍，然后铺无菌巾，使治疗点正对洞巾中间。

（4）麻醉：用 1% 利多卡因局部浸润麻醉，每个治疗点注药 1ml。

（5）刀具：I 型 4 号直行针刀。

（6）针刀操作（图 12-62）：①第 1 支针刀松解 $T_{12} \sim L_1$ 棘上韧带、棘间韧带。在 T_{12} 棘突顶点下缘定位，刀口线与人体纵轴一致，针刀体先向头侧倾斜 45°，与胸椎棘突成 60°，针刀经皮肤、皮下组织直达棘突骨面，纵疏横剥 3 刀，范围 0.5cm，然后将针刀体逐渐向脚侧倾斜，与胸椎棘突走行方向一致，从 T_{12} 棘突下缘骨面沿 $T_{12} \sim L_1$ 棘间方向用提插刀法切割棘间韧带 3 刀，范围 0.5cm。

②第 2 支针刀松解 T_{12} 左侧肋横突关节囊韧带。从 $T_{12} \sim L_1$ 棘间中点旁开 3cm 进针刀，刀口线与人体纵轴一致，针刀体与皮肤成 90°，针刀经皮肤、皮下组织、胸腰筋膜浅层、竖脊肌达横突骨面，沿横突骨面向外到肋横突关节囊，纵疏横剥 3 刀，范围 0.2cm。③第 3 支针刀松解 T_{12} 右肋横突关节囊韧带。针刀松解方法参照第 2 支针刀松解方法。$T_{11} \sim T_{12}$、$L_1 \sim L_2$ 棘上韧带、棘间韧带、关节突关节韧带及肋横突关节囊韧带的松解参照 $T_{12} \sim L_1$ 的针刀松解操作。

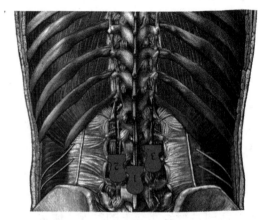

图 12-62　胸腰结合部针刀松解

5. 第 5 次针刀

松解腰椎关节突关节韧带。

（1）体位：俯卧位。

（2）体表定位：$L_4 \sim L_5$、$L_5 \sim S_1$ 关节突关节（图 12-63）。

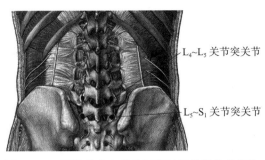

图 12-63 腰椎关节突关节韧带针刀松解体表定位

（3）消毒：将施术部位用碘伏消毒 2 遍，然后铺无菌巾，使治疗点正对洞巾中间。

（4）麻醉：用 1% 利多卡因局部浸润麻醉，每个治疗点注药 1ml。

（5）刀具：Ⅰ型 3 号直形针刀。

（6）针刀操作（图 12-64）：①第 1 支针刀松解 $L_5~S_1$ 左侧关节突关节韧带粘连、瘢痕、挛缩。摸准 L_5 棘突顶点处定位，在 L_5 棘突中点向左旁开 2cm 进针刀，刀口线与脊柱纵轴平行，针刀体与皮肤垂直，针刀经皮肤、皮下组织、胸腰筋膜浅层、竖脊肌到达骨面，刀刃在骨面上向外移动，可触及一骨突部，此为 L_5 的下关节突，再向外移动，刀下有韧性感时即达 $L_5~S_1$ 关节突关节韧带，在此用提插刀法切割 3 刀，深度 0.5cm。②第 2 支针刀松解 $L_5~S_1$ 右侧关节突关节韧带粘连、瘢痕、挛缩。针刀操作方法同第 1 支针刀。③第 3 支针刀松解 $L_4~L_5$ 左侧关节突关节韧带粘连、瘢痕、挛缩。摸准 L_5 棘突顶点处，在 L_4 棘突中点向左旁开 2cm 进针刀，刀口线与脊柱纵轴平行，针刀体与皮肤垂直，针刀经皮肤、皮下组织、胸腰筋膜浅层、竖脊肌，到达骨面，刀刃在骨面上向外移动，可触及一骨突部，此为 L_4 的下关节突。再向外移动，刀下有韧性感时，即达关节突关节韧带。在此用提插刀法切割 3 刀，深度 0.5cm。④第 4 支针刀松解 $L_4~L_5$ 右侧关节突关节韧带粘连、瘢痕、挛缩。针刀操作方法同第 3 支针刀。

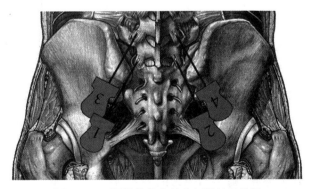

图 12-64 腰椎关节突关节韧带针刀松解

6. 第 6 次针刀

松解顽固性压痛点。轻中型患者经过 5 次针刀松解后临床表现基本消失，但有些严重的患者腰部仍有部分痛性结节或顽固性压痛点，此时可通过临床触诊发现压痛点或痛性结节，进行针刀精确松解。其针刀操作方法与其他部位慢性软组织损伤的针刀操作方法相同。

【针刀术后手法治疗】

针刀术毕，依次做腰部拔伸牵引、腰部斜扳、直腿抬高加压。

【护理措施】

1. 生活起居护理

腰椎间盘突出症发作时行走困难，患者应保证卧硬板床休息，减轻体重对椎间盘的压力。急性期应严格卧床3周，待症状基本缓解后在围腰保护下离床活动。不得负重。居室要阳光充足，空气要新鲜流通，室内地面应干燥，防止滑倒跌伤。

2. 饮食护理

患者需要一定的能量和营养物质（如蛋白质、氨基酸、钙磷和微量元素等），因此食物种类应多样化。不宜强调过多忌口，应给予营养丰富的膳食，如肉类、鱼、骨汤（以松骨质为佳）、蔬菜、水果等。注意进食定时定量，食饮有节。

3. 情志护理

应与患者多沟通，消除其恐惧心理，鼓励其积极配合治疗。

4. 健康教育

嘱患者出院后继续加强功能锻炼。可通过运动和摩捏等锻炼身体，使全身气血畅通，灌流充足，促进全身和局部气血运行，使病理产物及早吸收和排除，减轻疼痛，提高生活自理能力。

（秦烨）

第四节　膝关节骨性关节炎

【概述】

膝关节骨性关节炎是由于膝关节的局部损伤、炎症及慢性劳损引起的关节面软骨变性、软骨下骨板反应性损伤，膝关节出现的一系列症状和体征，是一种增生性关节炎。由于上述病理改变的存在，临床上又常把增生性关节炎称为骨性关节炎。

膝关节骨性关节炎分为继发性和原发性2种。所谓继发性是指该病继发于关节的先天或后天畸形及关节损伤；原发性则多见于老人，发病原因多为遗传、体质虚弱等。

【针刀应用解剖】

（一）体表标志

1. 髌骨

髌骨是人体最大的籽骨，位于膝关节前方皮下，股四头肌腱扩展部内。其表面界限极为明显，可摸清其下方的髌尖及上方的髌底。当股四头肌松弛时，髌骨可向上、下、左、右适当活动；当股四头肌收缩时，髌骨可随之向上、向下移动，且较固定。

2. 股骨内侧髁与外侧髁

股骨的下端膨大，形成内侧髁与外侧髁，两髁几乎全部位于皮下，外侧髁较内侧髁明显，于下关节的内上方和外上方均易触及。在膝关节屈曲时能摸到股骨髁接触髌骨的关节面，该面的外侧缘在皮下有一隆起的骨嵴。

3. 股骨内上髁与外上髁

在股骨内侧髁的内侧面及外侧髁的外侧面均有一粗糙的凸隆，分别称为股骨内上髁和股骨外上髁。股骨内上髁较大，为膝关节胫侧副韧带附着部，内上髁的顶部有一三角形的小结节，为收肌结节，有大收肌腱附着。收肌结节相当于股骨下端骨骺线的平面，用指尖沿股部的内侧缘向下，首先摸到的骨性隆起即是收肌结节。股骨外上髁较小，有膝关节腓侧副韧带附着。

4. 胫骨内外侧髁

胫骨内外侧髁为胫骨上端内外两侧的膨大处，位于膝关节内外侧的下方，并分别与股骨内外侧髁相对，内侧髁较大，外侧髁较突出，均易在皮下触及。在外侧髁的表面可触及一明显的结节，为髂胫束的主要附着处。

5. 胫骨粗隆

胫骨粗隆位于胫骨上端与胫骨体连接处的前方，为一呈三角形的粗糙的骨性隆起，在膝关节的前下方可清楚观察到。因为胫骨粗隆是髌韧带的抵止点，顺着髌韧带向下（或顺着胫骨前缘向上）很容易触及该结构。

6. 胫骨前缘和内侧面

从胫骨粗隆向下触摸，可扪及胫骨前缘或前嵴，其上部较锐，至小腿下 1/3 段则变钝。胫骨的内缘不如前缘明显，但仍可触及，特别是下段较为明显。在胫骨前缘与内缘之间，为胫骨内侧面。自缝匠肌及半腱肌止点以下，胫骨的内侧面仅覆盖有皮肤和浅筋膜，故容易触及。

7. 腓骨头

腓骨头为腓骨上端的锥形膨大，又称为腓骨小头，体表位于胫骨外侧髁后外稍下方，与胫骨粗隆处于同一平面上。当膝关节屈曲时，可在膝关节的外侧下方看见腓骨头形成的隆起。腓骨头的顶部呈结节状，称为腓骨头尖，有股二头肌腱及腓侧副韧带附着，腓骨头及股二头肌腱均易触及。

8. 膝关节的力线

冠状胫股角（膝外翻角）股骨和胫骨轴线是通过骨干中心所描画的线。正常情况下它们之间成 4°~9° 的角，称为冠状胫股角。下肢力学的轴线是经股骨头中心至踝关节中心的连线。正常时，该线通过膝关节中心（图12-65）。

9. 体表投影

（1）腓总神经：位于股二头肌腱的下方，下行至腓骨头，在其下 2.5cm 处绕小腿前外侧分为浅支及深支。浅支主要为感觉神经，沿小腿外侧向下，绕过足背外侧及前侧；深支为肌支，穿过肌层，与足背第 1、2 趾间穿出至皮下。

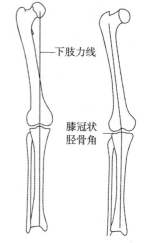

图 12-65　下肢力线及膝外翻角

（2）腘动脉：平股部的中下 1/3 交点作一环线，此线与股后正中线相交处内侧约 2.5cm 处为起点，该点至腘窝中点的连线即为腘动脉斜行段的投影，经腘窝中点向下的垂线即为腘动脉垂直段的投影。

（3）胫前动脉：胫骨粗隆与腓骨头连线的中点与内外侧踝经足背连线的中点的连线为胫前动脉的体表投影。

（4）胫后动脉：以腘窝中点下方 7~8cm 处为起点，内踝后缘与跟腱内缘之间连线的中点与该点的连线即为胫后动脉的投影。

（二）膝部骨骼

1. 股骨

股骨的关节部分包括两个髁。在后侧，它们呈圆形并相互平行；在前面，两个髁向前变平，且内侧向外倾斜，所以内髁更长。正常情况下外髁的髌骨面比内髁更为突出，该突出的大小也有所不同。内髁表面呈"V"形切迹，而外髁呈沟形。位于股骨前侧的切迹与胫骨互为关节。在膝关节完全伸直时，两个半月板前角恰好嵌入这些切迹内。

2. 胫骨

胫骨上面有两个圆形的髁，内髁呈椭圆形，从一侧到另一侧和前后侧，呈轻度凹陷；外髁较接近圆，左右凹陷。两个髁被关节软骨覆盖，并进一步延伸向胫骨的内侧后面。

3. 髌骨

根据关节屈曲的程度，髌骨与股骨关节面的上面有程度不同的接触。其为股四头肌在发育中形成的籽骨。髌骨主要由髌底、髌尖、髌内侧缘及髌外侧缘组成。

（1）髌底：股四头肌腱以 3 个分离层抵于髌底。

（2）髌尖：髌韧带起自髌骨下缘及后面下部，内侧起点比外侧起点低 1cm。

（3）髌内侧缘：内侧髌股韧带（髌内侧支持带深层）起于髌骨内侧缘，向后止于股骨内侧髁，可被动限制髌骨向外侧移位。内侧半月板髌韧带起于内侧半月板前内侧缘，向前止于髌内侧缘下 1/3 部，同时有膝固有筋膜附着于髌骨内侧缘前面。

（4）髌外侧缘：髂胫束及阔筋膜部分纤维止于髌骨外缘前面，外侧髌股韧带（髌外侧支持带深层）自髌骨外缘向后，止于股骨外侧髁。它与外侧半月板髌韧带和髂胫束融合在一起，形成比内侧更坚强的纤维组织韧带，在体表可扣及。外侧半月板髌韧带起于半月板前外缘，向前止于髌外侧缘下 1/3 部。

髌骨的高度与股骨和胫骨的关系是非常固定的，通过膝关节侧位片观察，在正常情况下，髌骨的高度（从最上缘到下缘的尖端）等于髌韧带的长度。髌骨的稳定性主要靠肌肉、肌腱、韧带、筋膜等动静力装置增强。

从力学上分析，髌骨加强了股四头肌的功能，同时又是保护膝关节前面的一个重要装置。髌骨由中央嵴分成内侧和外侧两个面。在髌骨内缘有个小关节面，仅在屈曲到最后时才与股骨髁相接；通过关节面的横嵴，将髌骨再分为上、中、下 3 个面，只有当膝关节充分伸直时，最下方的关节面才能和股骨相接连。当膝关节屈曲约 30° 时才与中面相接触，当膝关节屈曲约 90° 或以上时髌骨的上面才与股骨相接触。

（三）膝部的韧带

1. 前交叉韧带

起于股骨外侧髁内面的后部，韧带的平均长度为 38mm，平均宽度为 11mm（图 12-66），以一种半环形片段的形式与髁间切迹相连。韧带附着点前边界平直，后边界为凸形。韧带向前、远侧及向内侧走行，止于胫骨。在整个行程中，韧带的纤维轻度向外旋转。在股骨止点下方大约 10mm，韧带呈直立状态，韧带的胫骨止点呈宽阔下陷区域，位于髁间窝胫骨棘的前外侧。韧带的胫骨止点呈斜向，比股骨止点更牢固。它与外侧半月板的前角之间通过小束相连。

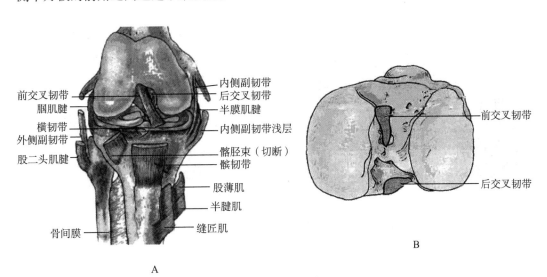

图 12-66　前交叉韧带
A. 前面观；B. 后面观

前交叉韧带可以限制胫骨在皮骨上向前滑动。伸膝时，它与关节囊、两侧副韧带及后交叉韧带一起限制侧方及旋转运动；屈膝时，则与胫侧副韧带、关节囊及后交叉韧带一同限制侧方运动及旋转运动（图 12-67）。其与后交叉韧带一同限制过度屈曲，与后交叉韧带、两侧副韧带、关节囊及腘斜韧带共同限制过度伸直。当伸膝达最后阶段时，可限制胫骨旋转。前交叉韧带的最大牵张力约为（1725±270）N，远小于许多剧烈体育活动所产生的应力。

膝关节的稳定性需要一些动态稳定结构支撑，如肌肉通过膝关节产生稳定力，可使肌肉辅助稳定膝关节。前交叉韧带分布有大量的本体感受器和游离神经末梢，发挥重要的本体感觉功能。前交叉韧带运动由胫后神经的分支支配。

2. 后交叉韧带

起于股骨内髁外面偏前无关节面处，平均长度为 38mm，平均宽度为 13mm。与前交叉韧带一样，其起点也呈半环状，水平走向，附着点的上边界平直，下边界呈凸形。其中部最窄，呈扇形向两边延伸，上部比下部稍宽。韧带纤维以内外方向止于胫骨，以前后方向附着于股骨。韧带在胫骨的附着点位于关节内胫骨上关节面后部的凹处。胫骨附着点向远端延伸至相邻胫骨后面达 1cm 处。在紧靠胫骨附着点处，后交叉韧带发出一小束，与外侧半月板的后角混合在一起。

后交叉韧带能提供限制胫骨相对股骨向后滑移的大部分限制力。当膝关节屈曲时，其可被最大程度地拉紧，当膝关节内旋时则变得更紧张（图 12-68）。后交叉韧带由前部纤维和后部纤维组成，前部纤维组成下韧带的主体，在膝关节屈曲时紧张，膝关节伸直时松弛。后部纤维较薄弱，组成韧带较细部分。后交叉韧带与侧副韧带及腘肌腱共同起到稳定膝关节的作用。一旦断裂，胫骨向后不稳。切断试验表明，单独切断后交叉韧带时，膝关节屈曲时的后移位明显增加。

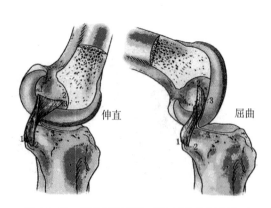
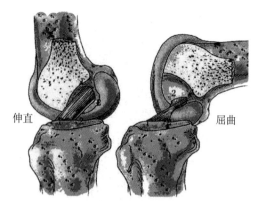

图 12-67　前交叉韧带伸直和屈曲位解剖位置　　图 12-68　后交叉韧带伸直和屈曲位解剖位置

后交叉韧带损伤比前交叉韧带损伤较少见，损伤多发生于膝关节屈曲位或过屈时前方受击打的情况。这类损伤很少导致症状性的不稳定，但可能导致慢性疼痛。膝关节内侧间室显著退变的患者往往会发生慢性后交叉韧带损伤，交叉韧带上部附着点的特点可导致韧带屈曲时沿纵轴扭转。前交叉韧带与后交叉韧带附着在相对面上，所以会沿相反方向扭转。

3. 胫侧副韧带

参见内侧副韧带损伤的针刀应用解剖。

4. 腓侧副韧带

腓侧副韧带呈圆条状，长约 5cm。其近端附着于股骨外上髁，位于腘肌沟的近侧，向下后方止于腓骨头尖稍前处。它将股二头肌腱分为两部分，与外侧半月板之间被关节囊和腘肌腱隔开，韧带后方的关节囊较肥厚。腓侧副韧带可分为深、浅两部，深部为外短韧带，浅部为腓骨长肌向上的延长部分。腓侧副韧带与外侧半月板被腘肌腱分开。

胫侧副韧带具有保持关节稳定和调节关节活动的功能，其紧张度随关节位置的不同而改变。膝关节完全屈曲时，韧带的前纵部紧张，后上斜部和后下斜部松弛；半屈位时，大部分韧带松弛，膝关节可以轻度外翻及旋转。膝关节完全伸直时，全部韧带紧张，通过神经调节可使膝关节周围肌群发生反射性收缩而加强关节的稳定。膝在全屈或全伸位时相对稳定而不易损伤，在半屈位时比较松弛，易受损伤。

胫腓侧副韧带的位置均偏于膝关节的后方。屈膝时侧副韧带松弛，胫骨可有少许旋转活动，不能限制内收、外展或旋转活动；伸膝时侧副韧带紧张，膝关节变得稳定，可防止膝过度伸直。小腿外旋时，腓侧副韧带松弛，有时可扭转、卷曲或突出。

（5）髌韧带：参见髌韧带损伤的针刀应用解剖。

（四）膝关节前侧肌肉

1. 股四头肌

股四头肌是膝周围最强大的肌肉，股四头肌附着在髌骨的近端，为伸膝装置，包括股直肌、股外侧肌、股内侧肌及股中间肌四部分，有共同的肌腱止点。

（1）股直肌：股直肌有两个头，直接或间接起于髂骨，然后融合形成肌腹，在大腿前部向远端走行，然后逐渐变细，在髌骨上极近端 5~8cm 处形成肌腱。股直肌约占股四头肌横切面的 15%（图 12-69）。

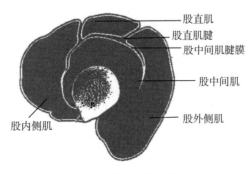

图 12-69　股四头肌的分布

（2）股外侧肌：起点为宽带状，从转子线近端开始，沿粗线向下延伸。股外侧肌远端有一纤维性增宽部分与髌骨外侧支持带相混合，并与胫骨直接相连。

（3）股内侧肌：起于转子线的远端，沿螺旋线走行至粗线内侧唇。该肌肉最远端的纤维起于大收肌肌腱，几乎水平向前走行，加入共同的肌腱，止于髌骨的内侧缘，这部分肌肉为股内斜肌。与股外侧肌一样，股内斜肌也有一个远端纤维性扩大部分，与髌内侧支持带混合。

（4）股中间肌：起于股骨干的前外侧面，在内侧，其部分肌纤维与股内侧肌混合。

以上4块肌肉在远端混合在一起形成股四头肌腱，向前延伸至髌骨形成髌韧带（图12-70）。

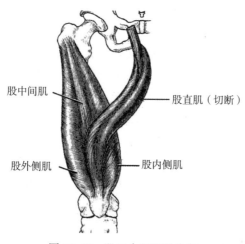

图 12-70　股四头肌肌群分布

股中间肌和股直肌几乎垂直地止于髌骨上缘，而股内侧肌和股外侧肌纤维则斜行止于髌骨。股四头肌腱分为3层结构：浅层由股直肌组成，中间层由股内侧肌和股外侧肌组成，深层由股中间肌组成。

股四头肌腱在远端通过一个扩张部向前连于髌骨。在大部分情况下，只有来自股直肌部分的肌腱纤维与髌骨上的远端相延续。某些情况下，来自股外侧肌的纤维可直接与远端相连。另外，股内侧肌和股外侧肌形成的扩张部通过髌骨支持带与胫骨相连。股四头肌群的最主要功能是伸膝、屈髋，维持人体直立、行走及跪、跳等功能活动。

2. 缝匠肌

缝匠肌为全身最长的肌肉，起自髂前上棘，向远端和内侧走行于大腿的前部，形成收肌管的顶部，止于胫骨上端内侧面。在远端，缝匠肌腱变得宽大，分散分布的肌腱纤维与膝内侧第一层混合在一起。缝匠肌、股薄肌和半腱肌的肌腱共同组成鹅足。缝匠肌腱扩展部较表浅，覆盖股薄肌和半腱肌的止点。

缝匠肌收缩时能屈髋、屈膝，并可使已屈曲的小腿内旋，对膝关节内侧起稳定作用。缝匠肌由股神经分支支配。

（五）膝关节后侧肌肉

1. 股二头肌

股二头肌长头起于坐骨结节，短头起于股骨嵴外侧之下部及外髁上线。二者融合一起，止于腓骨小头及其前部之筋膜。功能为伸髋屈膝，并使膝微外旋。

2. 半腱肌与半膜肌

半腱肌起于坐骨结节，向远端走行，位于半膜肌表面内侧；半膜肌起于坐骨结节上部和外侧凹陷处，两肌下行，与缝匠肌、股薄肌形成鹅足。半腱肌的止点正位于胫骨上股薄肌止点的远端，形成平均宽度约为 20mm 的联合结构（图 12-71）。

半腱肌、半膜肌有伸髋屈膝及内旋膝的作用。

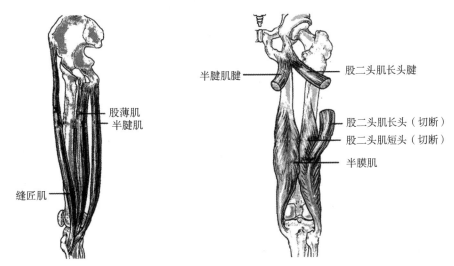

图 12-71 股骨后侧肌群
A. 浅层观；B. 深层观

3. 腓肠肌

腓肠肌以一个外侧头起于股骨外侧髁，以一个大的内侧头起于股骨的腘面和股骨内侧髁（图 12-72）。外侧头有一大的肌性起点，但内侧头起于内侧髁与内侧副韧带的附着点相邻部分，为腱性结构。在膝关节以下，两头向中线靠拢，再向下与比目鱼肌合成为小腿三头肌，在下端形成长约 15cm 的跟腱，止于跟骨结节。

腓肠肌的主要功能为跖屈踝关节和屈膝。

4. 跖肌

跖肌有一小的肌腹，起于股骨外上髁线，位于腓肠肌外侧头的深面。形成一条非常细长的肌腱，向远端走行于腓肠肌内侧头的深面。大约 7% 的人跖肌缺如，形成一退化的结构。

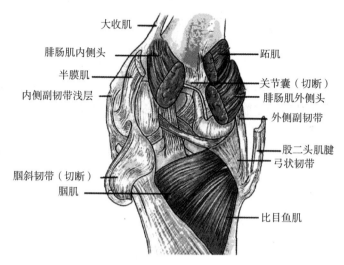

图 12-72　膝关节后侧肌群

（六）膝关节内侧肌肉

1. 股薄肌

股薄肌宽而薄，起于耻骨下支，沿大腿内侧向远端走行，止于鹅掌。股薄肌能屈膝并使之内旋。

2. 耻骨肌

耻骨肌位于内收肌之上。起自耻骨梳，止于股骨粗隆至股骨嵴一线的上半。

3. 长收肌

长收肌起于耻骨体前面，止于股骨嵴内侧唇。

4. 短收肌

短收肌起于耻骨体及其下支的前面，止于股骨嵴的内侧。

5. 大收肌

大收肌分为内侧部及坐骨部。前者起于耻骨下支及坐骨支，后者主要起于坐骨结节。大收肌止于股骨嵴全长及股骨内髁的内收肌结节。

内收诸肌的主要功能是使大腿内收。耻骨肌、长收肌、短收肌、大收肌又能屈股并使其外旋。

（七）膝关节外侧肌肉

1. 腘肌

腘肌起于股骨外侧髁的前方，向后下越过关节时居关节纤维囊与滑膜之间。腘肌的作用主要是在膝关节屈曲时与半月板股骨韧带共同控制半月板的活动，并能在膝关节负重位时通过使股骨外旋转使膝关节解锁以允许屈曲，在收缩时使小腿内旋，防止内收。

2.股二头肌长头与半腱肌

股二头肌长头与半腱肌共同起于坐骨结节及骶结节韧带，短头起于股骨嵴下半外唇，在长头深面与之相结合。当膝关节屈曲时，股二头肌腱可在外侧皮下摸到。在内侧，有两条肌腱非常明显。

（八）膝部滑囊（图12-73）

1.髌上囊

髌上囊位于股四头肌肌腱深面，髌底之上方，为膝部最大的滑膜囊，常与膝关节腔相通，被视为膝关节滑膜腔的一部分。该滑囊与股骨之间有一层脂肪，可避免髌上囊与股骨粘连。起于股骨下端之膝肌附于髌上囊，屈曲时髌骨向下移，髌上囊随之下移；伸膝时膝肌可拉髌上囊向上。膝关节腔的上界大约在髌骨上缘上方3cm处，但如果与髌上囊相连则可高出髌骨上缘达7~8cm。

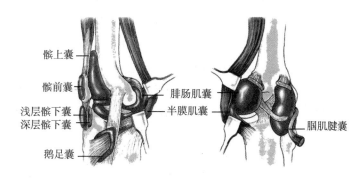

图12-73　膝部滑囊

2.腘肌腱囊

腘肌腱囊与膝关节外髁腔相通，位于腘肌腱和外侧半月板、胫骨外髁、胫腓近侧关节之间，能减缓腘肌腱和其他坚硬结构间的摩擦及撞击。有时该囊与胫腓近侧关节相通，从而使膝关节腔也与胫腓近侧关节相交通。

3.腓肠肌囊

腓肠肌囊位于腓肠肌内侧头深面，通常与内侧髁腔相通。该囊还与位于半膜肌深面的一个囊交通，因而可以使半膜肌囊与膝关节交通。

4.髌前囊

髌前囊在髌骨前面，位于深层皮下组织内，在髌骨下半及髌韧带上半与皮肤之间，有时其范围可高过髌骨。髌前皮下囊的存在可以允许膝前的皮肤自由活动，该囊可分为两个：浅层位于阔筋膜与股四头肌腱之间，为髌前筋膜下囊；深层在股四头肌腱与髌骨骨膜之间，为髌前腱下囊。受伤后肿起，有时髌前皮下囊可分成两部分，易被误认为骨折。

5.浅层髌下囊（髌下浅囊）

浅层髌下囊介于皮肤与髌韧带、胫骨结节之间，可与髌前皮下囊相通连，能减少跪位时的摩擦。多次跪位摩擦导致该囊发炎时，称为"侍女膝"。

6. 深层髌下囊（髌下深囊）

深层髌下囊介于髌韧带深面与胫骨上端前面之间，为固有滑囊。

7. 膝前囊

参见鹅足滑囊炎的针刀应用解剖。

8. 半膜肌囊

半膜肌囊位于半膜肌与腓肠肌内侧头浅部之间。

【病因病理】

西医学认为，裸露的软骨下骨板反复受到应力冲击后产生反应性骨质增生。针刀医学认为，膝关节的骨性关节炎根本的病因主要是继发性的，膝关节周围的软组织损伤后引起膝关节的力平衡失调，导致疾病发生。有研究证实，膝关节的骨性关节炎是受外在因素的影响而形成的。一是膝关节周围的软组织损伤引起粘连、牵拉，破坏了膝关节的力平衡，使关节内产生了高应力点；二是某种疾病（如类风湿关节炎）破坏了关节周围的软组织，使关节内力平衡失调而出现骨刺。

膝关节是由股骨和胫骨形成的。胫骨关节在矢状面上的活动幅度最大，从完全伸直到完全屈曲的幅度为 0~140°。从膝关节完全伸到 90° 屈曲，胫骨关节在横断面上的活动增加。完全伸直时在横断面上基本上没有活动；屈曲 90° 时，外旋幅度为 0~45°，内旋幅度为 0~30°。膝关节屈曲 90° 时，横截面的活动幅度减少，这主要是由于软组织的制约作用引起的，在冠状面上也有类似的情况。膝关节完全伸直时，几乎不可能有外展或内收活动。其屈曲到 30° 时，冠状面活动增加，这时被动外展和被动内收的最大值均仅为几度。屈曲超过 30° 后，同样受软组织的制约，冠状面上的活动减少。

软组织损伤后，失去对膝关节的控制能力，膝关节失去稳定，关节面的压力的分布不平衡，这是膝关节骨性关节炎形成的根本原因。

【临床表现】

主要症状是关节疼痛，行走不便，关节伸屈受限，下蹲及上下楼困难；或突然活动时有刺痛，并常伴有腿软的现象。膝关节伸直到一定程度时出现疼痛，且膝关节伸屈过程中时有捻发音，并可出现关节积液。另外，严重者甚至有肌肉萎缩。

【诊断要点】

（1）有明确的膝关节劳损病史。

（2）有上述临床表现。

（3）X线检查可以将膝关节骨性关节炎分为4期。第1期：只有关节边缘骨质增生，关节间隙并不狭窄，说明关节软骨的厚度没有改变。第2期：除有关节边缘骨质增生外，还有关节间隙变窄，说明由于磨损，关节软骨正在逐渐变薄。第3期：除有上述变化外，还有软骨下囊性变，说明软骨下骨板亦因疾病的进展而被累及。软骨下囊性变可有程度上差别。第4期：关节已经毁坏，出现屈曲挛缩，呈"X"形腿或"O"形腿，并有不同程度的骨缺损。划分疾病的早中晚期，可参照X线检查。可以认为第1期属于早期病变，第2期与第3期早期尚处于病变的中期，第3期后期与第4期为病变的晚期。

（4）膝关节骨性关节炎在临床上也可分为4期。关节炎的发生前期关节在活动后稍有不适，活动增加后伴有关节的疼痛及肿胀，X线及CT不能发现明显的软骨损害迹象。关节炎改变早期活动增多时有明显的疼痛，休息后减轻，X线检查示改变较少，只有CT可见软骨轻度损害，同位素检查被损关节可见凝聚现象。骨性关节炎的进展期骨软骨进一步损害，造成关节畸形，功能部分丧失，X线可见关节间隙变窄，关节周围骨发生囊性变，有时有游离体出现。骨关节炎晚期骨质增生，软骨剥脱，导致功能完全丧失，关节畸形明显。X线检查显示关节间隙变窄，增生严重，关节变得粗大，甚至造成骨的塌陷。

【针刀治疗】

（一）治疗原则

依据针刀医学关于人体弓弦力学系统及疾病病理构架的网眼理论，膝关节骨性关节炎是膝关节周围软组织起止点及行经路线产生广泛的粘连、瘢痕、挛缩和堵塞。膝关节内部产生高应力点，导致膝关节受力的力线发生变化，病情进一步发展，在膝关节周围软组织起止点处形成硬化、钙化和骨化，最终形成骨刺，骨节错位，关节间隙变窄。依据上述理论，通过针刀整体松解膝关节周围的肌肉、韧带、关节囊的起止点及滑液囊等软组织，针刀术后配合手法，调节膝关节拉应力、压应力和张应力的平衡，可恢复膝关节正常受力线。

（二）操作方法

（1）体位：仰卧位。膝关节屈曲30°~45°，膝关节后方置垫。

（2）体表定位：膝关节五指体表定位法。医生立于患者患侧，用同侧手做五指定位。掌心正对髌骨中心，五指尽力张开，手指半屈位，中指正对的是髌韧带中部，食指、环指分别对应内、外膝眼，拇指正对胫侧副韧带起点及股内侧肌下段，小指正对髂胫束行经线，掌根对应髌上囊。此时，食指下4cm向内3cm处即为膝前囊止点（图12-74）。

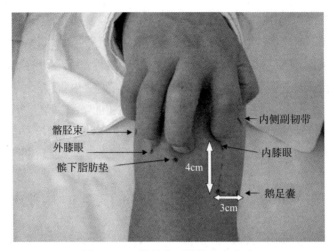

图 12-74　膝关节五指体表定位法

（3）消毒：将施术部位用碘伏消毒 2 遍，然后铺无菌巾，使治疗点正对洞巾中间。

（4）麻醉：用 1% 利多卡因局部浸润麻醉，每个治疗点注药 1ml。

（5）刀具：Ⅰ型 3 号、4 号直行针刀。

（6）针刀操作（图 12-75）：①第 1 支针刀松解胫侧副韧带的粘连、瘢痕。刀口线与下肢纵轴方向一致，针刀体与皮肤垂直。严格按针刀四步进针规程进针刀，针刀经皮肤、皮下组织，当刀下有韧性感时，即到达胫侧副韧带。先纵疏横剥 3 刀，然后调转刀口线 90°，提插切割 3 刀。②第 2 支针刀松解髌内侧支持带的粘连、瘢痕。刀口线与下肢纵轴方向一致，针刀体与皮肤垂直。严格按针刀四步进针规程进针刀，针刀经皮肤、皮下组织，当刀下有韧性感时，即到达髌内侧支持带。先纵疏横剥 3 刀，然后调转刀口线 90°，"十"字提插切割 3 刀。③第 3 支针刀松解髌韧带的粘连、瘢痕。刀口线与下肢纵轴方向一致，针刀体与皮肤垂直。严格按针刀四步进针规程进针刀，针刀经皮肤、皮下组织，当刀下有韧性感时，即到达髌韧带。进针刀 1cm，纵疏横剥 3 刀。④第 4 支针刀松解髌外侧支持带的粘连、瘢痕。刀口线与下肢纵轴方向一致，针刀体与皮肤垂直。严格按针刀四步进针规程进针刀，针刀经皮肤、皮下组织，当刀下有韧性感时即到达髌外侧支持带。先纵疏横剥 3 刀，然后调转刀口线 90°，"十"字提插切割 3 刀。⑤第 5 支针刀松解腓侧副韧带及髂胫束的粘连和瘢痕。刀口线与下肢纵轴方向一致，针刀体与皮肤垂直。严格按针刀四步进针规程进针刀，针刀经皮肤、皮下组织，当刀下有韧性感时，即到达腓侧副韧带和髂胫束。纵疏横剥 3 刀。

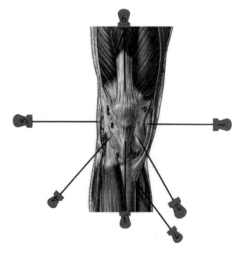

图 12-75　五指定位法针刀松解

⑥第 6 支针刀松解股四头肌腱及髌上囊的粘连、瘢痕。刀口线与下肢纵轴方向一致，针刀体与皮肤垂直。严格按针刀四步进针规程进针刀，针刀经皮肤、皮下组织，当刀下有韧性感时，即到达股四头肌腱。先纵疏横剥 3 刀，再调转刀口线 90°，"十"字提插切割 3 刀，然后继续进针刀。当刀下有落空感时即已穿过股四头肌腱，纵疏横剥 3 刀，范围 0.5cm。⑦第 7 支针刀松解鹅足的粘连、瘢痕。刀口线与下肢纵轴方向一致，针刀体与皮肤垂直。严格按针刀四步进针规程进针刀，针刀经皮肤、皮下组织直达骨面，纵疏横剥 3 刀。

对第 4 期患者，在硬膜外麻醉下进行针刀整体松解。术毕，拔出针刀，局部压迫止血 3min 后用创可贴覆盖针眼。

（7）注意事项：对于有"O"形腿或者"X"形腿的患者，手术复位后，将两块长条托板固定于膝关节的内外侧，长度上至臀横纹，下至踝关节上缘。3 条纱布绷带固定，其中 2 条固定于托板两端，另一条固定于中间膝关节下方胫骨结节下缘。注意在固定时将患肢的畸形矫正。一般采取在手法矫正后不放下患肢即将托板固定的办法。托板一般固定 14 日，固定期间，应密切观察下肢血供，防止因为夹板太紧引起下肢缺血坏死。

【针刀术后手法治疗】

患者仰卧，医生一手握住其踝关节上方，另一手托住小腿上部，在牵拉状态下，摇晃、旋转、伸屈膝关节，然后用在牵引状态下的推拿手法将内、外翻和轻度屈曲等畸形纠正。

【护理措施】

1. 生活起居护理

膝关节骨性关节炎病程长，受累关节疼痛明显，活动受限，患者生活自理能力有不同程度的下降，并有间歇性疼痛发作，身心痛苦。应嘱患者注意休息，适当参加轻家务劳动，尽量保持膝关节的运动功能。疼痛严重者应卧床休息。室内保持干燥，空气新鲜。

2. 饮食护理

给予高蛋白、高维生素饮食，多食富含钙、铁且易消化的食物。饮食应多样化，均衡并富有营养。注意增加纤维素含量高的食物的摄入，避免发生便秘。

应控制热量摄入，身体肥胖者应减肥。禁止饮用刺激性强的饮品，如酒、茶、咖啡等，以去除诱发因素。

3. 情志护理

膝关节骨性关节炎的患者常因不明原因的腰痛及腰部僵硬感而产生焦虑、抑郁等负性情绪。因此应关心和理解患者，及时给予安慰、鼓励，使患者获得心理支持，树立战胜疾病的信心，积极配合治疗和护理。

4. 健康教育

应对患者进行卫生保健宣传，使其认识到膝关节骨性关节炎一种退行性病变。保持关节活动可以促进血液循环，改善关节软组织的营养和关节功能，减轻症状。鼓励和指导患者进行锻炼，平时做些力所能及的家务，以不感到疲劳为度。忌剧烈运动。关节疼痛发作时可适当休息，但应保证适当锻炼。

（秦烨）

第十三章

常见脊柱相关疾病

第一节 慢性支气管炎

【概述】

本病是由于感染或非感染因素引起的气管、支气管黏膜及其周围组织的慢性非特异性炎症。其病理特点是支气管腺体增生，黏液分泌增多。常常出现连续 2 年以上，每年持续 3 个月以上的咳嗽、咳痰或气喘等症状。早期多在冬季发作，春暖后缓解；晚期炎症加重，长年存在，不分季节发作。疾病进展又可并发慢性阻塞性肺气肿、肺源性心脏病，严重影响劳动能力和健康。本病流行与吸烟、地区和环境卫生等有密切关系。

【针刀应用解剖】

肺脏的功能活动主要受迷走神经和从脊髓 T_1~T_5 节段发出的交感神经支配（图 13-1）。

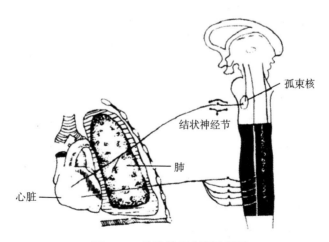

图 13-1 肺脏神经支配示意图

支气管的神经丛主要由肺前丛及肺后丛发出的纤维组成，向上与气管的神经丛相连续。自肺丛入肺的纤维可分布于支气管、肺血管及胸膜脏层。沿大、中等支气管的神经丛也可分为两层，在支气管外膜内有一外膜丛；另有一次级丛为黏膜下丛，位于软骨与平滑肌层之间的黏膜下结缔组织内。两丛间有细密的纤维联系。在支气管丛内存在着神经节，这种神经节大多位于外膜丛内，黏膜下丛内较少。神经节细胞为多角形，有卫星细胞形成的被囊。神经节一般位于支气管分叉处，或在丛内较大神经纤维束的会合点处。在较小的支气管壁内，两丛合成一个，并可延伸至呼吸细支气管，但有的单支可呈一小束的神经纤维伸展至肺泡的壁内。

支气管丛内含有髓纤维及无髓纤维。许多大的有髓纤维可追踪到上皮或上皮下组织内的感觉神经末梢装置，这种神经分布沿支气管可远达细支气管及肺泡。许多有髓纤维属于内脏传入神经，主要来自迷走神经。另一种终止在丛内神经节细胞有髓纤维，可能是迷走神经副交感节前纤维。丛内细小的有髓纤维及无髓纤维可能是交感神经的节后纤维及壁内神经节的节后纤维。这种纤维分布到平滑肌、血管及腺体。支配腺体的纤维主要来自黏膜下丛。

各级支气管的起始部及肺泡壁内有感觉神经的末梢感受器。在初级支气管，这种感觉神经末梢的形态较复杂，在小支气管的感觉神经末梢形态较简单和细小。自支气管丛来的有髓纤维以单支或两三支成一束，进入支气管的上皮层。在上皮细胞间，神经末梢分成许多细小的分支，显示曲张和膨大，终端可呈小球状。呼吸性细支气管和肺泡管所见的神经末梢不仅细小，且终末支弯曲和盘缩在一起，与大支气管所见的伸展和放射现象相反。这种神经末梢被认为是化学感受器，当肺内 CO_2 的张力超过一定程度便能感受刺激。此外，在人类支气管各部分的平滑肌内也发现过肌梭。

气管和支气管的平滑肌有丰富的自主神经传出纤维支配，为无髓或薄髓神经纤维。其中许多是壁内神经节细胞发出的副交感节后纤维，也可能有交感神经节后纤维存在。在较大的支气管内，神经纤维束一般与平滑肌束平行，常常见到神经纤维成一单支或一束，并分出许多小支，穿入肌束内，在肌纤维间走行，且不时发出短小分支，其末梢支与肌细胞紧贴。这种自主神经传出纤维束沿支气管向远侧延伸，纤维数逐渐减少，可远达细支气管的平滑肌及肺泡管在肺泡开口处的括约肌状肌束。支气管的腺体也由自主神经传出纤维支配。分布于气管和支气管的神经至少具有改变平滑肌活动以调节呼吸道的管径和支配黏液腺分泌功能。

迷走神经的副交感纤维使支气管平滑肌收缩，支气管的管腔缩小，刺激腺体分泌。生理实验表明，切断迷走神经可引起支气管平滑肌松弛，支气管管腔扩大。如刺激切断的是迷走神经周围端，则肌肉收缩，管腔缩小。任意一侧迷走神经被刺激，同侧的支气管管腔明显缩小，而对侧可出现较弱的收缩。这表明迷走神经的纤维不仅分布于同侧，而且在正常情况下一侧的纤维可至对侧肺丛及支气管丛内。

刺激交感神经可使支气管平滑肌松弛，支气管管腔扩张，抑制腺体分泌。这种交感神经的节前纤维主要经上 3 个胸神经，继而在颈下神经节及胸上神经节内换元，发出节后纤维。切断颈交感干，刺激其胸端，一般可引起一侧或双侧支气管扩张。这种支气管扩张的交感神经纤维也是双侧分布，有一定量的交感神经纤维横越到对侧，进入肺丛及支气管丛。

支气管动脉及肺动脉都有较丰富的神经分布。在肺门处，可见有相当大的神经干缠绕着较大的肺动脉分支。它们随着血管延伸，常不规则地发出分支。这种分支与动脉平行一段距离再分成数支，有的常伸向远侧，有的则向相反方向延伸。各支再分出较小的曲张小支，亦可进一步分支，最后到达血管中层的平滑肌细胞。在肺动脉外膜内也观察到感觉神经末梢装置，与有髓纤维联系。较小的肺动脉分支有较小的神经束伴行。毛细血管上也有小的神经纤维与之并行，并发小支终止于毛细血管壁，这些情况可在肺泡管及肺泡囊上的血管见到。肺静脉的神经分布较贫乏，神经纤维也分布到管壁中层内的平滑肌。肺血管由交感神经与副交感神经双重支配，主要是交感神经。交感纤维使肺血管收缩，但也有少数血管扩张纤维来自交感神经。此外，副交感神经内含有血管扩张纤维。一般来说，肺血管的收缩作用较扩张作用明显。

胸膜脏层的神经支配直接来自肺门的神经及伴随支气管动脉的神经。现已发现在胸膜脏层内有游离型神经末梢、复杂无被囊型神经末梢及细小有髓纤维末梢吻合而成的终网。

【病因病理】

以往西医学一直认为慢性支气管炎是支气管发生的感染性或非感染性炎症。从上述关于肺脏与自主神经关系的叙述中，可知肺脏的功能活动是受自主神经控制的，这些自主神经来自迷走神经和 T_1~T_5 节段。针刀医学通过对慢性支气管炎病因、病理的深入研究及大量的临床实践，发现慢性支气管炎最根本的原因不在肺脏本身，而在于控制它的自主神经的功能紊乱。如慢性支气管炎反复发作后，支气管黏膜的迷走神经感受器反应性增高，副交感神经功能亢进，可出现过敏现象而发生喘息。而引起这一自主神经功能紊乱的进一步原因是 T_1~T_5 部位的慢性软组织损伤、骨关节损伤及迷走神经在颈部走行部位的慢性软组织损伤。

【临床表现】

1. 症状

部分患者在起病前有急性呼吸道感染史。常在寒冷季节发病，出现咳嗽、咳痰，尤以晨起为著，痰呈白色黏液泡沫状，黏稠不易咳出。急性呼吸道感染时症状加剧，痰量增多，痰的黏稠度增加，或为黄色脓性，偶有痰中带血。随着病情发展，患者终年咳嗽，咳痰不停，秋冬加剧。在症状加剧成继发感染时，常有哮喘样发作，气急不能平卧。呼吸困难一般不明显，但并发肺气肿后随着肺气肿程度增加呼吸困难的程度逐渐加剧。

2. 体征

本病早期多无体征。有时在肺底部可听到湿性和干性啰音。喘息性支气管炎在咳嗽或深吸气后可听到哮鸣音，发作时有广泛哮鸣音，长期发作的病例可有肺气肿的体征。

用拇指触压 T_3 上、下、左、右可见压痛，触压软组织可见结节和条索。

根据临床表现，将慢性支气管炎分为单纯型与喘息型两型，前者主要表现为反复咳嗽、咳痰；后者除咳嗽、咳痰外尚有喘息症状，并伴有哮鸣音。

【诊断要点】

主要依靠病史和症状诊断。在排除其他心、肺疾患（如肺结核、尘肺、支气管哮喘、支气管扩张、肺癌、心脏病、心功能不全等）后，临床上凡有慢性或反复咳嗽、咳痰或伴喘息，每年发病至少持续 3 个月，并连续 2 年或以上者，诊断即可成立。如每年发病持续不足 3 个月但有明确的客观检查依据（如 X 线、肺功能检查等），亦可诊断。

（1）血液检查：慢性支气管炎急性发作期或并发肺部感染时，可见白细胞计数及中性粒细胞增多。喘息型患者嗜酸性粒细胞可增多，缓解期多无变化。

（2）痰液检查：痰液培养可见肺炎球菌、流感嗜血杆菌、甲型链球菌及奈瑟球菌等。涂片中可见大量中性粒细胞、已破坏的杯状细胞，喘息型者常见较多的嗜酸性粒细胞。

（3）呼吸功能检查：早期常无异常。有小气道阻塞时，最大呼气流速 – 容积曲线在 75% 和 50% 肺容量时流量明显降低，闭合容积可增加。发展到气道狭窄或有阻塞时，第 1 秒用力呼气量占用总肺活量的比值减少（< 70%），最大通气量减少（<预计值的 80%）。

（4）X 线检查：单纯型慢性支气管炎 X 线检查正常，或仅见两肺下部纹理增粗，或呈条索状，这是支气管壁纤维组织增生变厚的征象。若合并支气管周围炎，可有斑点阴影重叠其上。

此外，必须摄以 T_3 为中心的胸椎正侧位片，根据针刀诊断学的读片方法，仔细阅读 X 线片，检查有无 T_3 旋转移位、前后移位或有无以 T_3 为中心的轻度侧弯。

【针刀治疗】

（一）治疗原则

依据人体弓弦力学系统理论及疾病病理构架的网眼理论，慢性支气管炎的根本病因不在支气管和肺脏本身，而是颈胸段脊柱弓弦力学系统的力平衡失调后引起脊柱变形，导致肺及支气管等内脏组织位置异常，引起肺及支气管功能异常。通过针刀对脊背部的软组织损伤进行整体松解，配合手法及适当的药物，有效矫正脊柱形变，可使支气管及肺的位置恢复正常，从而恢复肺及支气管功能。

（二）操作方法

1. 第 1 次针刀

松解 T_2~T_3、T_3~T_4 周围的粘连、瘢痕。

（1）体位：俯卧位。肩关节及髂嵴部置棉垫，以防止呼吸受限。

（2）体表定位：T_2~T_3、T_3~T_4 棘突及周围。

（3）消毒：将施术部位用碘伏消毒 2 遍，然后铺无菌巾，使治疗点正对洞巾中间。

（4）麻醉：用 1% 利多卡因局部浸润麻醉，每个治疗点注药 1ml。

（5）刀具：Ⅰ型 4 号直形针刀。

（6）针刀操作（图 13-2）：①第 1 支针刀松解 T_2~T_3 棘上韧带、棘间韧带及多裂肌止点的粘连、瘢痕。在 T_3 棘突顶点定位，刀口线与人体纵轴一致，刀体先向头侧倾斜 45°，与胸椎棘突成 60°。按针刀四步进针规程进针刀，针刀经皮肤、皮下组织直达棘突骨面，纵疏横剥 3 刀，范围 0.5cm，然后将针刀体逐渐向脚侧倾斜，与胸椎棘突走行方向一致。先沿棘突骨面分别从棘突左、右侧向椎板方向铲剥 3 刀，深度达棘突根部，以松解多裂肌止点的粘连、瘢痕，再退针刀到棘突表面，调转刀口线 90°，从 T_3 棘突上缘骨面向上，沿 T_2 和 T_3 棘间方向用提插刀法切割棘间韧带 3

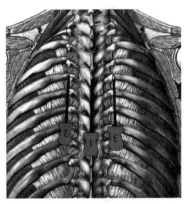

图 13-2　T_2~T_3、T_3~T_4 周围软组织粘连瘢痕针刀松解

刀，范围 0.5cm。②第 2 支针刀松解左侧 T_4 肋横突关节囊韧带。在 T_2~T_3 棘间中点旁开 2cm 定位，刀口线与人体纵轴一致，针刀体与皮肤成 90°。按针刀四步进针规程进针刀，针刀经皮肤、皮下组织、胸腰筋膜浅层、竖脊肌达横突骨面，沿横突骨面向外到横突尖部，纵疏横剥 3 刀，范围 0.5cm。③第 3 支针刀松解右侧 T_4 肋横突关节囊韧带。针刀松解参照第 2 支针刀松解方法。T_2~T_3，T_3~T_4 其余部位的粘连、瘢痕的针刀松解参照上述针刀松解方法进行。

（7）注意事项：①为了避免针刀进入椎管损伤脊髓，在后正中线上松解棘上韧带和棘间韧带时，进针时，刀体向头侧倾斜 45°，与胸椎棘突成 60°，针刀直达胸椎棘突顶点骨面；对棘突顶点的病变进行松解，要进入棘间松解棘间韧带，必须退针刀于棘突顶点的上缘，针刀体逐渐向脚侧倾斜，与胸椎棘突走行方向一致，切棘间韧带的范围限制在 0.5cm 以内，以免切入椎管，增加操作风险（图 13-3）。②凡高热、喘急、声高者，针刀均快速横行；凡无热、喘息无力、声音低微者，针刀均慢速纵行。③如果定位困难，需要在 X 线透视下进行定位后再进行针刀治疗，不能盲目定点做针刀松解，否则可能引起胸腔内脏器官损伤，造成严重的并发症或后遗症。

2. 第 2 次针刀

松解 C_7~T_1、T_1~T_2 周围的粘连、瘢痕。

（1）体位：俯卧位。肩关节及髂嵴部置棉垫，以防止呼吸受限。

（2）体表定位：C_7~T_1、T_1~T_2 棘突及周围。

（3）消毒：将施术部位用碘伏消毒 2 遍，然后铺无菌巾，使治疗点正对洞巾中间。

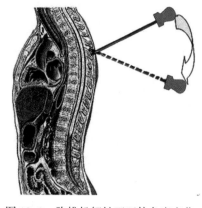

图 13-3　胸椎松解针刀刀体角度变化

（4）麻醉：用 1% 利多卡因局部浸润麻醉，每个治疗点注药 1ml。

（5）刀具：Ⅰ型 4 号直形针刀。

（6）针刀操作（图 13-4）：①第 1 支针刀松解 C_7~T_1 棘上韧带、棘间韧带及多裂肌止点的粘连、瘢痕。在 T_1 棘突顶点定位，刀口线与人体纵轴一致，刀体先向头侧倾斜 45°，与胸椎棘突成 60°。按针刀四步进针规程进针刀，针刀经皮肤、皮下组织直达棘突骨面，纵疏横剥 3 刀，范围 0.5cm，然后将针刀体逐渐向脚侧倾斜与胸椎棘突走行方向一致，先沿棘突骨面分别从棘突左、右侧向椎板方向铲剥 3 刀，深度达棘突根部，以松解多裂肌止点的粘连、瘢痕。再退针刀到棘突表面，调转刀口线 90°，从 T_1 棘突上缘骨面向上沿 C_7 和 T_1 棘间方向用提插刀法切割棘间韧带 3 刀，范围 0.5cm。②第 2 支针刀松解左侧 T_1 肋横突关节囊韧带。在 C_7~T_1 棘间上缘旁开 2~3cm 定位，刀口线与人体纵轴一致，针刀体与皮肤成 90°。按针刀四步进针规程进针刀，针刀经皮肤、皮下组织、胸腰筋膜浅层、竖脊肌达横突骨面，沿横突骨面向外到横突尖部，纵疏横剥 3 刀，范围 0.2cm。③第 3 支针刀松解右侧 T_1 肋横突关节囊韧带。针刀松解方法参照第 2 支针刀松解方法。T_1~T_2 周围的粘连、瘢痕的针刀松解参照第 1 次 T_2~T_3 针刀松解方法进行。

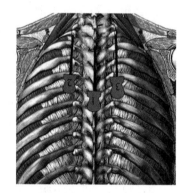

图 13-4　C_7~T_1、T_1~T_2 周围软组织粘连瘢痕针刀松解

（7）注意事项：与第 1 次针刀松解的注意事项相同。

3. 第 3 次针刀

松解 T_4~T_5、T_5~T_6 周围的粘连、瘢痕。

（1）体位：俯卧位。肩关节及髂嵴部置棉垫，以防止呼吸受限。

（2）体表定位：T_4~T_5、T_5~T_6 棘突及周围。

（3）消毒：将施术部位用碘伏消毒 2 遍，然后铺无菌巾，使治疗点正对洞巾中间。

（4）麻醉：用 1% 利多卡因局部浸润麻醉，每个治疗点注药 1ml。

（5）刀具：Ⅰ型 4 号直形针刀。

（6）针刀操作（图13-5）：①第1支针刀松解 T_4~T_5 棘上韧带、棘间韧带及多裂肌止点的粘连、瘢痕。在 T_5 棘突顶点定位，刀口线与人体纵轴一致，刀体先向头侧倾斜45°，与胸椎棘突成60°。按针刀四步进针规程进针刀，针刀经皮肤、皮下组织直达棘突骨面，纵疏横剥3刀，范围0.5cm，然后将针刀体逐渐向脚侧倾斜，与胸椎棘突走行方向一致，先沿棘突骨面分别从棘突左、右侧向椎板方向铲剥3刀，深度达棘突根部，以松解多裂肌和回旋肌止点的粘连、瘢痕。再退针刀到棘突表面，调转刀口线90°，从 T_5 棘突上缘骨面向上沿 T_4 和 T_5 棘间方向用提插刀法切割棘间韧带3刀，范围0.5cm。②第2支针刀松解左侧 T_5 肋横突关节囊韧带。在

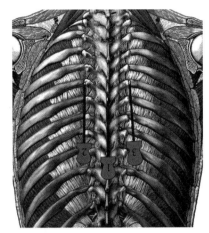

图13-5 T_4~T_5、T_5~T_6 周围粘连、瘢痕针刀松解

T_3~T_4 棘间上缘旁开2~3cm定位，刀口线与人体纵轴一致，针刀体与皮肤成90°。按针刀四步进针规程进针刀，针刀经皮肤、皮下组织、胸腰筋膜浅层、竖脊肌达横突骨面，沿横突骨面向外到横突尖部，纵疏横剥3刀，范围0.2cm。③第3支针刀松解右侧 T_5 肋横突关节囊韧带。针刀松解方法参照第2支针刀松解方法。④ T_5~T_6 周围的粘连、瘢痕的针刀松解参照 T_4~T_5 针刀松解方法进行。

（7）注意事项：与第1次针刀松解的注意事项相同。

【针刀术后手法治疗】

针刀术后进行手法治疗，如属于 T_3 关节位置变化者，用俯卧推压整复手法进行整复；如 T_3 上、下、左、右有压痛、结节、条索者，在局部用指揉法按揉1min即可。

【护理措施】

1. 生活起居护理

久病体虚，肺气不足，卫表不固，易外感六淫。秋冬季节，天气寒冷，气温骤降，寒邪易于入侵，引发慢性支气管炎，故应避风寒，防外邪。指导患者注意保暖，适时更换衣服，以适应气候变化，预防感冒。居住环境应清洁安静，居室阳光要充足，空气要新鲜流通。患者的生活习惯、清洁卫生与疾病有直接关系，故患者应戒烟酒，避免烟、尘的吸入，讲究卫生，保持口腔清洁，按时休息，起居有常。

2. 饮食护理

慢性支气管炎患者的饮食宜清淡、营养丰富，禁食辛辣发物及生冷油腻之品，以防助湿生痰而诱发喘作。进食高蛋白食物，并补充维生素A，如绿色新鲜蔬菜、水果、瘦

肉、牛奶、鸡蛋等，少食多餐，勿食过饱。二氧化碳增多的患者，糖的摄入应适当限制，否则可导致二氧化碳潴留，加重病情。平时可根据脾肺肾三脏虚的不同程度调节饮食以补之，如多食红枣、鸡汤、糯米粥以补肺气；常食山药、扁豆、莲子汤以补脾气；羊肉、狗肉、核桃可壮阳，常食以补肾纳气等。秋季气候干燥，可适当辅以补阴润肺的食物，如莲子银耳羹、冰糖雪梨羹等，补肺养气，生津润燥。

3. 情志护理

慢性支气管炎患者由于疾病迁延不愈，常常情绪不好，易致病情加重，对健康的恢复极为不利，故应建立良好的护患关系，关心体贴患者。要嘱患者保持精神乐观，心胸开阔，避免情志失度，并嘱家属关心体贴患者，消除不良因素的刺激。

4. 对症处理和护理

痰多咯出不爽的患者，可采用体位排痰法助其排痰，亦可用雾化吸入的方法。

5. 健康教育

指导患者掌握慢性支气管炎的有关知识和发病规律，坚持治疗，防止病情反复。可经常在背部第 3 胸椎处进行热疗，平时应注意保暖。指导患者合理应用药物，勿滥用抗生素。对于服中药者，嘱其饭后服，以避免对胃的刺激，同时延缓中药停留时间，增大疗效。服药后勿立即饮浓茶、牛奶，以免影响疗效。指导患者进行呼吸锻炼和身体锻炼，提高机体的免疫力。

（蔡尚志　何伟兰）

第二节　慢性胃炎

【概述】

慢性胃炎系指不同病因引起的胃黏膜的慢性炎症或萎缩性病变，其实质是胃黏膜上皮遭受反复损害后，黏膜特异再生，发生改建，且最终导致不可逆的固有胃腺体的萎缩，甚至消失。本病十分常见，约占接受胃镜检查患者的 80% ~90%，男性多于女性，随年龄增长发病率逐渐增高。

【针刀应用解剖】

（一）胃壁

1. 黏膜

胃黏膜比消化管其他部位黏膜厚，为 0.3~1.5mm，其中幽门附近最厚，贲门附近相对较薄。通常胃黏膜柔软，表面平滑，生活状态下呈玫瑰色或浅灰红色，但幽门及贲门附近苍白。沿胃小弯常有 4~5 条呈纵行排列的胃襞，其间的纵沟称为胃道（图 13-6）。

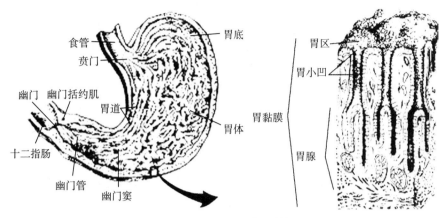

图 13-6　胃黏膜形态及结构

由于幽门括约肌的影响，胃与十二指肠交界处黏膜形成环形皱襞，构成幽门窦。当括约肌收缩时，可封闭幽门，阻止胃内容物进入十二指肠。

胃黏膜表面均有很多浅沟，并交织成网状，将胃黏膜表面分隔成直径 1~6mm 的小丘，称为胃区。胃区表面还可见许多下陷的小窝，称胃小凹。

胃黏膜表面被覆以单层柱状上皮。食管黏膜的复层扁平上皮在贲门处突然变为单层柱状上皮，其境界非常分明，但二者的黏膜肌层仍相连续。

胃的上皮甚薄，生活时胃黏膜呈淡玫瑰色。上皮细胞顶端有丰富的黏原颗粒，分泌后可在胃黏膜表面形成一层黏滑的保护层。胃上皮向固有膜内凹陷构成大量的胃腺，即胃底腺、贲门腺和幽门腺。各种胃腺的分泌物经胃小凹底部到达胃内，混合后形成胃液。现分述 3 种胃腺于下。

（1）贲门腺分：是分布于胃贲门附近 5~30mm 区域的固有膜内，为单管状腺或分支管状腺。胃贲门腺类似食管贲门腺，腺细胞呈柱状，属于黏液腺细胞，细胞核位于细胞基底部。腺细胞间夹有少量壁细胞和胃内分泌细胞。

（2）幽门腺：为分支管状腺，分支较多且卷曲。管腔较大，腺细胞呈柱状，胞质染色浅，细胞的分泌颗粒不显著，属于黏液腺细胞，分泌物呈弱碱性。细胞核呈扁圆形，位于细胞基底部。腺细胞间有时夹杂壁细胞和胃内分泌细胞。

（3）胃底腺：为单管状腺或有少数分支的管状腺。腺管长度和胃黏膜厚度近似，是产生胃液的主要腺体。胃底腺位于胃底和胃体的固有膜内。胃底腺由多种腺细胞组成，如主细胞、壁细胞、颈黏液细胞和胃内分泌细胞等（图 13-7）。

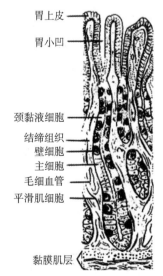

图 13-7　胃底腺结构

腺管开口于胃小凹底部，开口处较为狭窄，称为颈部，中间段称为体部，腺管底部膨大，接近黏膜肌层。

固有膜为致密结缔组织，夹在胃腺之间，在结缔组织内含有血管、散在的平滑肌纤维、嗜酸性粒细胞、肥大细胞、浆细胞和淋巴细胞，偶见淋巴小结。

黏膜肌层由内环、外纵行两层平滑肌组成。肌纤维可伸入到固有膜腺体间，有收缩黏膜，促使分泌物排空的作用。

2. 黏膜下层

黏膜下层由疏松结缔组织构成，含有较大的血管、神经和淋巴管。

3. 肌层

胃壁的肌层甚厚，由外纵行、中环行和内斜的 3 层平滑肌构成。

外纵层是食管纵肌层的延续，肌纤维呈放射状排列，肌纤维束在胃大弯和胃小弯处增厚。

4. 浆膜

胃浆膜是腹膜的连续部分。表面被以间皮，其下为薄层疏松结缔组织，其中有血管和神经通过。胃大、小弯的网膜附着处缺少浆膜。另外，贲门附近的背侧面也缺少浆膜，因为胃壁在该部位与横膈的腹侧面直接相接。

（二）血管、淋巴管及神经

1. 胃的血液供应

胃的动脉供应主要来自腹腔干的胃左动脉、肝总动脉和脾动脉，其中沿胃小弯分布的有胃左动脉（直接来自腹腔干）、胃右动脉（来自肝总动脉）；沿胃大弯分布的有胃网膜左动脉（来自脾动脉）、胃网膜右动脉（来自肝总动脉）；分布至胃底的为胃短动脉（来自脾动脉）。以上诸动脉，在浆膜下除向浆膜发出各级分支，除构成浆膜下毛细血管网外，浆膜下小动脉还发分支穿过肌层，在黏膜下层内广泛的分支，进行吻合，构成黏膜下微动脉丛。黏膜下动脉丛向肌层及黏膜分别供血。

肌层血液由黏膜下微动脉丛和浆膜下动脉同时供血，其血管构型主要形成肌层毛细血管网，胃壁各部的浆膜下静脉，依据动脉的供血范围，相应地沿胃小弯汇集成胃左静脉、胃右静脉，沿胃大弯汇集成胃网膜左、右静脉，沿胃底汇集成胃短静脉，最终均直接或间接注入门静脉。

2. 胃的淋巴管及其引流

伴随黏膜内腺管周围毛细血管，有丰富的毛细淋巴管网。该网与固有膜深层的毛细淋巴管汇集，并吻合成网，进入黏膜下层，在血管丛之间再次吻合成淋巴管网，此时管内出现新膜。黏膜下淋巴管网汇集成淋巴管，穿过肌层，接受肌层小淋巴管，最后达浆膜下汇集成浆膜下淋巴管网，离开胃壁组成淋巴集合管，伴随胃大小弯相关的动脉而行，其形态和结构均与小静脉类似。

3. 胃的神经

胃的神经按纤维性质主要包括内脏运动（传出）纤维和内脏感觉（传入）纤维。前者主要来自交感神经和迷走神经的副交感性纤维，后者则是随着这两种神经向中枢传入的内脏感觉纤维。通常胃的痛觉传入纤维随交感神经传入，而饥饿、恶心和内脏反射的感受则通过迷走神经传入纤维传导。交感神经和副交感神经进入胃壁后，在壁内形成两组神经丛，如在纵、环肌层之间形成细密的肌间神经丛，相当于肠壁内的 Uerbach 神经丛，主要支配胃壁的平滑肌活动；在黏膜下层内形成黏膜下神经丛，主要分布于腺体，支配腺体活动。它们由近及远端分别移行于食管和肠管的相应神经丛。在该丛内分布有许多神经节细胞。

交感神经节前纤维起自脊髓 T_6~T_8 节段的中间外侧核，随着相应的脊神经的前根，穿过交感干，参与组成内脏大神经，达腹腔神经处；其节后纤维与右迷走神经腹腔支纤维共同组成若干次级神经丛，伴随腹腔干的分支形成肝丛、脾丛、胃上丛和胃下丛，分布至胃的各部。如肝丛，祥附肝总动脉及其分支胃十二指肠动脉和胃网膜右动脉，组成胃下丛（胃网膜右丛），分布至胃大弯；脾丛祥附脾动脉，随其分支胃短动脉和胃网膜左动脉分布至胃大弯及胃底部；胃上丛或称胃左丛，祥附胃左动脉分布至胃小弯。

副交感神经来自迷走神经，其节前纤维始于延髓迷走神经背核。出颅后，经颈及胸部，伴随食管组成迷走神经前干和后干，经食管裂孔入腹腔，在贲门附近，前干发出肝支和胃支（包括贲门支、前胃大神经和幽门支），后干发出腹腔支和胃支（包括贲门支、后胃大神经和幽门支）。上述诸支均为迷走神经节前纤维，进入胃壁后，与壁内神经节广泛形成突触，再发出节后纤维分布至胃壁平滑肌和腺体。

【病因病理】

慢性胃炎的发生一般认为与周围环境的有害因素及易感体质有关。物理的、化学的、生物性的有害因素长期反复作用于易感人体即可引起本病。病因持续存在或反复发生即可形成慢性病变。

（1）物理因素：长期饮浓茶、烈酒、咖啡，过热、过冷、过于粗糙的食物，可导致胃黏膜的损伤。

（2）化学因素：长期大量服用非甾体类消炎药，如阿司匹林、吲哚美辛等可抑制胃黏膜前列腺素的合成，破坏黏膜屏障；烟草中的尼古丁不仅可影响胃黏膜的血液循环，还可导致幽门括约肌功能紊乱，造成胆汁反流；各种原因的胆汁反流均可破坏黏膜屏障。

（3）生物因素：细菌感染，尤其是 Hp 感染，与慢性胃炎密切相关，其机制是 Hp 呈螺旋形，具有鞭毛结构，可在黏液层中自由活动，并与黏膜细胞紧密接触，直接侵袭胃黏膜，并可产生多种酶及代谢产物，如尿素酶及其代谢产物氨，过氧化物歧化酶、蛋白溶解酶、磷脂酶 A 等破坏胃黏膜。此外，Hp 抗体可造成自身免疫损伤。

（4）免疫因素：慢性萎缩性胃炎患者的血清中能检出壁细胞抗体（PCA），伴有恶性贫血者还能检出内因子抗体（IFA）。壁细胞抗原和 PCA 形成的免疫复合体在补体参与下破坏壁细胞。IFA 与内因子结合后阻滞维生素 B_{12} 与内因子结合，导致恶性贫血。

（5）其他：心力衰竭、肝硬化合并门脉高压、营养不良都可引起慢性胃炎。糖尿病、甲状腺疾病、慢性肾上腺皮质功能减退和干燥综合征患者同时伴有萎缩性胃炎较多见。胃部其他疾病，如胃液、胃息肉、胃溃疡等也常合并慢性萎缩性胃炎。遗传因素也已受到重视。

针刀医学研究认为，慢性胃炎的根本病因不在胃的本身，而是由于软组织损伤和相应胸椎的位移，使控制胃的交感神经和迷走神经受到牵拉和卡压，使胃的生理活动功能下降，或胃的本身劳损造成胃的微循环障碍和有关组织的挛缩所引起临床表现。

以上病因病理都可以使胃脏本身的新陈代谢减慢，无法得到充足的营养补充。这是胃根本的病理变化，至于它所表现出来的慢性的炎性反应，只是胃的应激反应而已。

【临床表现】

慢性胃炎缺乏特异性症状，症状的轻重与胃黏膜的病变程度并非一致。大多数患者常无症状或有不同程度的消化不良症状，如上腹隐痛、食欲减退、餐后饱胀、反酸等。萎缩性胃炎患者可有贫血、消瘦、舌淡、腹泻等临床表现。个别伴黏膜糜烂者上腹痛较明显，并可有出血。

【诊断要点】

1. 胃镜检查和活组织检查

（1）浅表性胃炎：黏膜充血、水肿，呈花斑状红白相间的改变，且以红色为主，或呈麻疹样表现，有灰白或黄白色分泌物附着，可有局限性糜烂和出血点。

（2）萎缩性胃炎：黏膜失去正常的橘红色，可呈淡红色、灰色、灰黄色或灰绿色，重度萎缩呈灰白色，色泽深浅不一，皱襞变细、平坦，黏膜下血管透视如树枝状或网状。有时在萎缩黏膜上见到上皮细胞增生而成的颗粒。萎缩的黏膜脆性增加，易出血，可有糜烂灶。

（3）慢性糜烂性胃炎：又称疣状胃炎或痘疹状胃炎，常和消化性溃疡、浅表性或萎缩性胃炎等伴发，亦可单独发生。主要表现为胃黏膜出现多个疣状、膨大皱襞状或丘疹样隆起，直径 5~10mm，顶端可见黏膜缺损或脐样凹陷，中心有糜烂，隆起周围多无红晕，但常伴有大小相仿的红斑，以胃窦部多见，可分为持续型及消失型。在慢性胃炎悉尼标准分类中它属于特殊类型胃炎，内镜分型为隆起糜烂性胃炎和扁平糜烂性胃炎。

2. 实验室检查

（1）胃酸测定：浅表性胃炎胃酸正常或偏低，萎缩性胃炎则明显降低，甚至缺乏。

（2）血液胃泌素含量测定：B 型胃炎含量一般正常，A 型胃炎常升高，尤其恶性贫血者上升更加明显。

（3）幽门螺杆菌检查：可通过培养、涂片、尿素酶测定等方法检查。

（4）其他检查：萎缩性胃炎血清中可出现壁细胞抗体、内因子抗体或胃泌素抗体。X 线、钡餐检查对慢性胃炎诊断帮助不大，但有助于鉴别诊断。

针刀医学对慢性胃炎的诊断，除了依据西医学检查以外，主要在于进一步寻求慢性胃炎的根本病因：①要拍摄上胸段的 X 线正侧位片，看相应节段的胸椎有无位置移动的变化；②触压相应胸椎上、下、左、右的软组织有无压痛和结节，其范围在相应棘突的两侧各旁开 3 寸之内。

【针刀治疗】

（一）治疗原则

依据人体弓弦力学系统理论及疾病病理构架的网眼理论，慢性胃炎是由于胸段及腰段脊柱弓弦力学系统受力异常后，人体通过粘连、瘢痕、挛缩对异常应力进行代偿，形成网络状的病理构架，引起胸段及胸腰段脊柱的变形，使胃的位置发生改变，进而引发胃的功能异常。故应用针刀整体松解胸段脊柱、胸腰结合部弦的行经路线及弓弦结合部的粘连、瘢痕和挛缩，调节脊柱弓弦力学系统，可恢复胃的正常位置和功能。

（二）操作方法

1. 第 1 次针刀

松解 $T_4\sim T_5$、$T_5\sim T_6$ 及 $T_6\sim T_7$ 处棘突、棘间、肋横突关节的粘连和瘢痕。

针刀操作方法参照阵发性心动过速第 1 次针刀治疗。

2. 第 2 次针刀

松解胸腰结合部的粘连和瘢痕。

针刀操作方法参照腰椎间盘突出症第 4 次针刀治疗。

3. 第 3 次针刀

松解腹白线的粘连、瘢痕。

（1）体位：俯卧位。

（2）体表定位：剑突到耻骨联合连线上。

（3）消毒：将施术部位用碘伏消毒 2 遍，然后铺无菌巾，使治疗点正对洞巾中间。

（4）麻醉：用 1% 利多卡因局部浸润麻醉，每个治疗点注药 1ml。

（5）刀具：Ⅰ型 4 号直形针刀。

（6）针刀操作（图 13-8）：①第 1 支针刀松解剑突部腹白线的粘连、瘢痕。在剑突顶点定位，刀口线与人体纵轴一致。按针刀四步进针规程进针刀，针刀体与皮肤垂直，针刀经皮肤、皮下组织直达剑突骨面，纵疏横剥 3 刀，范围 0.5cm，然后调转刀口线 90°，向下铲剥 3 刀。②第 2 支针刀松解腹白线中上部的粘连、瘢痕。在剑突与脐连线中点定位，刀口线与人体纵轴一致，针刀体与皮肤成 90°，针刀经皮肤、皮下组织，当针刀有韧性感时，即到达白线的粘连、瘢痕，提插切割 3 刀，刀下有落空感时停止。③第 3 支针刀松解腹白线中下部的粘连、瘢痕。在脐与耻骨联合线连线中点定位，刀口线与人体纵轴一致，针刀体与皮肤成 90°，针刀经皮肤、皮下组织，当针刀有韧性感时，即到达白线的粘连、瘢痕。提插切割 3 刀，刀下有落空感时停止。④第 4 支针刀松解耻骨联合部腹白线的粘连、瘢痕。在耻骨联合定位，刀口线与人体纵轴一致。按针刀四步进针规程进针刀，针刀体与皮肤垂直。针刀经皮肤、皮下组织，直达耻骨联合软骨骨面，纵疏横剥 3 刀，范围 0.5cm，然后调转刀口线 90° 角，向上铲剥 3 刀。

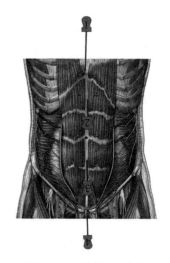

图 13-8　剑突部腹白线
针刀松解

【针刀术后手法治疗】

针刀术后进行手法治疗，如属于相关椎体位移，立即进行胸椎整复手法治疗。如属于脊柱区带软组织损伤者，在各个进针点处指压 20s，以促进局部的微循环。

【护理措施】

1. 生活起居护理

风寒之邪直中胃腑，会导致胃痉挛，故慢性胃炎患者要注意保暖，避风寒，慎起居。长期与周围环境中的有害物质接触也是致病的原因之一，所以患者的居住环境应该阳光充足，空气新鲜，流通性好。慢性胃炎患者胃功能较差，平素应戒烟酒。要讲究饮食卫生，养成良好的生活习惯，合理膳食，均衡营养，按时休息，保持心情愉快。

2. 饮食护理

慢性胃炎多由于饮食所伤，包括饥饱失常、饮食寒温不适、食物不洁、嗜食辛辣、饮酒等，故应养成良好的饮食习惯。首先要定时，提倡少食多餐；其次要定量，不能饥饱失常或暴饮暴食，一般七八成饱即可；再次要细嚼慢咽，促进吸收并减轻胃的负担；最后要忌食辛辣、饮酒，避免胃黏膜损伤。饮食宜软、宜烂、宜温，慢性胃炎的患者胃功能较差，软烂的食物能减轻胃的负担；饮食宜多样化，以充分摄取各种营养。禁食生冷寒湿之物，并加强保暖措施。

3. 情志护理

要热情接待患者，与患者诚恳友好交谈，帮助患者正确认识和对待疾病，减轻或消除其不良心理反应，帮助其增强战胜疾病的信心。要经常深入病房，有计划、有目的地与患者谈心，了解患者焦虑、忧伤的原因，进行针对性疏导、劝说，以减轻患者的心理压力。鼓励患者保持愉快心情，帮助患者掌握发病规律，积极配合治疗。慢性胃炎因病程长，疗效缓慢，住院时间也相对较长，患者的思想反复，护士应耐心护理、关心和照顾，细致地做好每项护理工作，满足患者的基本需要。

4. 对症处理和护理

对于胃脘痛甚者，可给予解痉止痛药物，如山莨菪碱等；属虚寒痛者，可用热水袋敷胃脘部，并注意全身保暖，或热服姜汤一碗，或用艾条悬灸中脘、足三里；反酸嗳气、胃酸分泌高者，可给予质子泵抑制剂奥美拉唑或碱性药物氢氧化铝凝胶口服；腹胀、食积者，给予胃蛋白酶合剂或吗丁啉以增强胃蠕动，促进胃排空。呕吐者注意观察呕吐物，呕吐停止后温开水漱口，并给予少量温热流质，药物给予胃复安，呕吐频繁或腹痛剧烈者，应暂时禁食，并给予支持对症治疗。

5. 健康教育

指导患者掌握慢性胃炎的有关知识和发病规律，坚持治疗，防止病情反复。指导患者平时注意调节情志、保持乐观，避免忧思、精神紧张等不良刺激，合理安排工作和学习，寒温、劳逸适宜。养成良好的饮食卫生习惯，不吸烟，不嗜酒，避免生冷、油腻、煎炸之食品。饮食有节，不暴饮暴食，并要持之以恒。不要私自用药或加大药物剂量，应在医生的指导下合理用药，可在饭后服用药物，避免服用对胃有刺激的药物。要积极治疗口腔、鼻咽部的慢性炎症病灶。要注意锻炼身体，可练气功、打太极拳、打门球等，以增强体质，平时亦可轻轻按摩上腹部或胃脘部，用拇指按摩百会、足三里及脾俞、胃俞穴，以增强脾胃功能，提高脾胃对病邪的防御能力。

（蔡尚志　何伟兰）

第三节　慢性前列腺炎

【概述】

慢性前列腺炎是男性泌尿生殖系统的常见病，发病率高，占泌尿科男性患者的35%~40%，多发于20~40岁的青壮年。本病发病缓慢，经久难愈。分为细菌性慢性前列腺炎和非细菌性慢性前列腺炎2种，后者较多见。

【针刀应用解剖】

前列腺是位于膀胱与尿生殖膈之间的不成对的实质性器官，由腺组织和肌组织构成。表面包有筋膜鞘，称为前列腺囊。囊与前列腺之间有前列腺静脉丛。前列腺的分泌物是精液的主要组成部分。前列腺呈前后稍扁的栗子形，上端宽大，称为前列腺底，邻接膀胱颈；下端尖细，位于尿生殖膈上，称为前列腺尖；底与尖之间的部分称为前列腺体。体的后面较平坦，在正中线上有一纵行浅沟，称为前列腺沟。男性尿道在腺底近前缘处穿入前列腺，经腺实质前部，由前列腺尖穿出。近底的后缘处有一对射精管穿入前列腺，开口于尿道前列腺部后壁的精阜上。前列腺的排泄管开口于尿道前列腺部的后壁。前列腺有阴部内动脉、膀胱下动脉、直肠下（中）动脉的分支分布。前列腺底及两侧分布有前列腺静脉丛，此丛经膀胱下静脉入髂内静脉。前列腺淋巴管较发达，主要入髂内淋巴和骶淋巴结。前列腺有下腹下神经丛下部（盆丛）的分支分布，并构成前列腺神经丛。

前列腺一般分为 5 个叶，即前叶、中叶、后叶和两侧叶（图 13-9）。中叶呈楔形，位于尿道与射精管之间。40 岁以后，中叶可变肥大，向上凸顶膀胱，使膀胱明显隆起，并压迫尿道引起排尿困难。两侧叶的肥大可从两侧压迫尿道，而致尿潴留。

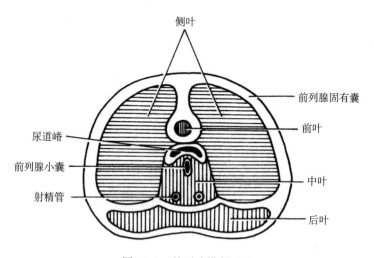

图 13-9　前列腺横断面观

前列腺为复管泡状腺，腺周围有结缔组织和平滑肌组成的被膜，并伸入腺内构成隔，其内含有大量平滑肌，收缩时可促进腺体分泌。腺腔较大多皱襞，上皮高低不一，呈立方、扁平、柱状或假复层柱状，表示各种不同阶段的分泌活动。前列腺分泌物系黏稠蛋白液，呈碱性，具有特殊臭味。男性激素睾酮可促进前列腺的生长发育。摘除睾丸后，前列腺有相应的改变，分泌物消失。

【病因病理】

1. 病因

慢性前列腺炎可分为 2 种类型，即细菌性慢性前列腺炎和非细菌性慢性前列腺炎。

（1）细菌性慢性前列腺炎：多数由尿道的逆行感染所致。前列腺分内层与周围层，内层腺管为顺行性，而周围层腺管为逆行倒流。因此，如后尿道有感染，在射精时可使大量致病菌挤向周围层腺管。下尿路或结肠的炎症也可通过淋巴管感染前列腺。另外，性欲过旺、前列腺充血、会阴部及尿道损伤或其他泌尿生殖系统病变，如尿道狭窄、前列腺增生、下尿路梗阻，都可成为细菌性慢性前列腺炎的诱因。

（2）非细菌性慢性前列腺炎：盆腔充血、中断性交、长途骑车、经常坐位工作常可诱发，使前列腺经常反复或长时间充血，而引发非细菌性慢性前列腺炎。

2. 病理

慢性前列腺炎的病理变化为腺泡、腺管和间质呈炎性反应，有多核细胞、淋巴细胞、浆细胞和巨噬细胞浸润和结缔组织增生，坏死灶纤维化、腺管管径狭窄或小管被脓细胞或上皮细胞堵塞引起腺泡扩张，使腺体结构破坏、皱缩、纤维化，而变小变硬。细菌性前列腺炎患者前列腺周围层可见大量致病菌。因多数抗生素不能透入前列腺，故本病不易根治。

3. 针刀医学的病因病理

从病因和组织结构的病理变化来看，该病由内因和外因两方面共同作用。

（1）内因：性生活过度，前列腺频繁强烈收缩，使前列腺及周围组织发生疲劳性损伤，大量瘢痕组织堆积，导致前列腺腺体增大，外层包膜增生。增生的包膜又可刺激前列腺，使其变硬变厚，失去弹性。增大的前列腺腺体会压迫尿道和精道管，使之缩窄，甚至堵塞。

（2）外因：机体抵抗力下降，致病菌的侵害。内因反复作用可引起非细菌性慢性前列腺炎，内外因共同作用可引起细菌性慢性前列腺炎。

【临床表现】

1. 症状

（1）排尿症状：后尿道炎可引起尿频、轻度尿急、尿痛或尿道烧灼感，并可放射到阴茎头部。严重者出现排尿困难，甚至尿潴留，可见终末血尿。细菌性慢性前列腺炎患者清晨尿道口有黏液、黏丝或脓液分泌。

（2）局部症状：后尿道、会阴部和肛门部钝痛，肛门坠胀感，下蹲或大便时加重。下腰部有反射痛，可放射至阴茎、精索、睾丸、腹股沟部、耻骨上区、大腿内侧、臀部等处。

（3）性功能障碍：性欲减退或消失、射精痛、血精、阳痿、遗精、早泄及不育。

（4）精神症状：患者情绪低落，甚或并发神经症，表现为乏力、头晕、眼花、失眠、精神抑郁。

2. 体征

肛门指诊可扪及前列腺表面大小不同的结节。结节可以有一定弹性和活动度，或完全硬固，腺体周围粘连固定，大多数有轻度压痛。

3. 实验室及其他检查

慢性前列腺炎的临床症状和体征比较复杂而又无特异性，仅根据症状和体征作出诊断是不可靠的。实验室及其他检查对提高慢性前列腺炎诊断水平有决定性的意义。

（1）尿液检查：尿的常规检查和培养意义不大。尿三杯试验有较大诊断价值。前列腺炎尿常在第 1 杯出现碎屑，第 2 杯清晰，第 3 杯继续有碎片、白细胞及上皮细胞。

（2）前列腺液检查：对慢性前列腺炎的诊断目前仍以前列腺液中白细胞作为主要依据。正常前列腺液镜检，每一高倍视野白细胞不超过 10 个，还可看到许多黄色屈光的卵磷脂小体；若每高倍视野细胞超过 10 个，即可诊断，此时磷脂小体也显著减少或消失。前列腺液培养对慢性前列腺炎诊断，特别是鉴别细菌性或非细菌性前列腺炎有诊断价值。

（3）尿液或前列腺液分段定位培养和菌落计数（Meares–Stamey 检查法）：按要求无菌操作，分别收集按摩前列腺前排出的 10ml 尿（VB_1），代表尿道标本；排尿 200ml 弃去，留取 10ml 中段尿（VB_2），代表膀胱标本；经按摩后排出的纯前列腺液（EPS）及前列腺按摩后立即排出的 10ml 尿（VB_3），代表前列腺及后尿道标本。将收集的各标本作培养及定量菌落计数和药敏试验。若 VB_2 菌落数多且超出 1000 个 /ml，为膀胱炎；VB_1 菌落之最高污染极限为 100 菌落 /ml，在 VB_2 无菌时，VB_1 菌落数明显＞ EPS 或 VB_3，为尿道炎；若 VB_1 及 VB_2 阴性，或＜ 3000 个菌落数 /ml，而 EPS 或 VB_3 超过 5000 菌落数 /ml，即 VB_3 超过 VB_2 1 倍时，就可诊断为细菌性前列腺炎；VB_1 等 4 个标本均无菌时可诊断为非细菌性前列腺炎。

（4）精液检查：前列腺感染严重时，在精液中可发现大量脓细胞和细菌，对不愿做前列腺按摩或按摩失败者，精液检查有一定参考价值。

（5）前列腺液 pH 测定：目前一般认为前列腺液的 pH 为 6~7，呈弱酸性。慢性前列腺炎患者的前列腺液 pH 明显增高。因此前列腺液 pH 的测定不仅可作为慢性前列腺炎诊断的参考，而且还可作为衡量疗效的一项指标。

（6）前列腺液免疫球蛋白测定：在慢性前列腺炎的前列腺液中，3 种免疫球蛋白都有不同程度的增加，其中 IgA 最明显，其次为 IgG，而且这种增加细菌性前列腺炎比非细菌性前列腺炎更明显。

（7）尿流动力学检查：慢性前列腺炎中层最高尿流率偏低，尿流曲线高峰多呈锯齿状，曲线升线和降段呈长斜坡状。

【诊断要点】

本病诊断主要依据病史、症状、体征，辅以实验室检查。一般说来，如果无尿路感染及全身症状，而前列腺液检查每一高倍视野有 10 个以上的白细胞，前列腺液培养找到一定量的致病菌，即可作出细菌性前列腺炎诊断。若症状像慢性前列腺炎，前列腺液有白细胞增多，但前列腺液涂片及培养都没有细菌，尿液检查细菌阴性，则可诊断为无菌性慢性前列腺炎。

【针刀治疗】

（一）治疗原则

依据针刀医学慢性内脏软组织损伤理论，用针刀治疗局部软组织损伤和松解穴位，配合药物，予以治疗。

（二）操作方法

1. 第 1 次针刀

松解中极、三阴交、秩边、水道、天枢等穴。①中极穴在脐正下方 4 寸。刀口线与身体纵轴平行，针刀体与进针刀点皮肤表面垂直刺入 0.5~1cm，行纵行疏通剥离 2~3刀，速度宜慢（图 13-10）。②三阴交穴在双侧小腿内侧面的下部，内踝尖缘上 3 寸。刀口线与下肢纵轴平行，针刀体与进针刀点皮肤平面垂直刺入，纵行疏通剥离 2~3 刀（图 13-11）。③秩边穴在双侧臀部第 4 骶椎下方凹陷旁开 3 寸处。刀口线与脊柱纵轴平行，针刀体与进针部位皮肤垂直刺入 1.2cm，纵行疏通剥离 2~3 刀，速度宜慢（图13-12）。④水道穴在脐下 3 寸，前正中线左右各旁开 2 寸。刀口线与人体前正中线平行，针刀体与腹部皮肤平面垂直刺入 1.2cm，纵行疏通剥离 2~3 下，速度宜慢（图13-13）。⑤天枢穴在平脐左右各旁开 2 寸处，刀口线与前正中线平行。针刀体与腹部皮肤平面垂直刺入 1.2cm，行横行剥离 2~3 刀（图 13-13）。⑥如伴有下腹坠胀、精神疲惫，可加用关元穴（脐正下方 3 寸）。刀口线与身体纵轴平行，针刀体与进针刀点皮肤表面垂直刺入 0.5~1cm，在此纵行疏通剥离 2~3 刀，速度宜慢（图 13-14）。脾俞穴位于第 11 胸椎棘突下向左右各旁开 1.5 寸。在此 2 穴处各定一点，刀口线与脊柱纵轴平行，针刀体与背部平面垂直，刺入 1cm，纵行剥离 2~3 刀，速度宜慢（图13-15）。⑦如会阴部酸胀，分泌物减少，前列腺硬化，可加如下治疗。血海穴，屈膝，在大腿内侧，髌底内侧端上 2 寸，当股四头肌内侧头的隆起处定点，刀口线与大腿纵轴平行，针刀体垂直于进针部位皮肤刺入纵行剥离 2~3 刀（图 13-16）。行间穴在足背侧，当第 1、2 趾间，趾蹼缘的后方赤白肉际处定点，刀口线方向与跖骨纵轴方向平行，针刀体与皮肤平面垂直刺入 0.3cm，纵行剥离 2~3 刀，速度易慢（图 13-17）。会阴穴，患者跪位，充分露会阴囊根部与肛门连线的中点处，在此处定点。备皮后严格消毒，刀口线与其连线方向平行，针刀体与进针部位皮肤垂直进针，深度 2~3cm，横行剥离 2~3 刀，出针刀，按压片刻，用小块无菌纱布覆盖（图 13-18）。

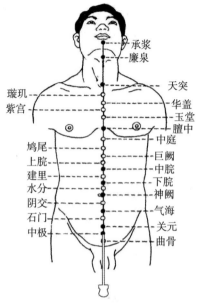

图 13-10 从中极穴进针刀

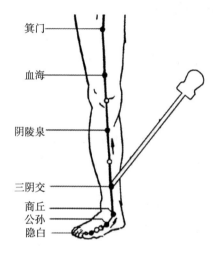

图 13-11 从三阴交穴进针刀

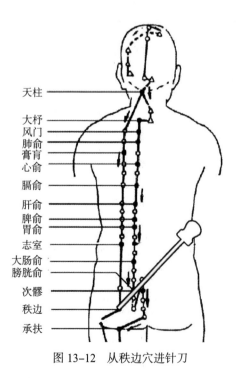

图 13-12 从秩边穴进针刀

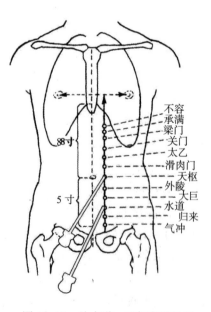

图 13-13 从水道、天枢穴进针刀

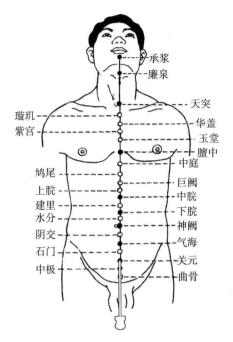

图 13-14　从关元穴进针刀

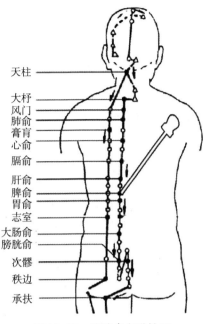

图 13-15　从脾俞穴进针刀

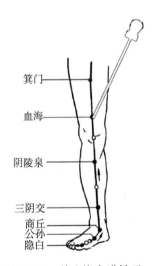

图 13-16　从血海穴进针刀

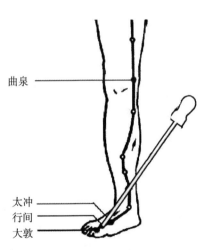

图 13-17　从行间穴进针刀

2. 第 2 次针刀

松解前列腺包膜的挛缩。

（1）体位：俯卧位。

（2）体表定位：下腹部。

（3）消毒：将施术部位用碘伏消毒 2 遍，然后铺无菌洞巾，使治疗点正对洞巾中间。

（4）麻醉：用 1% 利多卡因局部浸润麻醉，每个治疗点

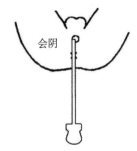

图 13-18　从会阴穴进针刀

277

注药 1ml。

（5）刀具：用 1 型 4 号针刀。

（6）针刀操作：医生左手食指从患者肛门插入即可触到前列腺。用食指将前列腺推顶至小腹腹壁，针刀刺穿腹壁，刀口线和腹中线平行，针刀体和进针部位垂直，刀锋达前列腺表面，纵行切开 3~4 刀，将前列腺表面张力很大的包膜切开。拔出针刀后，用力压迫针孔 3~5min，小便可顿时通畅。

【针刀术后手法治疗】

针刀术后进行手法治疗，按摩前列腺，每周 1 次，以促进前列腺内炎性分泌物的排出，改善前列腺血液循环，加速炎症的吸收和消退。

前列腺按摩术通常采用膝胸位或直立前伏位（下肢分开站立，胸部伏于检查台上），体质虚弱者可用侧卧位或仰卧位。按摩前嘱患者排净小便。术者立于患者左侧，指套及肛门处涂以石蜡油，末节指腹轻压肛门，同时嘱患者张口呼吸，以缓解肛门括约肌痉挛。食指伸入直肠约 5cm 深，摸到前列腺后，分别从左右两叶外侧由上而下向中线按压，再沿中线向尿道方向推挤。如此反复 2~3 次，即可见前列腺液由尿道外口滴出。操作时用力要轻柔均匀，每次 3~5min，若患者疼痛难忍，应停止操作，每周 1 次，6~8次为 1 个疗程。

【护理措施】

1. 生活起居护理

生活规律，起居有常。坚持适当的体育锻炼，如打球、短跑、饭后散步等，改善血液循环，促进局部炎症的吸收，增强内在抵抗力。鼓励患者多参加娱乐活动，多看一些有益于身心健康的书报、杂志、电视，开阔视野，提高自身素质，保证充足的睡眠。戒手淫，不看色情录像、书刊，培养良好的情操。合理进行性生活。房事后应清洗阴茎及会阴部，防止感染。每日清洗会阴部，更换内裤。养成每晚热水坐浴的良好习惯，平时不穿紧身裤（尤其是睡眠时）。平时应多饮水，增加尿量，通过尿液冲洗尿道，帮助前列腺分泌物排出，以利于预防重复感染。

2. 饮食护理

烟酒、辛辣等刺激性食物均可引起前列腺血管扩张及充血。指导患者禁烟酒、辛辣等刺激性食物，以避免前列腺组织长期反复慢性充血。减少诱发前列腺炎的因素，少食醇酒厚味之物，以免内生湿热；多食新鲜蔬菜、水果及含锌量高的食物，如肉类、蛋类、海产、动物肝脏、芝麻等。

3. 情志护理

患者多有害羞心理，对疾病难以启齿，故医护人员必须严肃认真、庄重含蓄，使患者产生信赖感，并保护患者隐私。慢性前列腺炎病程较长，反复发作，难以根治，久之还可影响性功能，甚至引起不育，给患者造成较大心理压力。应指导患者保持轻松愉快的心情，告知患者恐惧忧虑、烦躁易怒等不良情绪均对康复不利，慢性前列腺炎并非不治之症，只要认真治疗，保持良好的生活习惯和心态，是完全可以治愈的。

4. 健康教育

指导患者劳逸结合，寒温适调，起居有常，节制房事。要在医生的指导下合理用药。并坚持疗程，勿相信广告，私自用药。嘱患者多饮水，饮水不少于 1000ml/ 日；定期复查；适量锻炼身体，养成好的生活道德情操，培养健康的兴趣爱好。

（蔡尚志　何伟兰）

第四节　痛经

【概述】

凡在经期前后或行经期出现下腹疼痛或其他不适，影响工作或生活者，称为痛经。痛经分为原发性与继发性 2 种。前者是生殖器官无器质性病变，后者是指由生殖器官器质性病变而致的痛经。本节主要叙述原发性痛经。

【针刀应用解剖】

（一）韧带

盆腔韧带有连接盆腔器官并支持各器官位置的功能，主要为结缔组织增厚而成，有的韧带中含有平滑肌。

1. 主韧带

又称子宫颈横韧带。位于子宫两侧阔韧带基底部，从内侧子宫颈阴道上部的侧方，向外侧达骨盆壁。其中含有宽厚的结缔组织和平滑肌纤维与盆膈膜的上筋膜相连，这一部分组织非常坚韧，对维持固定子宫颈的位置起主要作用。其上缘为子宫动、静脉。

2. 圆韧带

从两侧子宫角的前面，输卵管起始部的内下方开始，在阔韧带内向前下方伸展到骨盆侧壁，再经腹股沟管止于大阴唇内。其作用是维持子宫前倾位置。此韧带呈扁圆索状，较坚硬，全长 12~14cm，由结缔组织和来自子宫肌纤维的平滑肌组成，其内有细小的血管、淋巴管及神经纤维。其作用是将子宫颈向后及向上牵引，协助维持子宫正常位置。

3. 阔韧带

呈翼状，由两层腹膜及其内的结缔组织所组成。从子宫两侧开始，向外直达骨盆侧壁，将骨盆腔分为前后两部，其上缘内侧 2/3 覆盖输卵管，外侧的 1/3 由输卵管伞端向外上方延展到骨盆侧壁，称之为骨盆漏斗韧带，因支持卵巢，故又称卵巢悬韧带。其中有卵巢的动静脉和淋巴管通过。在输卵管以下，卵巢附着处及卵巢固有韧带以上的部分称为输卵管系膜。阔韧带后层与卵巢相接处，称为卵巢系膜。其余的大部分称为阔韧带基底部。在子宫和子宫颈两侧的阔韧带内，有大量疏松结缔组织，称为子宫旁组织。

4. 膀胱宫颈与膀胱耻骨韧带

盆腔腹膜外组织在子宫颈、阴道前壁两侧与膀胱之间，增厚成为纤维束，形成膀胱宫颈韧带。输尿管的最后一段埋存于其中。在膀胱与耻骨弓后壁之间亦有筋膜相连，形成膀胱耻骨韧带，有支持膀胱底的作用。

5. 子宫骶骨韧带

自子宫颈后上侧方相当于宫颈内口处开始，向后绕过直肠两侧，呈扇形止于第 2、3 骶椎前的筋膜上。此韧带内含有结缔组织和少量平滑肌。

（二）腹膜、筋膜、肌肉

1. 盆腔腹膜

系指覆盖盆壁及盆腔器官的腹膜。前腹壁腹膜向下行至膀胱顶，继续向后向下覆盖膀胱上面及后壁，在子宫与膀胱之间形成浅的腹膜皱褶，称为子宫膀胱凹。再顺序经子宫底、子宫后壁、阴道后壁顶部反折至直肠前壁，形成较深的凹陷，称为子宫直肠窝。继续上行覆盖直肠上部及两侧盆壁，大约在第 3 骶椎水平，腹膜从直肠转折到骶骨前面沿中线上行，超出骶骨岬与后腹膜相连。盆腔腹膜于子宫两侧形成阔韧带。骶骨上部的腹膜后有疏松的结缔组织，其中含有骶前神经和淋巴、血管等。子宫直肠窝为盆腔最低部位，腹腔内有渗出液、血液或脓液时常集聚于此处。它与阴道后穹窿仅隔一层阴道壁，故临床上可采用后穹窿穿刺检查积液的性质，以明确诊断。

2. 盆腔筋膜

盆腔内各器官的外围，皆有一层坚实的筋膜包裹，筋膜层位于腹膜和该器官的肌层之间，并与盆膈的筋膜相连，对维持盆腔器官正常位置有一定的作用，子宫和阴道的筋膜来源于盆膈的筋膜，在子宫颈周围此筋膜坚韧有力，其两侧与主韧带及子宫骶骨韧带相连，当上行至子宫体时，逐渐变薄而不明显。直肠阴道筋膜位于阴道后壁与直肠前壁之间、子宫直肠窝以下和盆膈以上。

3. 膀胱筋膜

后下方较厚，前侧方与侧脐韧带及膀胱上动脉相连，附着在耻骨联合后面。膀胱下部的筋膜有加强耻骨和子宫颈的作用，在相当于尿道内口处，膀胱筋膜与阴道筋膜相融合。在后方，膀胱筋膜与直肠筋膜较薄且疏松，至直肠上部逐渐变得不明显。

4. 盆腔肌肉

骨盆前侧壁为闭孔内肌（起于髋骨的前面，经坐骨大孔，止于股骨大转子尖），骨盆出口为多层肌肉及筋膜构成的骨盆底。

（三）盆腔血管

女性生殖器官的血流主要来自卵巢动脉、子宫动脉、阴道动脉及阴部内动脉。

1. 卵巢动脉

由腹主动脉前壁分出，左侧可来自左肾动脉，在腹膜后沿腰大肌前缘向下行至盆腔，并跨越输尿管及髂外动脉的外侧，然后经骨盆漏斗韧带向内再经卵巢系膜达卵巢，并在输卵管系膜内分出若干支供应输卵管。

2. 子宫动脉

系髂内动脉的分支，在腹膜后沿盆腔侧壁向下向前走行，经阔韧带基底部、子宫旁组织到达子宫外侧，在距子宫颈（内口水平）2cm 处跨过输尿管，此后分出两支。第 1 支为子宫颈阴道支，分布到子宫颈、阴道及膀胱的一部分；第 2 支为子宫体支，走向子宫峡部，并沿子宫外侧蜿蜒上行，至子宫角处分为子宫底支、卵巢支及输卵管支，分布于输卵管。

3. 阴道动脉

系髂内动脉的一个分支，分布于阴道中下段前后两面，与子宫动脉的阴道支和阴部内动脉的分支相吻合。因此，阴道上段由子宫动脉的子宫颈阴道支供给，中段由阴道动脉供给，下段主要由痔中动脉和阴部内动脉供给。

4. 阴部内动脉

是髂内动脉前干的终支，经坐骨大孔的梨状肌下孔穿出骨盆腔，绕过坐骨棘的背面，再经坐骨小孔到达会阴及肛门，阴部内动脉分出 4 支。痔下动脉供给直肠下段及肛门部，会阴动脉分布在会阴浅部，阴唇动脉分布在阴唇，阴蒂动脉分布到阴蒂及前庭球。

（四）神经

1. 内生殖器官

主要由交感神经与副交感神经所支配。交感神经在腹主动脉前面形成含有神经节的腹主动脉丛。自上而下再分出以下 4 丛。

（1）卵巢丛：经卵巢门进入卵巢，并在阔韧带内形成小支，分布于输卵管。

（2）骶前神经丛：又称上腹下神经丛，由腹主动脉丛的主要部分形成，在骶骨岬前方下行进入骨盆腔，分布于子宫、直肠和膀胱。

（3）下腹下神经丛：位于直肠壶腹后面，分为左右两束，其中少量神经纤维分布于子宫，主要部分形成骨盆神经丛。

（4）骨盆神经丛：除由上述交感神经纤维所组成外，还有来自第 2、3、4 骶神经的副交感神经纤维。大部分盆腔各器官由骨盆神经丛支配，如子宫体、子宫颈、阴道、直肠及膀胱上部等。生殖器官除了有离心传导的交感、副交感神经外，也有向心传导的感觉神经，能将子宫的冲动传向中枢，从而可以反射性引起子宫收缩。

2. 外生殖器官

外阴部皮肤及盆底随意肌系由阴部神经支配。阴部神经由第 2、3、4 骶神经的分支组成，与阴部内动脉并行，在坐骨结节内侧下方分成 3 支。

（1）会阴神经：又分深浅两支，分布在会阴、大阴唇及会阴部肌肉，如会阴深、浅横肌，球海绵体肌，坐骨海绵体肌等。

（2）阴蒂背神经：为许多小支，分布于阴蒂及包皮。

（3）肛门神经：又称痔下神经，分布于肛门周围。

【病因病理】

引起痛经的因素有多种，如神经精神因素、卵巢内分泌因素及子宫因素等。

子宫肌肉强烈收缩，子宫血流量减少，使宫腔内压力增高，会引起疼痛。子宫血流量减少，缺血缺氧也会引发剧烈疼痛。此外，痛经还与前列腺素（PG）升高有关。原发性痛经的子宫肌肉过强收缩与 PGF2 大量释放有关。原发痛经妇女的经血和子宫内膜中 PG 含量比正常人明显增多，严重痛经患者宫内膜中 PG 含量比正常人高 10 多倍。PGF2 活性明显增加，引起子宫过强收缩，导致痛经，尤其在经期初 36h 内。月经来潮时，子宫内膜的 PG 经子宫肌与阴道壁血管、淋巴管被吸收进入血液，引起胃肠、泌尿道和血管平滑肌的收缩，产生一系列全身症状，如恶心呕吐、腹泻、晕厥等。PG 活性丧失后，症状消失。

其他因素还有血管加压素、子宫神经与神经递质等内分泌物质等。

针刀医学认为痛经的主要原因是人体电生理线路功能紊乱，引起人体内生化成分的改变。

【临床表现】

下腹疼痛是痛经的主要症状，疼痛常于经前数小时开始，逐渐或迅速加剧，呈阵发性绞痛，痉挛性、瘀血性或进行性加重，持续时间长短不一，多于 2~3 日后缓解，严重者疼痛可放射到外阴、肛门、腰骶部，并伴有恶心、呕吐、腹痛、腹泻、头痛、烦躁、四肢厥冷、面色苍白等全身症状。

【诊断要点】

行经前后或月经期出现下腹疼痛、坠胀，伴腰酸或其他不适，严重影响生活和工作质量，经妇科检查（未婚者行肛诊）及 B 超检查，生殖器官无明显器质性病变，多发生于月经初潮后 2~3 年的青春期少女或未生育的年轻妇女。

【针刀治疗】

（一）治疗原则

依据人体弓弦力学系统理论及疾病病理构架的网眼理论，痛经是由于盆底部软组织慢性损伤后引起盆底脊柱弓弦力学系统力平衡失调，形成网络状的病理构架，经期及其前后子宫收缩，引起腰腹部软组织痉挛而引发疼痛。通过针刀整体松解腰腹部软组织的粘连和瘢痕，可解除腰腹部软组织的痉挛。本疗法不适于器质性病变引起的痛经。

（二）操作方法

1. 第 1 次针刀

松解 L_2~L_4 棘上韧带及横突的粘连、瘢痕。

（1）体位：俯卧位。

（2）体表定位：L_2~L_4 棘上韧带及横突尖。

（3）消毒：将施术部位用碘伏消毒 2 遍，然后铺无菌洞巾，使治疗点正对洞巾中间。

（4）麻醉：1% 利多卡因局部麻醉。

（5）刀具：汉章 I 型针刀。

（6）针刀操作（图 13-19）：①第 1 支针刀松解棘上韧带（以 L_2 棘突为例）。两侧髂嵴连线最高点与后正中线的交点为 L_4 棘突，向上摸清楚 L_2 棘突顶点，在此定位。从棘突顶点进针刀，刀口线与脊柱纵轴平行，针刀经皮肤、皮下组织直达棘突骨面。在骨面上纵疏横剥 2~3 刀，范围不超过 1cm。然后贴骨面向棘突两侧分别用提插刀法切割 2 刀，深度不超过 0.5cm。其他棘突棘上韧带松解方法与此相同。②第 2 支针刀松解横突（以 L_2 横突为例）。摸准 L_2 棘突顶点，从 L_2 棘突中点旁开 3cm，在此定位。刀口线与脊柱纵轴平行，针刀经皮肤、皮下组织直达横突骨面，刀体向外移动，当有落空感时即到 L_2 横突尖，在此用提插刀法切割横突尖的粘连、瘢痕 2~3 刀，深度不超过 0.5cm，以松解竖脊肌、腰方肌及胸腰筋膜在横突尖部的粘连和瘢痕。然后调转刀口线 90°，沿 L_2 横突上下缘用提插刀法切割 2~3 刀，深度不超过 0.5cm，以切开横突间肌。其他横突尖松解方法与此相同。

2. 第 2 次针刀

松解腰肋韧带的粘连、瘢痕。

（1）体位：俯卧位。

（2）体表定位：腰肋韧带起止点。

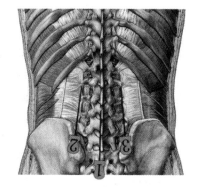

图 13-19　L_2 棘上韧带及横突
松解针刀松解

（3）消毒：将施术部位用碘伏消毒 2 遍，然后铺无菌洞巾，使治疗点正对洞巾中间。

（4）麻醉：1% 利多卡因局部麻醉。

（5）刀具：汉章 I 型针刀。

（6）针刀操作（图 13-20）：①第 1 支针刀松解腰肋韧带起点。在第 12 肋压痛点定位，刀口线与人体纵轴一致，针刀体与皮肤成 90°，针刀经皮肤、皮下组织直达肋骨。调转刀口线 45°，使之与第 12 肋走行方向一致，在肋骨骨面上左右前后方向铲剥 2~3 刀，范围不超过 0.5cm。然后，贴骨面向下到肋骨下缘，提插刀法切割 2 刀，范围不超过 0.5cm。②第 2 支针刀松解腰肋韧带止点，在髂嵴后份压痛点定位，刀口线与人体纵轴一致，针刀体与皮肤成 90°，针刀经皮肤、皮下组织直达髂嵴，调转刀口线 90°，在髂嵴骨面上内外前后方向铲剥 2~3 刀，范围不超过 0.5cm。

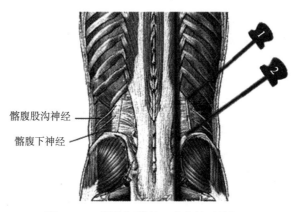

髂腹股沟神经
髂腹下神经

图 13-20　腰肋韧带起、止点针刀松解

3. 第 3 次针刀

松解调节相关经络电生理线路。

（1）体位：仰卧位。

（2）体表定位：三阴交、关元、肾俞、足三里、气海、归来、肝俞。

（3）消毒：将施术部位用碘伏消毒 2 遍，然后铺无菌洞巾，使治疗点正对洞巾中间。

（4）麻醉：1% 利多卡因局部麻醉。

（5）刀具：汉章 I 型针刀。

（6）针刀操作：①在小腿内侧足内踝尖上 3 寸，胫骨内侧缘后方（三阴交穴）处进针刀，刺入 1 寸，纵行剥离 2~3 下（见图 13-11）。②在下腹部前正中线上，当脐中下 3 寸处（关元穴）进针刀，刺入 0.8 寸，纵行剥离 2~3 下（见图 13-14）。③在第 2 腰椎棘突下旁开 1.5 寸处（肾俞穴）进针刀，刺入 1 寸，纵行剥离 2~3 下（图 13-21）。④外膝眼下 3 寸，距胫骨前缘一横指处（足三里穴）进针刀，刺入 1 寸，纵行剥离 2~3 下（图 13-22）。⑤在下腹部前正中线上，当脐中下 1.5 寸（气海穴）处进针刀。刀口线与人体长轴一致，针刀体与皮肤垂直，刺入 1 寸，纵行剥离 2~3 下（图 13-23）。⑥在下腹部脐中下 4 寸，距前正中线 2 寸（归来穴）进针刀，刀口线与人体长轴一致，针刀体与皮肤垂直，刺入 1 寸，纵行剥离 2~3 下（图 13-24）。⑦在背部第 9 胸椎棘突下旁开 1.5 寸处（肝俞穴）进针刀，刺入 1 寸，纵行剥离 2~3 下（图 13-25）。

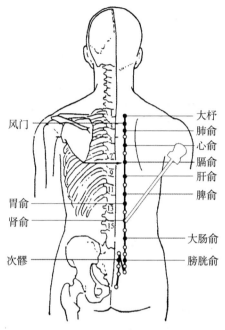

图 13-21　从肾俞穴处进针刀

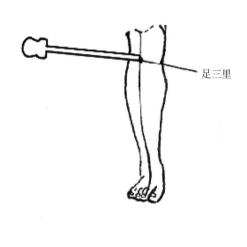

图 13-22　从足三里穴处进针刀示意图

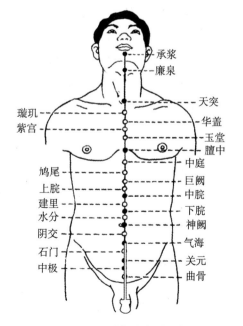

图 13-23　从气海穴处进针刀

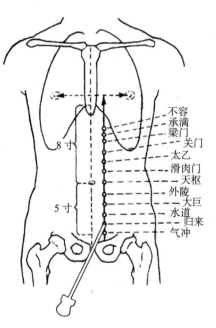

图 13-24　从归来穴处进针刀

【针刀术后手法治疗】

主动弯腰伸腰 3 次。

【护理措施】

1. 生活起居护理

对月经有正确的认识，注意经期防寒保暖，忌生、冷、寒、凉刺激。多休息，不进行大运动量活动，减少疲劳，加强营养。应尽量控制剧烈的情绪波动，避免强烈的精神刺激，保持心情愉快。防止房劳过度，经期绝对禁止性生活。疼痛时尽量卧床休息，勿按压腹部，减少体位改变或咳嗽、用力大便等增加腹压的因素。

2. 饮食护理

在月经来潮前 3~5 日内宜以清淡易消

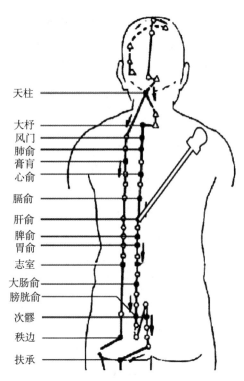

图 13-25　从肝俞穴处进针刀

化饮食为主，经前和经期忌食生冷寒凉之品，以免寒凝血瘀而痛经加重；量多者则不宜食用香辣刺激性食物（如辣椒、生姜、大蒜等），以免热迫血行，出血更甚。经期可适当吃些有酸味的食物（如醋、酸菜等），起到缓解疼痛作用。如经血量不多，可少量饮葡萄酒，通经活络，扩张血管，使平滑肌松弛，缓解疼痛。平时饮食应多样化，应经常食用些具有理气活血作用的蔬菜、水果，如荠菜、香菜、胡萝卜、橘子、佛手等。身体虚弱、气血不足者，宜常吃益气补血、滋养肝肾的肉蛋类食物及豆制品。多吃富含维生素的食物，如菠菜、芹菜、香蕉、梨等。主食不宜全为细粮，少吃苹果、藕等有收敛作用的食物，以防大便秘结。

3. 情志护理

经期经血下注，阴血不足，肝气偏旺，容易情志不安宁，或抑郁、烦躁，气血不和，加重经期的不适感，使痛经加重，所以应保持心情舒畅，勿使七情过度。可听音乐，静静休息或和朋友聊聊天等，消除紧张、烦闷、恐惧的心理，真正做到"心脾平和，经候如常"。

4. 健康教育

加强月经生理和经期卫生知识的宣教工作。对月经有正确的认识，注意经期饮食起居卫生。注意精神调养，解除思想顾虑，消除焦虑、紧张和恐惧心理。经期少进生冷或刺激性饮食，忌涉水游泳，尤其注意防止受寒。坚持周期性治疗及平时调养。

（廖晓英）

第五节　慢性盆腔炎

【概述】

慢性盆腔炎指内生殖器（包括子宫、输卵管和卵巢）及其周围结缔组织、盆腔腹膜的炎症，可局限于某部位，也可涉及整个内生殖器，常因急性期未经彻底治疗而转为慢性。

【针刀应用解剖】

女性盆腔内前为膀胱，后为直肠，二者之间是子宫、卵巢、输卵管和阴道。

1. 子宫

子宫为空腔器官，呈倒置的梨形。成年妇女子宫长 7~8cm，宽 4~5cm，厚 2~3cm，重约 50g，宫腔容量约 5ml。子宫位于宫腔中央，依靠圆韧带、阔韧带、主韧带、宫骶韧带 4 对韧带的作用固定。子宫上部较宽，称子宫体，上端隆突部分称子宫底。子宫底两侧为子宫角，与输卵管相通。子宫下部较窄，呈圆柱状，称子宫颈。子宫体与子宫颈之间子宫狭部，非孕期长约 1cm，分娩时可伸展拉长 7~10cm，成为产道的一部分。子宫壁很厚，由外层浆膜层、中层肌层、内层黏膜层（即子宫内膜）组成。受卵巢激素的影响，子宫内膜从青春期到围绝经期有周期性改变，并产生月经。

2. 卵巢

卵巢位于子宫底的后外侧，与盆腔侧壁相接，为女性生殖腺，左右各一，灰红色，呈扁平的椭圆形。卵巢属于腹膜内位器官，完全被子宫阔韧带后叶包裹，形成卵巢囊。卵巢与子宫阔韧带间的腹膜皱襞名卵巢系膜，很短，内有至卵巢的血管、淋巴管和神经通过。

卵巢由卵巢动脉和子宫动脉的卵巢支供血。子宫动脉和卵巢动脉的卵巢支从卵巢门进入髓质，形成螺旋状分支，并呈辐射状伸入皮质，在卵泡膜和黄体内形成毛细血管网，再由毛细血管网集合成微静脉，然后在髓质内汇成小静脉，经卵巢门离开。小静脉在卵巢系膜内构成卵巢静脉丛，最后汇集成卵巢静脉，与同名动脉伴行。左侧卵巢静脉注入左肾静脉，右侧直接注入下腔静脉。卵巢的神经来自卵巢神经丛和子宫神经丛。

3. 输卵管

为一对细长的管状器官，全长 7.4~13.2cm，直径（外径）约 0.5cm。输卵管位于子宫底的两侧，子宫阔韧带的上缘内，外端达卵巢的上方，游离于腹膜内。每侧输卵管有两个开口，一个开口于子宫腔，另一个开口于腹膜腔。输卵管常因阴道、子宫的上行感染或腹膜腔炎症而受累。

输卵管环绕卵巢的上下端和前缘，在卵巢系膜、卵巢固有韧带与输卵管之间有由子宫阔韧带形成的输卵管系膜，其内含有至输卵管的血管、淋巴管和神经等。左侧输卵管与小肠和乙状结肠相邻，右侧者则与小肠和阑尾（蚓突）接触。因此，临床上右侧输卵管炎与阑尾炎的鉴别诊断比较困难。

腹腔内的腹膜经骨盆上口向下移行于盆腔内的腹膜，并被覆于盆腔各壁和盆腔脏器，形成许多皱襞和凹陷。由于女性盆腔内子宫和阴道的存在，直肠前面的腹膜向前返折到阴道后壁的上部（阴道后穹），并向上盖于子宫颈和体的后面，继而绕过子宫底，沿子宫前面下降至子宫峡部转至膀胱。在直肠与子宫之间腹膜移行形成的凹陷称直肠子宫陷凹，陷凹的底距肛门约 5.5cm，为站立和坐位时女性腹腔的最底部，腹膜腔内的炎性渗出液、脓液和血液常因重力作用聚集于此。在子宫前面与膀胱上面之间，腹膜返折形成的浅凹称膀胱子宫陷凹。子宫前、后面的腹膜在子宫旁侧愈合成子宫阔韧带，并延至盆侧壁。

【病因病理】

慢性盆腔炎一般为混合感染，致病菌如溶血性链球菌、厌氧链球菌、葡萄球菌、大肠埃希菌、变形杆菌、沙眼衣原体等通过血液、淋巴至盆腔，或直接扩散引起盆腔器官及结缔组织产生粘连、增厚、瘢痕增生，有时炎性渗出液未被吸收而形成囊性包块。

针刀医学认为本病的根本原因是内脏器官慢性软组织损伤、脊柱区带病理变化和电生理线路紊乱导致支配内生殖器的神经电流量异常。

【临床表现】

一般由急性期未经彻底治疗转化而来，大多数人全身症状不明显，下腹坠胀疼痛及腰骶部疼痛，在劳累、性生活后和经期加剧，常伴有月经不调，白带增多。子宫活动受限，在子宫及输卵管一侧或双侧可能触及囊状物，并有轻度压痛。盆腔结缔组织炎时，一侧或双侧有结状节增厚、压痛，或可扪及包块。

【诊断要点】

根据以上的临床表现、体征及辅助检查可以确诊。需要与子宫内膜异位症、盆腔瘀血及盆腔结核等鉴别。

【针刀治疗】

（一）治疗原则

依据人体弓弦力学系统理论及疾病病理构架的网眼理论，慢性盆腔炎是由于盆底部软组织慢性损伤后引起盆底段脊柱弓弦力学系统力平衡失调，形成网络状的病理构架，导致子宫、膀胱、直肠失去正常的位置。通过针刀整体松解腰骶段脊柱弓弦力学系统软组织的粘连和瘢痕，可恢复子宫、膀胱及直肠的正常位置及功能。

（二）操作方法

1. 第 1 次针刀

松解骶骨背面的粘连、瘢痕。

（1）体位：仰卧位。

（2）体表定位：第 2~4 骶后孔。

（3）消毒：将施术部位用碘伏消毒 2 遍，然后铺无菌洞巾，使治疗点正对洞巾中间。

（4）麻醉：使用 1% 利多卡因局部定点麻醉。

（5）刀具：Ⅰ型 4 号直形针刀。

（6）针刀操作（图 13-26）：①第 1 支针刀松解左侧第 2 骶后孔。摸准骶正中嵴最上方，在其下外方 3cm 左右定位，左侧为左第 2 骶骨后孔。如无法定位，可以在电视透视下定位。刀口线与脊柱纵轴平行，针刀体与皮肤垂直，针刀经皮肤、皮下组织直达骶骨骨面，刀体向四周移动，当有落空感时即到第 2 骶后孔。在此纵疏横剥 2~3 刀，以松解左侧第 2 骶神经后支的粘连和瘢痕。②第 2 支针刀松解右侧第 2 骶后孔。摸准骶正中嵴最上方，在其下外方 3cm 左右定位，右侧为右第 2 骶骨后孔。如无法定位，可以在电视透视下定位。刀口线与脊柱纵轴平行，针刀体与皮肤垂直，针刀经皮肤、皮下组织直达骶骨骨面。刀体向四周移动，当有落空感时即到第 2 骶后孔。在此纵疏横剥 2~3 刀，以松解右侧第 2 骶神经后支的粘连和瘢痕。③第 3、第 4 支针刀松解左右两侧第 3 骶后孔。分别在第 1、2 支针刀的基础上向下 2cm 定位。如无法定位，可以在电视透视下定位。针刀松解参见第 1、2 支针刀松解方法。④第 5、第 6 支针刀松解左右两侧第 4 骶后孔。分别在第 3、4 支针刀的基础上向下 2cm 定位。如无法定位，可以在电视透视下定位。针刀松解参见第 1、2 支针刀松解方法。

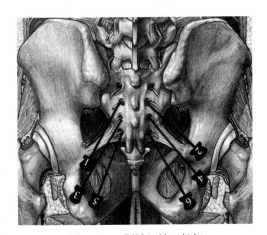

图 13-26　骶神经针刀松解

2. 第 2 次针刀

调节相关经络电生理线路。

（1）体位：仰卧位。

（2）体表定位：关元、中极、三阴交、肾俞。

（3）消毒：将施术部位用碘伏消毒 2 遍，然后铺无菌洞巾，使治疗点正对洞巾中间。

（4）麻醉：1% 利多卡因局部麻醉。

（5）刀具：汉章 I 型针刀。

（6）针刀操作：①在脐正下方 3 寸处（关元穴）定一点，刀口线和人体纵轴平行，针刀体与皮肤平面垂直刺入 0.8cm，纵行剥离 2~3 下。②在脐正下方 4 寸处（中极穴）定一点，刀口线和人体纵轴平行，针刀体与皮肤平面垂直刺入 0.8cm，纵行剥离 2~3 下。③在双侧小腿前内侧面的下部，当内踝尖上 3 寸及胫骨内侧缘后方凹陷处（三阴交穴）定两点，刀口线和人体纵轴平行，针刀体与皮肤平面垂直刺入 1cm，刺入纵行剥离 2~3 下。④在第 2 腰椎棘突下左右各旁开 1.5 寸（肾俞穴）定两点，刀口线和人体纵轴平行，针刀体与皮肤平面垂直刺入 1cm，纵行剥离 2~3 下。注意剥离时，速度应慢。

【针刀术后手法治疗】

针刀术后应根据患者的具体情况决定是否配合手法治疗。如属于相关椎体位移，针刀术后立即进行手法治疗；如属于脊柱区带软组织损伤者，针刀术后在各个进针点处指压 20s，以促进局部的微循环。

【护理措施】

1. 生活起居护理

居住环境应干燥、通风、安静、清洁，保持适当温度、湿度，保持室内空气新鲜，注意避免直接吹风。生活要有规律，避免劳累。

2. 饮食护理

由于慢性盆腔炎的病程较长，患者应注意加强营养，多食用高蛋白、高维生素、易消化吸收的食物，忌腥辣、肥腻、生冷及刺激性饮食。湿热型患者多吃清淡、富有营养食品，寒凝患者可多食蔬菜、羊肉、大枣、糯米等。可每日将蒜泥 20g、新鲜益母草 500g 炒熟服用。

3. 情志护理

加强对患者的心理疏导。慢性盆腔炎患者由于患病时间长，反复发作，对治疗失去信心，又因被疾病长期折磨易产生急躁情绪。因此，在治疗过程中一定要向患者解释疾病发生、发展的具体情况，帮助患者做好思想准备，增强其战胜疾病的信心，使其保持心情舒畅，主动配合治疗。也有个别患者轻视此病，导致病情加重，后患无穷，对这类患者要言明利害，劝其及早防治。应特别注意为新患者细心介绍病房环境及注意事项。多与患者谈心，讲解该病的一般知识及护理常规，解除患者的消极心理。

4. 疼痛的护理

慢性盆腔炎的主要症状是腹痛，疼痛较急性盆腔炎轻，患者一般能够耐受。通过与患者谈心，分散其注意力，缓解疼痛。用热食盐袋热敷下腹部也可使疼痛减轻。

5. 健康教育

疾病康复后，应及时向患者发放健康教育处方，嘱咐患者注意会阴部清洁干燥，勤洗勤换，经期、产后、流产后应用无菌会阴垫，以预防感染，提倡淋浴，积极治疗外阴炎、阴道炎和宫颈炎，防止逆行感染，做好避孕措施。节制房事，炎症发作期与月经期均禁止性交和盆浴，尽量避免冒雨涉水，感受寒邪，尤其经期应注意腹部保暖，保持大便通畅。

（廖晓英）

第一节 黄褐斑

【概述】

黄褐斑（图 14-1）亦称肝斑、蝴蝶斑，是一种常见的发生于颜面部的局限性淡褐色到深褐色的色素沉着性皮肤病，多见于中青年妇女，一般认为与内分泌激素代谢异常有关。黄褐斑的发病机制复杂，影响因素众多，西医无统一认识和特效治疗手段。中医目前关于黄褐斑辨证分型也无统一的标准，不同医家持有不同的观点，无法制定统一的治疗方法，不利于临床推广应用。针刀整体松解疗效好。

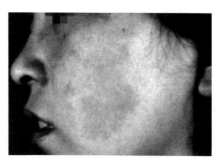

图 14-1 黄褐斑

【针刀应用解剖】

皮肤覆盖在人体表面，直接与外部环境接触。成人皮肤面积平均为 1.6m^2，约占人体体重的 16%。皮肤在消化、呼吸、泌尿生殖管道的开口处与黏膜相延续，在眼睑边缘与结膜相连。皮肤有多种感受器和丰富的感觉神经末梢分布，能感觉冷、温、痛、触和压等刺激。脂肪组织是人体的机械减震装置，可保护深层组织免受异常力学损伤，同时可增加皮肤的张力，使皮肤有一定的活动度。

皮肤分为上皮性的表皮和结缔组织性的真皮两部分。从表皮衍生来的附属器官有毛发、指（趾）甲，其内大量的脉管和神经，以及真皮内的皮脂腺、汗腺等腺体。真皮内有适用于各种感觉和生理代谢活动的感受器（图 14-2）。

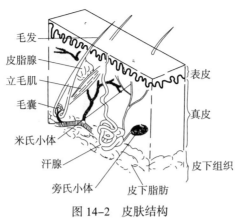

图 14-2 皮肤结构

1. 表皮

表皮属复层鳞状上皮，主要由角朊细胞、黑色素细胞、朗格汉斯细胞及少量淋巴细胞和 Merkel 细胞组成。

角朊细胞是由外胚层分化而来的上皮细胞，占细胞总数的 80% 以上。角膜细胞之间有一定间隙，可见细胞间桥，即电镜下所见的桥粒。根据细胞的分化特点，表皮由内向外依次分为基底层、棘层、颗粒层、透明层和角质层。基底层借助基底膜带与真皮连接。

（1）基底层：位于表皮最外层，又名生发层。仅为一层柱状或立方状的基底细胞，是分裂增生能力最强的一层。

（2）棘层：位于基底层上方，由 4~10 层棘细胞组成。棘细胞的张力原纤维特别丰富，维持细胞间连接，以适应皮肤的伸张牵引等外力的机械作用。

（3）颗粒层：位于棘层之上，由 2~4 层梭形细胞组成。

（4）透明层：仅见于掌跖等角膜质层肥厚的表皮区，该层是防止水及电解质通过的屏障。

此外，基底膜带位于表皮和真皮之间，除紧密连接真皮外，还有渗透和屏障作用。表皮无血管，营养物质可通过此带进入表皮，代谢产物则通过此带进入真皮，但又限制分子量大于 40000 的大分子物质通过。当基层膜带损伤时，炎症细胞、肿瘤细胞和一些大分子可通过此带进入表皮。

2. 真皮

由胶原纤维、弹力纤维、细胞和基质组成，又分为乳头层和网状层，层间无明显界限。乳头层内有丰富的毛细血管和毛细淋巴管，并有游离神经末梢和 Meissner 小体。乳头层下方为网状层，内含较大的血管、淋巴管、神经及皮肤附属器、肌肉等。

（1）胶原纤维：是真皮结缔组织的主要成分。乳头层的胶原纤维细小，不成束，方向不规则，网状层的胶原纤维较粗，囊状，呈水平方向排列。

（2）网状纤维：较细，分支互相交织成网状。主要分布在乳头层的皮肤附属器、血管和神经周围及基底膜带的网状板等处。

（3）弹力纤维：较细，呈波浪状缠绕在胶原纤维之间。它使皮肤具有弹性，拉长后可恢复原状。

（4）基质：为无定形均质状物质，充填于纤维和细胞之间，主要化学成分为糖胺聚、水、电解质、血浆蛋白等。糖胺聚使基质形成有许多微小孔隙的分子立体构型。小于孔隙直径的物质可自由通过，进行物质交换，大于孔隙者（如细菌）则被限于局部，有利于吞噬细胞进行吞噬和消灭。

（5）细胞真皮：结缔组织，可见纤维细胞、肥大细胞、巨噬细胞、淋巴细胞和其他白细胞。

3. 皮下组织

真皮下方为皮下组织，由疏松结缔组织及脂肪小叶组成，又称皮下脂肪层，此层内有汗腺、毛囊、淋巴管及神经等。

4. 附属器

由表皮衍生而来，包括毛发、毛囊、皮脂腺、汗腺及指（趾）甲等。

5. 血管、淋巴管、肌肉和神经

（1）血管：皮肤的血管来源于肌肉动脉的皮穿支、肌间隙的分支及皮动脉的终末支。动脉由深层进入皮肤，共形成4层血管网，即首先在皮肤脂肪和真皮交界处形成真皮下血管网，由此血管网发出分支形成真皮内血管网到皮肤附件，再由上行小动脉延伸到乳突下，形成乳突下血管网，并由此发出小动脉终末支到乳突，构成毛细血管网（图14-3）。

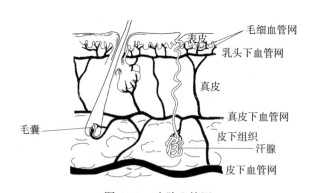

图 14-3　皮肤血管网

（2）淋巴管：皮肤的淋巴管比较发达。盲端起自真皮乳头的结缔组织间隙，汇集成皮下淋巴网。由于毛细淋巴管内压力低于毛细血管及周围组织间隙，且通透性较大，所以皮肤中的游离细胞、病理产物、细菌、肿瘤细胞等均易达到淋巴结，在淋巴结内被吞噬，或引起免疫反应，甚至进一步扩散。

（3）肌肉：皮肤的平滑肌主要包括立毛肌、阴囊肉膜、乳晕的平滑肌和血管壁中的平滑肌。面部表情肌和颈部颈阔肌属横纹肌。

（4）神经：皮肤中有感觉神经及运动神经。皮肤的感觉神经末梢可分为末端变细的游离神经末梢（主要分布于表皮下及毛囊周围）、末端膨大的游离神经末梢、有囊包括的神经末梢（只占皮肤感觉器的一小部分，形态结构特殊，而且多位于感觉敏感的特定部位，主要有环层小体、触觉小体、Ruffini 小体等）。皮肤交感神经肾上腺素能纤维支配立毛肌、血管和一部分汗腺。局泌汗腺分泌细胞受交感神经的胆碱能纤维支配。

皮肤具有保护作用、感觉作用及调节体温等生理功能。表皮、真皮和皮下组织构成一个完整的屏障结构，对机械性刺激、物理性损害、化学性损伤和微生物的侵袭有防御和保护作用。皮肤的多种感受器可正确地辨别外界事物。皮肤在体温调节中起着十分重要的作用，体温的发散主要通过汗腺分泌、呼吸及生理排泄等途径完成。防止体温低下则有赖于皮肤血管收缩、立毛肌收缩和汗腺分泌减少等。此外，皮肤还有物质代谢、再生等作用。

【病因病理】

目前黄褐斑的病因尚不清楚，常认为与内分泌功能改变有关，见于妇女妊娠期、口服避孕药者及其他因素。妇女妊娠期的黄褐斑（妊娠性黄褐斑）开始于妊娠 3~5 个月，分娩以后色素斑渐渐消失。面部色素沉着可能是由于雌激素与黄体酮联合作用，刺激黑色素细胞，而孕激素促使黑素体转运和扩散，增加了黑色素的生成促使色素沉着。

黄褐斑在皮肤中的病理改变是表皮中色素过度沉着，真皮中噬黑素细胞有较多的色素。真皮血管和毛囊周围有少许淋巴细胞浸润。

针刀医学认为，黄褐斑是头面部弓弦力学系统的力平衡失调，面部的弓弦力学结构出现粘连、瘢痕、挛缩，导致皮肤应力异常。随着病情的发展，面部软组织的粘连、瘢痕又引起颈部的弓弦力学系统的粘连和瘢痕，卡压了支配面部的神经和血管，使皮肤营养不足，局部微循环障碍，引起皮肤色素沉着。

【临床表现】

皮损为淡褐色或黄褐色斑，边界较清，形状不规则，对称分布于眼眶附近、额部、眉弓、鼻部、两颊、唇及口周等处，无自觉症状及全身不适。在夏天强烈阳光照晒后、月经行经期、孕期时，色素斑色素加深变黑。分娩后或停用避孕药后部分患者色素斑可以减退，甚至消失。但大多数患者病程难以确定，可持续数月或数年而不退。

【诊断要点】

本病是一种比较常见的色素性皮肤病，不难诊断。好发于女性面颊部、鼻梁、口唇周围，其为褐色或淡黑色的斑，形状、大小不等，表面光滑，不痛不痒，呈对称性分布，状如蝴蝶。

【针刀治疗】

（一）治疗原则

依据人体弓弦力学系统理论及疾病病理构架的网眼理论，黄褐斑是面部弓弦力学系统力平衡失调所致。用针刀调节面部的弓弦力学的异常应力，恢复面部皮肤等软组织的营养，可使其恢复正常，瘢痕消失。

（二）操作方法

1. 第1次针刀

松解面部动静态弓弦力学系统的粘连、瘢痕和挛缩。

（1）体位：仰卧位。

（2）体表定位：面部皮肤、皮下及弓弦结合部。

（3）消毒：将施术部位用碘伏消毒2遍，然后铺无菌巾，使治疗点正对洞巾中间。

（4）麻醉：用1%利多卡因局部浸润麻醉，每个治疗点注药1ml。

（5）刀具：Ⅰ型4号直形针刀。

（6）针刀操作（图14-4）：①第1支针刀松解额中部软组织的粘连、瘢痕。刀口线与人体纵轴一致，针刀体与皮肤垂直。严格按四步进针刀规程进针刀，针刀经皮肤、皮肤组织、筋膜达额骨面。纵疏横剥3刀，然后调转刀口线90°，铲剥3刀，范围0.5cm。②第2支针刀松解右侧额部软组织的粘连、瘢痕。刀口线与人体纵轴一致，针刀体与皮肤垂直。严格按四步进针刀规程进针刀，针刀经皮肤、皮下组织筋膜达额骨面。纵疏横剥3刀，然后调转刀口线90°，铲剥3刀，范围0.5cm。然后提针刀于真皮内，针刀体与皮肤平行，向左提插切割3刀，范围0.5cm，以松解真皮层内的粘连和瘢痕。③第3支针刀松解右侧颧部软组织的粘连、瘢痕。刀口线与人体纵轴一致，针刀体与皮肤垂直。严格按四步进针刀规程进针刀，针刀经皮肤、皮下组织筋膜达颧骨面。纵疏横剥3刀，然后调转刀口线90°，沿颧骨骨面上下铲剥3刀，范围0.5cm。然后提针刀于真皮内。针刀体与皮肤平行，向左提插切割3刀，范围0.5cm，以松解真皮层内的粘连和瘢痕。④第4、5支针刀松解左侧额、颧部软组织的粘连、瘢痕。针刀操作方法与第2、3支针刀的操作方法相同。⑤第6支针刀松解左侧颌部软组织的粘连、瘢痕。刀口线与人体纵轴一致，针刀体与皮肤垂直。严格按四步进针刀规程进针刀，针刀经皮肤、皮肤组织筋膜达下颌角骨面，纵疏横剥3刀，然后调转刀

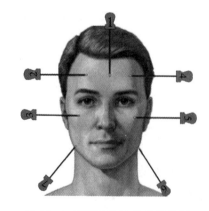

图14-4　黄褐斑第1次针刀松解

口线 90°，向下铲剥 3 刀，当刀下有落空感时停止进针刀，一般铲剥的范围 0.5cm。然后提针刀于真皮内，针刀体与皮肤平行，向左提插切割 3 刀，范围 0.5cm，以松解真皮层内的粘连和瘢痕。⑥第 7 支针刀松解右侧颌部软组织的粘连、瘢痕。针刀操作方法与第 6 支针刀的操作方法相同。

2. 第 2 次针刀

松解眼眶附近、额部、眉弓、鼻部、两颊、唇及口周等处皮下硬节及条索。

（1）体位：仰卧位。

（2）体表定位：眼眶附近、额部、眉弓、鼻部、两颊、唇及口周等处皮下硬节及条索。

（3）消毒：将施术部位用碘伏消毒 2 遍，然后铺无菌巾，使治疗点正对洞巾中间。

（4）麻醉：用 1% 利多卡因局部浸润麻醉，每个治疗点注药 1ml。

（5）刀具：Ⅰ型 4 号直形针刀。

（6）针刀操作（图 14-5）：①第 1 支针刀松解右侧眉部皮肤、皮下的硬节和条索。从硬节和条索处进针刀，刀口线与人体纵轴一致，针刀体与皮肤垂直。严格按四步进针刀规程进针刀，针刀经皮肤、皮下组织筋膜达硬节条索，纵疏横剥 3 刀，然后提插切割 3 刀。②第 2 支针刀松解左眉部皮肤、皮下的硬节和条索。针刀操作方法与第 1 支针刀的操作方法相同。③第 3 支针刀松解右侧鼻翼部的硬节和条索。从硬节和条索处进针刀，刀口线与人体纵轴一致，针刀体与皮肤垂直。严格按四步进针刀规程进针刀，针刀经皮肤、皮下组织筋膜达硬节条索。纵疏横剥 3 刀，然后提插切割 3 刀。④第 4 支针刀松解左眉部皮肤、皮下的硬节和条索。针刀操作方法与第 3 支针刀的操作方法相同。⑤第 5 支针刀松解右侧口角轴的硬节和条索。从硬节和条索处进针刀，刀口线与人体纵轴一致，针刀体与皮肤垂直。严格按四步进针刀规程进针刀，针刀经皮肤、皮下组织筋膜达硬节条索，纵疏横剥 3 刀，然后提插切割 3 刀。⑥第 6 支针刀松解左侧口角轴的硬节和条索。针刀操作方法与第 5 支针刀的操作方法相同。

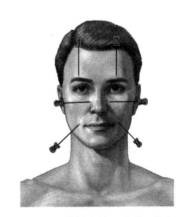

图 14-5　黄褐斑第 2 次针刀松解

【针刀术后手法治疗】

清洁面部皮肤后，医生用大拇指指腹点按患者印堂、攒竹、阳白、头维、太阳、四白、颧髎、地仓、承浆、听宫、听会及翳风、风池。每穴点按 20 次后加揉法 50 次，以渗透皮下为要领。沿着面部皮肤纹理，由下往上用无名指和中指的指腹打圆圈。有 3 条线路，一是承浆到翳风，二是地仓到听会，三是迎香到太阳。每条线路各 20 遍，3 日治疗 1 次，10 次为 1 个疗程。

【护理措施】

1. 生活起居护理

嘱患者注意面部卫生，早睡早起，适度锻炼，选用合适的护肤用品。根据患者口味为其推荐食谱，如绿豆百合美白汤、丝瓜化瘀茶、牛奶核桃饮、柠檬冰糖汁、桃仁牛奶芝麻糊、猪肾薏苡仁粥，忌辛辣刺激。注意日常防晒，多食水果蔬菜，忌香菜和芹菜。鼓励患者多做运动，促进身体代谢。

2. 情志护理

告知患者黄褐斑的病因（内分泌、精神紧张、劳累等），根据患者精神状态及承受能力选择性告诉其病情，多给予鼓励，为其普及疾病知识及治疗功效，帮助患者重拾信心，使其积极配合医师进行治疗。耐心倾听，为患者解答疑惑，借助成功病例提高其治疗依从性。组织患者与医师沟通，消除其疏离感。与患者家属沟通，准确把握患者工作、生活情况及精神状态。评估病情，细心观察纠正患者的不良生活习惯，制订个性化护理方案，以患者个人成就或家庭和谐为切入点与其沟通，取得其信任，为其排解压力。

3. 健康教育

鼓励患者平素多运动，避免熬夜，保持心情愉快，可自行按摩面部等。

（廖晓英）

第二节　痤疮

【概述】

痤疮（图 14-6）俗称青春痘、粉刺、暗疮，中医称面疮、酒刺。多发于头面部、颈部、前胸后背等皮脂腺丰富的部位，是皮肤科常见病、多发病。

痤疮是体内雄性激素增高，促使皮脂分泌旺盛，毛囊皮脂腺管闭塞，加上细菌侵袭而产生的。痤疮的发病与遗传因素、激素分泌、胃肠障碍及药物、化妆品使用不当等有关，多数发生于 15~30 岁。痤疮主要有非炎症性和炎症性皮损。非炎症性皮损即粉刺。依据粉刺是否有开口，又分为黑头粉刺和白头粉刺。炎症性皮损有多种表现，如丘疹、脓疱、结节和囊肿等。皮损好发于面颊、额部和鼻唇沟，其次是胸部、背部等。

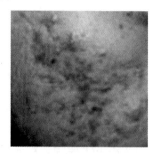

图 14-6　痤疮

【针刀应用解剖】

参见黄褐斑的针刀应用解剖。

【病因病理】

痤疮的产生与内分泌有密切的关系，青春期以前极少发病，性功能丧失或减退的人不发病，性功能降低的人（如应用睾丸酮）可促进痤疮的发生，促皮质素或皮质类固醇激素的使用常引起痤疮性皮疹。女性在月经前常有痤疮发作，妊娠期痤疮症状减轻。雄激素和雌激素在男女体内有不同比率，比率的改变可能导致痤疮出现。皮脂腺的发育和分泌也与雄性激素增加有关，其中睾酮增加皮脂腺活动性的作用最强，孕酮与肾上腺皮质中的脱氢表雄酮（DHA）也参与作用，后者在初期痤疮中可能起重要作用。睾酮在皮肤中经 8-α 还原酶作用转化成活性更高的 5-α 双氢睾酮，刺激皮脂腺细胞周转和脂类合成，引起皮脂分泌增多，产生又浓又多的皮脂，不能完全排泄出去，渐渐聚集在毛囊口内。同时，毛囊导管在雄激素作用下而过度角化，毛囊壁肥厚，阻止皮脂排泄，毛囊壁上脱落的上皮细胞增多，与浓稠的皮脂混合成为干酪状物质，栓塞在毛囊口内形成粉刺，之后暴露在毛囊口外的顶端渐渐干燥，又经过空气的氧化作用、黑色素的沉积、尘埃的污染而变色形成黑头粉刺。毛囊中存在的痤疮棒状杆菌、白色葡萄球菌和卵圆形糠疹芽孢菌，特别是痤疮棒状杆菌含有使皮脂分解的酯酶，毛囊内的皮脂被脂酶分解而产生较多的游离脂肪酸，这些游离的脂肪酸能使毛囊及毛囊周围发生非特殊性炎性反应。粉刺壁极微的溃疡及游离脂肪酸进入附近真皮，再加上黑头粉刺挤压附近的细胞，使它们的抗菌力下降，容易感染，引起炎症，引发丘疹、脓疱、硬节、结节及脓肿。

近年来，有人认为痤疮与免疫有关。在患者的体液免疫中，血清中人体免疫球蛋白水平增高，并随病情加重而增高，这与痤疮棒状杆菌在患者体内产生抗体，循环抗体到达局部参与早期炎症的致病过程有关。

有人证明痤疮的发生与患者体内的微量元素含量有关。锌低可能会影响维生素 A 的利用，促使毛囊皮脂腺的角化；铜低会削弱机体对细菌感染的抵抗力；锰升高可使体内脂肪代谢、性激素分泌受到一定影响，可能与痤疮发病有一定的关系。

此外，痤疮发病还与遗传因素有关。除上述因素外，动物脂肪及糖类食物摄入过量，消化不良或便秘等胃肠障碍，精神紧张，湿热气候等因素对痤疮患者有不利的影响。接触矿物油类或碘化物、溴化物，内服激素及某些其他药也可加剧痤疮的恶化。

针刀医学认为，痤疮是面、颈部弓弦力学系统的力平衡失调，弓弦力学结构出现粘连、瘢痕、挛缩，导致皮肤应力异常，随着病情的发展，面部软组织的粘连、瘢痕又引起颈部弓弦力学系统的粘连和瘢痕，使局部微循环障碍，代谢产物聚集，皮肤的分泌功能障碍，引发临床表现。

【临床表现】

痤疮基本表现为毛囊性丘疹，中央有一黑点，称黑头粉刺；周围色红，挤压有米粒样白色脂栓排出，另有无黑头、呈灰白色的小丘疹，称白头粉刺。若发生炎症，粉刺发红，顶部发生小脓疱，可影响容貌。破溃痊愈后，可遗留暂时性色素沉着，或有轻度凹陷的瘢痕，有的形成结节、脓肿、囊肿、瘢痕等多种形态的伤害，甚至破溃后形成多个窦道和瘢痕，严重者呈橘皮脸。临床上常以一两种损害较为明显，往往同时存在油性皮脂溢出而并发头面部脂溢性皮炎。此时面部油腻发亮，还可发生成片的红斑，且覆盖上油性痂皮，常年不愈。发病人群以 15~30 岁为主，当年龄增长时，皮肤会慢慢由油转干，随着皮肤油脂的下降，青春痘的程度自然减轻。

【诊断要点】

（1）本病为毛囊性丘疹，好发于面颊、额部和鼻唇沟，其次是胸部、背部。眶周皮肤从不累及。

（2）开始时患者大多有黑头粉刺及油性皮脂溢出，还常有丘疹、结节脓疱、脓肿、窦道或瘢痕。

（3）病程长，多无自觉症状。炎症明显时可引起疼痛和触疼症状。

【针刀治疗】

（一）治疗原则

根据针刀医学对痤疮病因病理的分析及慢性软组织损伤病理构架的网眼理论，用针刀调节面、颈部的弓弦力学系统的异常应力，同时对痤疮部的损伤进行直接松解，恢复面部皮肤等软组织的营养，可使皮肤恢复正常功能。

（二）操作方法

1. 第 1、2 次针刀治疗

参见黄褐斑第 1、2 次针刀治疗。

2. 第 3 次针刀治疗

（1）体位：仰卧位。

（2）体表定位：面部痤疮。

（3）消毒：将施术部位用碘伏消毒 2 遍，然后铺无菌洞巾，使治疗点正对洞巾中间。

（4）麻醉：1% 利多卡因局部定点麻醉。

（5）刀具：面部美容针刀（规格：0.5mm×30mm）。

（6）针刀操作：①第 1 支针刀松解痤疮上部。从痤疮上缘进针刀，刀口线与人体纵轴一致，针刀体与皮肤垂直。严格按四步进针刀规程进针刀，经皮肤、皮下组织达痤疮上部，纵疏横剥 3 刀，再提插切割 3 刀，应切穿痤疮部的硬节组织，然后调转针刀体90°，使针刀与皮肤平行，向下提插切割痤疮。②第 2 支针刀松解痤疮下部。从痤疮下缘进针刀，刀口线与人体纵轴一致，针刀体与皮肤垂直。严格按四步进针刀规程进针刀，经皮肤、皮下组织达痤疮下部，纵疏横剥 3 刀，再提插切割 3 刀，应切穿痤疮部的硬节组织，然后调转针刀体 90°，使针刀与皮肤平行，向上提插切割痤疮，与第 1 支针刀相接（图 14-7）。

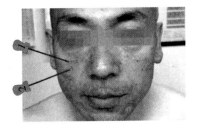

图 14-7　痤疮第 3 次针刀松解

【针刀术后手法治疗】

针刀术后 48h 可采用手法治疗。取印堂、神庭、阳白、鱼腰、太阳、素髎、迎香、禾髎、水沟、地仓，以按揉法为主，每日 1 次，每次 15min。如痤疮已化脓，应避免在痤疮上直接按摩；如痤疮已愈合并形成瘢痕组织，按摩瘢痕组织可使其软化。胃肠功能紊乱者，可取下肢部的足阳明胃经，自上而下推擦 15 遍，并揉足三里 2min，擦手三阳经 15 遍，提拿合谷、鱼际各 2min，按揉肺俞、脾俞、胃俞、三焦俞、大肠俞，均以酸胀为度。沿顺时针方向摩腹 5min。若青春期痤疮者，加揉下肢部的足少阴肾经和足太阳膀胱经。自上而下揉按 15 遍，并揉太溪、三阴交，每穴各 2min，按揉肾俞、命门2min，均以酸胀为度。摩擦涌泉至热为度。

【护理措施】

1. 生活起居护理

嘱患者注意面部卫生，选用合适的护肤用品。忌辛辣刺激，多食水果蔬菜，忌香菜和芹菜。鼓励患者多做运动，促进身体代谢，避免熬夜。

2. 情志护理

针对患者的心理问题，护士要和蔼热情，用通俗易懂的语言做好解释工作，应用相关专业的知识介绍针刀治疗方法、注意事项，列举一些成功治愈的例子，解除患者的顾虑。

3. 健康教育

鼓励患者平素多运动，保持良好的心态，避免熬夜玩游戏或追剧，告知患者平时勤洗手，避免脏手接触面部，避免抓挠面部痤疮部位。

（廖晓英）

第三节　面部皱纹

【概述】

面颈部皮肤常可见条、带状的皱纹线，其出现大多与皮肤老化有关。皱纹是健美的大敌，颜面部常无遮盖，如何推迟皱纹的产生，除去或减轻已经出现的皱纹，是人们关心的问题。采取行之有效的办法将皱纹除去，不仅能延缓生理上的衰老，也有利于改善审美心态，防止心理上的衰老。

【针刀应用解剖】

参见黄褐斑的针刀应用解剖。

【病因病理】

按照皱纹产生的原因，面部皱纹可分为 3 类。

1. 体位性皱纹线

人体凡是运动幅度较大的部位都有宽松的皮肤，以适应肢体完成各种生理运动。处于松弛状态时即自然形成宽窄、长短和深浅不等的皱纹线；当皮肤被拉紧时，皱纹线随即消失；当体位发生改变时，皱纹线出现的部位亦发生改变。这种随体位的不同而出现的皮肤皱纹线称为体位性皱纹线。体位性皱纹线均出现在关节附近，人出生时即已存在，属于正常生理现象，而非皮肤老化表现。例如颈部、肘部和膝部的横行皮肤皱纹线即生来有之，随关节的屈伸状态的不同（即体位的不同），皱纹出现的侧别（前、后、内、外侧）和程度亦不相同，但总是出现在皮肤松弛的一侧。人进入壮年，随着年龄的增加和全身生理功能的降低，皮肤弹性亦逐渐减退，体位性皱纹线逐渐加深、增多，这就是皮肤老化的表现。

2. 动力性皱纹线

动力性皱纹线的产生是面部表情肌收缩牵拉皮肤的结果。表情肌属皮肌，起于骨面或筋膜，止于皮肤，收缩时牵拉皮肤，使皮肤呈现出各种不同形态、大小、深浅的皱纹，同时引起眼、耳、鼻、口等器官在形态、位置上的改变，从而显露出多姿多彩的表情。人类表情肌的数量多，结构精细，功能灵巧，各肌或肌群之间舒缩运动配合完美，从而使动力性皱纹线在形态和程度上也表现出多样性。当表情肌收缩时，肌纤维缩短，牵引皮肤形成与肌纤维长轴相垂直的皮肤皱纹线，这是动力性皱纹线的特点之一；另一特点是此线一旦形成，即使该表情肌未收缩，皱纹线也不会完全消失。因此，动力性皱纹线的出现亦为老化的征象。对于不同的人来说，出现的早晚和轻重不同，这与体质、情绪、工作环境和性质、职业等有关，瘦者或体弱者出现较早，胖者或体健者出现较晚，女性较男性出现早。经常做夸张的面部表情可加速动力性皱纹线的出现或使其程度加重。若皱纹明显加重，则更应视为老化的表现之一。

面部主要的动力性皱纹线（图 14-8）有额纹、眉间纹等。

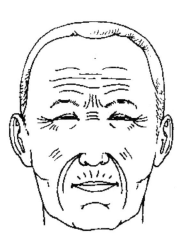

图 14-8　动力性皱纹线

（1）额纹：俗称抬头纹，位于眉和眉间的上方至邻近前额发际处，呈横向排列，为额肌收缩所致，恰与额肌纤维走行方向垂直。沟纹一般为 3~6 条，可分为正中组和外侧组，前者在眉间上方，后者在眉的上方。正中组与外侧组之间可稍有连续或有分叉。外侧组的产生乃额肌直接收缩所致，中间组的产生则系两侧额纹共同牵拉正中皮肤的结果。正常时，左、右额纹对称。额肌受面神经颞支支配，一侧面神经额支同时接受双侧皮质核束发来的冲动，故当面神经核下瘫（下运动神经元损伤）时，病灶侧额肌瘫痪，额纹消失；当面神经核上瘫（上运动神经元损伤）时，两侧额纹均正常存在。

额纹出现较早，少数人于 20 多岁即开始展现。随着年龄的增长，皮肤逐渐老化，弹性下降，额纹也随之加深。坚持每天按摩皮肤，促进血液循环，改善皮肤营养，可延缓额纹的出现或加深。

（2）眉间纹：位于两眉之间，多为 2~3 条，主要为垂直走向，但下部纹常向两侧略呈"八"字形展开，亦与眉间肌纤维方向垂直。

（3）鼻根纹：位于鼻根部，常为 1~2 条，在左、右内眦连线上方，为纵行的降眉间肌收缩所致。

（4）眼睑纹：布于上、下睑皮肤，为眼轮匝肌收缩所致。上睑纹细密明显，中间部呈垂直向，内侧部稍向内上方辐射，外侧部亦逐渐向外上方散开。下睑纹稍粗浅，呈垂直状或稍斜向外下，如有眼袋时皱纹不明显。

（5）鱼尾纹：呈粗细不等的条纹状，沿外眦部作放射状排列，闭眼时因眼轮匝肌收缩致纹理更为明显。随着年龄的增长，皮肤弹性降低而松弛，鱼尾纹会逐渐加深并向两侧稍延伸。

（6）鼻唇沟纹：构成鼻唇沟外侧缘，即位于颊脂垫与口轮匝肌相交处的皮肤皱襞。多为一条，但有时在主纹的内侧或外侧可有一与主纹相平行的次纹，常较短浅。微笑时此纹出现，但年轻人不笑时此纹可消失。中年起此纹则逐渐显露，不笑时也可存在，笑时则更明显。鼻唇沟纹若下延至下颌体下缘，则应视为明显老化的征象。鼻唇沟纹由上唇外上侧呈放射状排列的表情肌收缩所致，在年老者，也有与因皮肤松弛所致的重力性皱纹相混，故亦有将鼻唇沟纹看作混合性皱纹者。

（7）颊纹：位于颊部，鼻唇沟纹的外侧，为一或数条，略与鼻唇沟纹平行。较明显的颊纹常上延过颧部，并可与下睑外侧纹和下部鱼尾纹相连续。其产生原理同鼻唇沟纹，但出现较晚。瘦人的颊纹更为明显。

（8）唇纹：是上、下唇的皮肤皱纹，在唇中部呈垂直状，两侧的纹理渐向外上（上唇）或外下（下唇）倾斜，在口角处则呈放射状排列。唇部缺乏皮下组织，皮肤与口轮匝肌紧连，口轮匝肌又较宽，故皱纹呈现出密而细的特点，红唇处较明显；拱嘴时皮肤部可有 2~3 条粗纹，上唇者较明显。

（9）颏纹：位于颏部，横行走向，多不明显，为颏部肌收缩所致。

（10）耳前纹：位于耳轮脚与颧弓根之间及其上方，呈纵行走向，一般为 1~2 条，老者和瘦者明显。此纹为耳前肌收缩所致。

3. 重力性皱纹

重力性皱纹出现的时间较晚，多在 40 岁以后逐渐产生。其产生机制是骨骼萎缩、肌肉松弛和皮肤弹性减弱，加之皮下脂肪逐渐减少，在重力作用下皮肤松弛下垂。随着年龄增长，上述变化越来越明显，重力性皱纹线也越来越多且加重。因此，在正常情况下，重力性皱纹线的出现亦是老化的征象之一。但体弱多病或重症营养不良的年轻人也可出现重力性皱纹线，呈现出"小老头""小老太"的征象，这种情况就不应视为老化的表现。

重力性皱纹线多发生在骨骼较突出处和肌肉较多处，乃因骨骼和肌肉的萎缩减少了对皮肤的支撑作用，加之皮肤弹性下降，皮肤在重力作用下松弛下垂。

在额部，由于颅顶骨（包括额骨）萎缩，额肌和帽状腱膜松弛，额部皮肤弹性减弱而下垂所致的重力性皱纹线已融于动力性皱纹线，使额部皱纹加深。因此，试图将二者加以区别既无必要也不可能，而且在美容除皱术中也采取同一术式施之。

在睑部，由于皮肤薄，皮下组织疏松，脂肪较少，当眼轮匝肌和额肌（额肌的少部纤维交错止于眼轮匝肌）松弛时，上睑皮肤逐渐下垂形成所谓的"肿眼泡"，以上睑外侧部为甚；在下睑，还因眶隔萎缩，眶内脂肪疝出，致皮肤臃肿下垂，形成所谓的"眼袋"。肿眼泡和眼袋为睑部重力性皱纹的典型代表，明显有碍于美容，只能采取美容手术矫正。

当额肌和皱眉肌萎缩松弛时，眉间皮肤下垂可加重鼻根横纹。

因颧骨萎缩和口周辐射状肌松弛，颊脂体缩小，致使颧、颊部皮肤一并下垂。由于口角皮肤较固定，故下垂皮肤在口角外侧明显臃肿，甚至与松弛的下颌皮肤共同形成"重下颌"。

【临床表现】

面部皱纹增多是人体老化的主要表现之一，随着年龄的增长，皱纹渐渐出现和增多。出现的顺序一般是前额、上下眼睑、眼外眦、耳前区、颊、颈部、下颏、口周。

【诊断要点】

根据患者临床表现可诊断。

【针刀治疗】

（一）治疗原则

依据人体弓弦力学系统理论及疾病病理构架的网眼理论，皱纹是由于面部弓弦力学系统的力平衡失调，在面部产生的条索状瘢痕。用针刀松解面部弓弦力学的粘连和瘢痕，恢复面部皮肤等软组织的营养，就能减少甚至消除皱纹。根据面部皱纹的位置，将其分为4种类型，分别进行针刀整体松解。

（二）操作方法

1. 额部除皱术

（1）体位：仰卧位。

（2）体表定位：额部皮肤、皮下及弓弦结合部。

（3）消毒：将施术部位用碘伏消毒2遍，然后铺无菌巾，使治疗点正对洞巾中间。

（4）麻醉：用1%利多卡因局部浸润麻醉，每个治疗点注药1ml。

（5）刀具：面部专用防滑针刀。

（6）针刀操作（图14-9）：第1、3、4、5、9支针刀松解额部右侧皱纹处软组织的粘连、瘢痕。第2、6、7、8、10支针刀松解额部左侧皱纹处软组织的粘连、瘢痕。①第1支针刀在右侧额部最上皱纹中点定点。刀口线与人体纵轴一致，针刀体与皮肤垂直。严格按四步进针规程进针刀，针刀经皮肤、皮下组织筋膜达额骨面。纵疏横剥3刀，然后调转刀口线90°，贴骨面分别向上向下铲剥3刀，范围0.5cm。②第2支针刀松解额部左侧上部皱纹处软组织的粘连、瘢痕。在左侧额部最上皱纹中点定点，针刀操作方法与第1支针刀相同。③第3支针刀在第1支针刀进针点外2cm定点。刀口线与人体纵轴一致，针刀体与皮肤垂直。严格按四步进针规程进针刀，针刀经皮肤、皮下组织筋膜达额骨面。纵疏横剥3刀，然后贴骨面向内铲剥3刀，范围0.5cm。④第4支针刀在第3支针刀进针点下外1~2cm定点。针刀操作方法与第1支针刀相同。⑤第5支针刀在第4支针刀进针点下内1~2cm定点。针刀操作方法与第1支针刀相同。⑥第6支针刀在第2支针刀进针点外2cm定点。刀口线与人体纵轴一致，针刀体与皮肤垂直。严格按四步进针规程进针刀，针刀经皮肤、皮下组织筋膜达额骨面，纵疏横剥3刀，然后贴骨面向内铲剥3刀，范围0.5cm。⑦第7支针刀在第6支针刀进针点下外1~2cm定点。针刀操作方法与第1支针刀相同。⑧第8支针刀在第7支针刀进针点下内1~2cm

定点。针刀操作方法与第1支针刀相同。⑨第9支针刀在右侧额部最下皱纹中点定点。刀口线与人体纵轴一致，针刀体与皮肤垂直。严格按四步进针规程进针刀，针刀经皮肤、皮下组织筋膜达额骨面，纵疏横剥3刀，然后调转刀口线90°，贴骨面分别向上向下铲剥3刀，范围0.5cm。⑩第10支针刀松解额部左侧最下部皱纹处软组织的粘连、瘢痕。在左侧额部最下皱纹中点定点，针刀操作方法与第9支针刀相同。

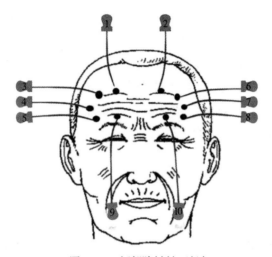

图14-9　额部除皱针刀松解

（7）注意事项：针刀松解时，注意保护表皮层，不可刺开表皮。根据瘢痕长短及瘢痕的轻重程度，相距7日后做第2次松解术。第2次松解重复第1次的操作，只是松解的位置不一样。

2. 鱼尾除皱术

（1）体位：仰卧位。

（2）体表定位：额部皮肤、皮下及弓弦结合部。

（3）消毒：将施术部位用碘伏消毒2遍，然后铺无菌巾，使治疗点正对洞巾中间。

（4）麻醉：用1%利多卡因局部浸润麻醉，每个治疗点注药1ml。

（5）刀具：面部专用防滑针刀。

（6）针刀操作（图14-10）：第1、2、3支针刀松解右侧鱼尾纹处软组织的粘连、瘢痕。第4、5、6支针刀松解左侧鱼尾纹处软组织的粘连、瘢痕。①第1支针刀在右侧鱼尾纹最上尾端（相当于眼眶外3cm上2cm）定点。刀口线与人体纵轴一致，针刀体与皮肤垂直。严格按四步进针规程进针刀，针刀经皮肤、皮下组织筋膜达骨面，纵疏横剥3刀，然后贴骨面分别向内铲剥3刀，范围0.5cm。②第2支针刀在第1支针刀下1~2cm定点。针刀操作方法与第1支针刀相同。③第3支针刀在第2支针刀下1~2cm定点。针刀操作方法与第1支针刀相同。④第4支针刀在左侧鱼尾纹最上尾端（相当于眼眶外3cm上2cm）定点。刀口线与人体纵轴一致，针刀体与皮肤垂直。严格按四步进针规程进针刀，针刀经皮肤、皮下组织筋膜达骨面，纵疏横剥 3 刀，然后贴骨面分别向内铲剥 3 刀，范围 0.5cm。⑤第 5 支针刀在第 4 支针刀下 1~2cm 定点。针刀操作方法与第 1 支针刀相同。⑥第 6 支针刀在第 5 支针刀下 1~2cm 定点。针刀操作方法与第 1 支针刀相同。

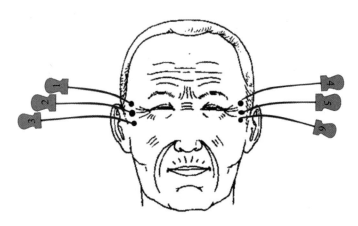

图 14-10　鱼尾除皱针刀松解

（7）注意事项：同额部除皱术。

3. 鼻唇沟纹除皱术

（1）体位：仰卧位。

（2）体表定位：鼻唇部皮肤、皮下，及弓弦结合部。

（3）消毒：将施术部位用碘伏消毒 2 遍，然后铺无菌巾，使治疗点正对洞巾中间。

（4）麻醉：用 1% 利多卡因局部浸润麻醉，每个治疗点注药 1ml。

（5）刀具：面部专用防滑针刀。

（6）针刀操作（图 14-11）：第 1、2、3 支针刀松解右侧鼻唇沟皱纹处软组织的粘连、瘢痕。第 4、5、6 支针刀松解左侧鼻唇沟皱纹处软组织的粘连、瘢痕。①第 1 支针刀在右侧鼻唇沟纹定点。刀口线与人体纵轴一致，针刀体与皮肤垂直。严格按四步进针规程进针刀，针刀经皮肤、皮下组织筋膜达骨面，纵疏横剥 3 刀，然后贴骨面分别向内下铲剥 3 刀，范围 0.5cm。②第 2 支针刀在右侧口角外缘 3~4cm 定点，针刀操作方法与第 1 支针刀相同。③第 3 支针刀在第 2 支针刀下 3cm 定点，针刀操作方法与第 1 支针刀相同。④第 4 支针刀在左侧鼻唇沟纹定点刀口线与人体纵轴一致，针刀体与皮肤垂直。严格按四步进针规程进针刀，针刀经皮肤、皮下组织筋膜达骨面，纵疏横剥 3 刀，然后贴骨面分别向内下铲剥 3 刀，范围 0.5cm。⑤第 5 支针刀在左侧口角外缘 3~4cm 定点，针刀操作方法与第 1 支针刀相同。⑥第 6 支针刀在第 5 支针刀下 3cm 定点针刀操作方法与第 1 支针刀相同。

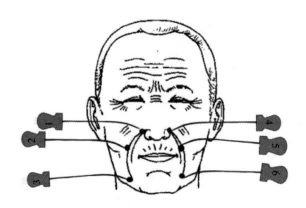

图 14-11　鼻唇沟纹除皱针刀松解

（7）注意事项：同额部除皱术。

4. 面中部除皱术

（1）体位：仰卧位。

（2）体表定位：鼻唇部皮肤、皮下及弓弦结合部。

（3）消毒：将施术部位用碘伏消毒 2 遍，然后铺无菌巾，使治疗点正对洞巾中间。

（4）麻醉：用 1% 利多卡因局部浸润麻醉，每个治疗点注药 1ml。

（5）刀具：面部专用防滑针刀。

（6）针刀操作（图 14-12）：第 1、2、3 支针刀松解右侧面中部皱纹处软组织的粘连、瘢痕。第 4、5、6 支针刀松解左侧面中部皱纹处软组织的粘连、瘢痕。①第 1 支针刀在右侧颧弓外端定点。刀口线与人体纵轴一致，针刀体与皮肤垂直。严格按四步进针刀规程进针刀，针刀经皮肤、皮肤组织筋膜达骨面，纵疏横剥 3 刀，然后调转刀口线 90º，贴骨面分别向上、向下铲剥 3 刀，范围 0.5cm。②第 2 支针刀在右侧颧弓中点定点。针刀操作方法与第 1 支针刀相同。③第 3 支针刀在右侧颧弓内端定点。针刀操作方法与第 1 支针刀相同。④第 4 支针刀在左侧颧弓外端定点。刀口线与人体纵轴一致，针刀体与皮肤垂直。严格按四步进针规程进针刀，针刀经皮肤、皮下组织筋膜达骨

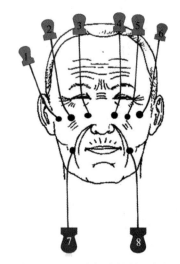

图 14-12　面中部除皱针刀松解

面，纵疏横剥 3 刀，然后调转刀口线 90º，贴骨面分别向上、向下铲剥 3 刀，范围 0.5cm。⑤第 5 支针刀在左侧颧弓中点定点。针刀操作方法与第 1 支针刀相同。⑥第 6 支针刀在左侧颧弓内端定点。针刀操作方法与第 1 支针刀相同。⑦7 支针刀在右侧嘴角定点。针刀操作方法与第 1 支针刀相同。⑧第 8 支针刀在左侧嘴角定点。针刀操作方法与第 1 支针刀相同。

（7）注意事项：同额部除皱术。

【针刀术后手法治疗】

针刀术后 48h 可采用手法治疗，用温水洗面后，患者仰卧。术者坐于患者头前，以橄榄油为递质，双手拇指横置于前额，从中间向两旁竖向交替行抹法约 1min；双手食、中、无名指在两颊由内向外环形行抹法约 1min。双手拇指指腹从内眼角沿鼻翼两侧向下抹 5~10 遍，再用食指和中指内侧面从鼻根向鼻尖擦 3~5 遍，双手拇指指腹从水沟开始环唇抹 5~10 遍。用拇指点按攒竹、鱼腰、太阳、头维、睛明、四白、耳门、听宫、听会、迎香、大迎、颊车、下关 5~10 遍，印堂、水沟、承浆 3~5 遍。用双手食、中、无名指从颊下中央向两侧，再向上抹至两额角，随后拿风池、合谷，结束治疗。

【护理措施】

1. 生活起居护理

嘱患者选用合适的护肤用品，清淡饮食，多食水果蔬菜，忌香菜和芹菜，忌辛辣刺激。加强优质蛋白的摄入，避免因过瘦而产生皱纹。

2. 情志护理

在面部行针刀治疗，患者容易产生紧张情绪，护士要用通俗易懂的语言做好解释工作，用相关专业的知识介绍针刀治疗方法、注意事项，列举一些成功治愈的例子解除患者的顾虑。

3. 健康教育

鼓励患者平素多运动，保持良好的心态，平时自行面部按摩。

（廖晓英）

第四节　眼袋

【概述】

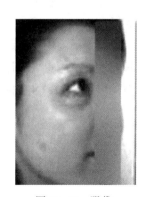

眼袋即下眼睑浮肿，系下睑皮肤、皮下组织、肌肉及眶隔松弛，眶后脂肪肥大，突出形成的袋状突起（图 14-13）。眼睑皮肤很薄，皮下组织薄而松弛，很容易发生水肿现象，产生眼袋。眼袋的形成有诸多因素，遗传是重要因素，且随着年龄增长愈加明显。

图 14-13　眼袋

【针刀应用解剖】

参见黄褐斑的针刀应用解剖。

【病因病理】

眼袋的形成是眶内脂肪堆积过多或下睑支持结构薄弱而使原本的平衡改变，眶内脂肪突破下睑的限制，突出于眶外。眼袋的形成一部分跟遗传有关；一部分因年龄增长，皮肤和肌肉松弛，或睡眠不足，往往有家族遗传史，多见于年轻人，眶内脂肪过多为其主要原因。继发性眼袋多见于中老年人，常常是综合性表现。哭泣、眼睛局部感染及食物、药物或化妆品过敏等原因均可引起眼皮水肿。眼袋不仅使人显得衰老、疲惫，严重的甚至影响视力。

眼袋有真性、假性之分。导致假性眼袋的原因很复杂，随着治疗和病因消除，眼睛水肿会消退。但是因组织增龄老化而产生的真性眼袋，任何药物和化妆品都很难使之消失。而且这种下眼皮的臃肿、松弛、下垂会随着年龄的增长而日渐明显。

针刀医学认为，眼袋是眼部的弓弦力学系统的力平衡失调，在眼部的弓弦结合部及弦的行经路线上出现粘连、瘢痕、挛缩，导致眼部软组织的应力异常，皮肤松弛。

【临床表现】

眼袋的形成原因不同，临床表现也有所差别。

（1）单纯眼轮匝肌肥厚型眼袋：由于遗传性因素，年轻时就有下睑眼袋。其突出特点为靠近下睑缘，呈弧形连续分布，皮肤并不松弛，多见于20~32岁年轻人。

（2）单纯皮肤松弛型眼袋：下睑及外眦皮肤松弛，但无眶隔松弛，故无眶隔脂肪突出，眼周出现细小皱纹，多见于33~45岁的中年人。

（3）下睑轻中度膨隆型眼袋：主要是眶隔脂肪的先天过度发育，多见于23~36岁的年轻人。

（4）下睑中重度膨隆型眼袋：同时伴有下睑的皮肤松弛，主要是皮肤、眼轮匝肌及眶隔松弛，因重力作用脱垂，严重者外眦韧带松弛，睑板外翻，睑球分离，常常出现流泪，多见于45~68岁的中老年人。

【诊断要点】

依据临床表现可以明确诊断。

【针刀治疗】

（一）治疗原则

根据头面部及眼部的弓弦力学系统及慢性软组织损伤病理构架的网眼理论，用针刀松解头面部及眼部弓弦力学的异常应力，可恢复眼部的力学平衡，达到治疗目的。

（二）操作方法

1. 第 1 次针刀

松解头面部动态、静态弓弦力学系统的粘连、瘢痕和挛缩。

（1）体位：仰卧位。

（2）体表定位：面部相应皮肤、皮下及弓弦结合部。

（3）消毒：将施术部位用碘伏消毒 2 遍，然后铺无菌洞巾，使治疗点正对洞巾中间。

（4）麻醉：1% 利多卡因局部定点麻醉。

（5）刀具：面部美容针刀（0.5mm×30mm）或 I 型 4 号弧形针刀。

（6）针刀操作（图 14-14）：①第 1 支针刀松解右侧额肌及筋膜的粘连、瘢痕。刀口线与人体纵轴一致，针刀体与皮肤垂直。严格按四步进针刀规程进针刀，针刀经皮肤、皮肤组织筋膜达额骨面，纵疏横剥 3 刀，然后调转刀口线 90°，分别向上向下铲剥 3 刀，范围不超过 1cm。②第 2 支针刀松解左侧额肌及筋膜的粘连、瘢痕。刀口线与人体纵轴一致，针刀体与皮肤垂直。严格按四步进针刀规程进针刀，针刀操作方法与第 1 支针刀相同。③第 3 支针刀松解右侧颞部软组织的粘连、瘢痕。刀口线与人体纵轴一致，针刀体与皮肤垂直。严格按四步进针刀规程进针刀。针刀经皮肤、皮肤组织筋膜达颞骨面，纵疏横剥 3 刀，然后调转刀口线 90°，沿颞骨骨面上下铲剥 3 刀，范围不超过 0.5cm。④第 4 支针刀松解左颞部软组织的粘连、瘢痕。针刀操作方法与第 3 支针刀的操作方法相同。

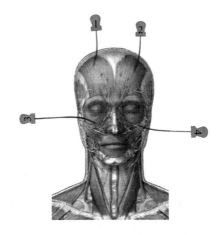

图 14-14　眼袋第 1 次针刀松解

2. 第 2 次针刀

松解眼部周围动态与静态弓弦力学系统的粘连、瘢痕和挛缩。

（1）体位：仰卧位。

（2）体表定位：眼部四周皮肤、皮下及弓弦结合部。

（3）消毒：将施术部位用碘伏消毒2遍，然后铺无菌洞巾，使治疗点正对洞巾中间。

（4）麻醉：1%利多卡因局部定点麻醉。

（5）刀具：面部美容针刀（0.5mm×30mm）或Ⅰ型4号弧形针刀。

（6）针刀操作（图14-15）：①第1支针刀松解眼眶上缘软组织的粘连、瘢痕。在眶上缘正中定点，刀口线与人体纵轴一致，针刀体与皮肤垂直。严格按四步进针刀规程进针刀，针刀经皮肤、皮肤组织筋膜达眶上缘骨面，纵疏横剥3刀，然后调转刀口线90°，分别向下铲剥3刀，范围不超过0.5cm。②第2支针刀松解眶下缘软组织的粘连、瘢痕。在眶下缘正中定点，刀口线与人体纵轴一致，针刀体与皮肤垂直。严格按四步进针刀规程进针刀，针刀操作方法与第1支针刀相同。③第3支针刀松解眶外缘软组织的粘连、瘢痕。在眼眶外缘骨突部定点，刀口线与人体纵轴垂直，针刀体与皮肤垂直。严格按四步进针刀规程进针刀，针刀经皮肤、皮肤组织筋膜达颧骨额突骨面，纵疏横剥3刀，然后调转刀口线90°，沿颧骨骨面内铲剥3刀，范围不超过0.2cm。④第4支针刀松解眶内缘软组织的粘连、瘢痕。在眼眶内缘骨突部定点，针刀操作方法与第3支针刀的操作方法相同。⑤第5支针刀松解两眉连线中点处软组织的粘连。在印堂穴处进针刀，达骨面后纵疏横剥3刀。

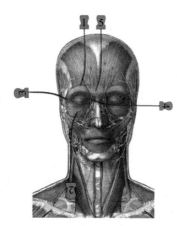

图14-15　眼袋第2次针刀松解

（7）注意事项：眼部解剖精细，神经、血管众多，做眼部周围软组织的针刀松解，必须熟悉眼部的精细解剖及神经、血管的走行方向，否则可能引起严重的并发症。

【针刀术后手法治疗】

针刀术后48h可采用手法治疗，以摩擦类手法为主，配合点、按、揉、叩击等手法。

操作方法：用温水洗面后，患者仰卧，术者坐于患者头前，以维生素E胶囊中的黏稠液为递质，双手拇指横置于前额，从中间向两旁竖向交替行抹法1min左右；双手拇指指腹轻抹上下眼睑10~15次，双手食、中、无名指在两颊由内向外环形行抹法1min左右。双手中指轻敲眼眶1min，双手拇指指腹从内眼角沿鼻翼两侧向下抹5~10遍，再用食指和中指内侧面从鼻根向鼻尖擦3~5遍；用拇指点按印堂、攒竹、鱼腰、太阳、头维、睛明、四白、承泣、耳门、听宫、听会、迎香、大迎、颊车、下关5~10遍；用双手食、中、无名指从颊下中央向两侧，再向上抹至两额角，随后拿风池结束治疗。

【护理措施】

1. 生活起居护理

由于眼睑皮肤很薄，皮下组织薄而松弛，很容易发生水肿现象，从而产生眼袋。平时应合理用眼，避免长时间不动。避免熬夜追剧或玩游戏，保证充足的睡眠。

2. 情志护理

在眼部周围行针刀治疗，患者容易产生紧张情绪，护士要用通俗易懂的语言做好解释工作，应用相关专业的知识介绍针刀治疗方法、注意事项、列举一些成功治愈的例子等，解除患者的顾虑。

3. 健康教育

鼓励患者平素多运动，保持良好的心态，平时可坚持做眼保健操，避免眼周肌肉疲劳。指导患者行眼球的"米"字操运动。

（廖晓英）

第五节　条索状瘢痕挛缩

【概述】

真皮组织的瘢痕挛缩是整形外科的临床常见病，外科手术治疗可以矫正瘢痕挛缩，但手术本身所遗留瘢痕痕迹或损伤皮肤造成血供不良而导致坏死等却是外科手术不能解决的问题。针刀医学的闭合性手术理论从根本上解决了开放性手术本身所引起的瘢痕。根据针刀医学慢性软组织损伤的理论及慢性软组织损伤病理构架的网眼理论，应用针刀闭合性手术的优势来治疗瘢痕挛缩，在临床上能取得非常满意的疗效。

【针刀应用解剖】

参见黄褐斑的针刀应用解剖。

【病因病理】

条索状瘢痕挛缩是组织修复愈合的最终结果，是人体抵抗创伤的一种保护性反应，是一种人体的代偿性修复过程，但不能完全恢复损伤组织的原有形态结构和功能。如果瘢痕没有导致动态平衡失调，就不需要处理，反之则应治疗。

条索状瘢痕多见于烧伤后、外伤后和手术切口，尤其是直线切口愈合之后。其病变

313

部位在真皮层，可位于身体的各个部位，好发于伸屈活动灵活的颈部、关节周围。

【临床表现】

随着条索状瘢痕所在的部位不同，条索状瘢痕挛缩的临床表现各异。如在颈部或关节部位可造成明显的牵拉畸形，伸屈活动受限，跨过发育期的时间长的条索状瘢痕挛缩还可以造成面部和四肢关节的继发性骨发育不良、形态畸形和功能障碍。

表皮的瘢痕呈条索状或片状，让患者伸屈关节，使瘢痕处于紧张状态，垂直于瘢痕长轴可自由横行推动瘢痕，或使瘢痕处于松弛状态，沿瘢痕长轴可自由推动瘢痕说明该瘢痕与深部组织无粘连，中间有脂肪层。

患者的自觉症状是条索状瘢痕所在的部位有牵拉、紧张感，颈部或关节周围软组织酸痛不适，晨起时尤其明显，活动后缓解。

【诊断要点】

（1）病史：烧伤史、外伤史、手术史。

（2）患者的自觉症状明显，一般都可以用手指指出最紧张不适的部位。

（3）触诊：判断瘢痕的厚薄、紧张度、可移动性、与深部组织的关系、粘连与否、挛缩范围。

【针刀治疗】

（一）治疗原则

依据人体弓弦力学系统理论及疾病病理构架的网眼理论，条索状瘢痕挛缩的本质是真皮组织的缺损与挛缩，而瘢痕挛缩是条索状瘢痕内真皮组织的纵向内应力过度增高造成的，其载体是瘢痕内的真皮组织纤维，所以只要用针刀分段切开松解，同时保持表皮的完整和连续性，就可以达到治愈条索状瘢痕挛缩的目的，且不留瘢痕。

（二）操作方法

（1）体位：根据瘢痕位置选用不同的体位，肌肉放松。

（2）体表定位：与瘢痕纵轴平行左右旁开 1cm，瘢痕纵轴两端旁开 1cm。

（3）消毒：将施术部位用碘伏消毒 2 遍，然后铺无菌巾，使治疗点正对洞巾中间。

（4）麻醉：用 1% 利多卡因局部浸润麻醉，每个治疗点注药 1ml。

（5）刀具：Ⅰ型 4 号直形针刀。

（6）针刀操作（图 14-16）：①第 1 支针刀松解瘢痕左侧粘连点。刀口线与重要神经血管平行，针刀体与瘢痕成45°。从体表定位点进针刀，针刀经刺入表皮后，向瘢痕方向进针刀，用提插刀法切开瘢痕真皮层。②第2支针刀松解瘢痕右侧粘连点。针刀操作参照第1支针刀松解方法。③第3支针刀松解瘢痕顶端粘连点。刀口线与重要神经血管平行，针刀体与瘢痕成45°，从体表定位点进针刀，针刀经刺入表皮后，沿瘢痕纵轴方向进针刀，用提插刀法切开瘢痕真皮层。④第4支针刀松解瘢痕另一端粘连点。针刀操作参照第3支针刀松解方法。

（7）注意事项：①针刀松解时，注意保护表皮层，不可刺开表皮。②根据瘢痕长短及轻重程度，相距7日后做第2次松解术。第2次松解重复第1次的操作，松解瘢痕对侧位置。③关节周围的瘢痕如影响了关节功能，针刀松解参照创伤性关节性关节强直的针刀治疗。

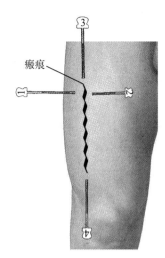

图 14-16　瘢痕针刀松解

【针刀术后手法治疗】

根据瘢痕的部位，施以局部按压手法，对关节周围的瘢痕，术后采用对抗牵引手法，逐渐拉开挛缩的关节周围软组织的粘连。

【护理措施】

1. 生活起居护理

居住环境宜清静，保证患者充分休息。病室内通风通光，温度和湿度适宜，避免干燥。

2. 饮食护理

注意少食或不食辛辣食品，多食易消化的高蛋白、高维生素食物，如牛奶、鸡蛋、鸡鸭肉、鱼肉、蔬菜、水果等，以促进伤口愈合。

3. 情志护理

瘢痕增生和挛缩不仅带来肉体的痛苦，而且影响外观及功能，容易导致患者情绪低落，心理压力较大。护理人员应做好必要的解释，告知患者治疗需要坚持不懈，不可操之过急，消除患者的负面心理，增强其治疗信心。患者亲属和护理人员的情绪对患者心理状态会产生很大的影响，应给予精神上、生活上无微不至的关心，使其保持规律的生活和健康的心态，提高生活质量。

4. 对症处理及护理

（1）伤口护理：预防感染，常规使用抗生素，换药时严格无菌操作，保持敷料整

315

洁，敷料有污染时及时更换。

（2）姿势和功能护理：由于瘢痕挛缩导致的关节活动受限，日久可出现肌肉萎缩及关节僵硬，因此，必须做好关节伸屈、旋转等功能锻炼。活动初期范围不要过大，用力不要过猛，循序渐进地增加活动量。具体方法应根据瘢痕挛缩的部位及关节的功能要求，按医护人员指导的训练方法，掌握后方可进行。功能锻炼的内容包括坚持日常生活自理，如起床、洗漱、饮食、如厕、行走等；坚持职业操作，如持锤、持锯、切菜、抹桌子、扫拖地、打字、绘画、书写、编织等训练。训练时除须得到医护人员的指导外，最关键的要树立信心，从易到难，循序渐进，坚持训练。

（3）术后护理：对瘢痕挛缩患者，可采用瘢痕内强度破坏松解手术，术后加压包扎，使患者感觉压迫部位有紧缩感，从而限制瘢痕增生。拆线后可改用弹力套、弹力衣裤、弹性敷料或弹力拉锁等，持续半年至一年，直到切口周围皮肤平坦、松软。术后可用苯海拉明注射液 20~40mg 和透明质酸酶注射液 1500U 注射，3 日后加压包扎。对于瘢痕体质的患者，术后常规采用放射疗法 3 日可抑制瘢痕纤维增生，预防瘢痕挛缩复发。

5. 健康教育

嘱咐患者尽量避免一切不利因素的刺激，如尘埃、吸烟、晒太阳、出汗、激烈活动等。指导并教会患者或家属出院后做被动功能训练，包括皮肤按摩、关节活动、温水浸泡、涂擦润肤霜等，每日不少于两次。在不做功能训练的空闲时间要戴弹力手套，防止术后部位再次挛缩。

（廖晓英）

第六节　肥胖症

【概述】

肥胖症是指人体脂肪积聚过多而造成体重增加的疾病，是临床常见的一种代谢性和营养性疾病。进食热量多于人体消耗量而以脂肪形式储存于体内，使体重超过理想体重 20% 者称为肥胖，超过理想体重 10% 又不到 20% 者称为超重。也可以体重指数超过 24（kg/m²）作为诊断肥胖的标准。临床上以体重增加、皮下脂肪增厚为特征。中重度肥胖还兼有其他并发症。

【针刀应用解剖】

参见黄褐斑的针刀应用解剖。

【病因病理】

西医学认为，肥胖症是一组异质性疾病，是遗传因素、环境因素等多种因素相互作用的结果。脂肪的积聚是摄入的能量超过消耗的能量，多食或消耗减少，或两者兼有，均可引起肥胖，但这一能量平衡紊乱的原因尚未阐明。肥胖症有家族聚集倾向，但遗传基础未明，不排除共同饮食、活动习惯的影响。环境因素主要是饮食和体力活动，进食多、喜甜食或油腻食物、快餐、在外用餐等使能量摄入增多。饮食构成中，脂肪比糖类更容易引起脂肪积聚。体力活动不足使能量消耗减少，从而影响肥胖症的发生。

中医学认为，肥胖症发生多为饮食不节，嗜食肥甘，贪图安逸，使肺、脾、胃、肾功能失调所致。病机有虚实两端，早则多实，久则多虚。胃主受纳，脾主运化，实者胃中积热，消谷善饥，能食而肥；久之脾胃功能虚损，运化失职，水液代谢失常，湿浊内阻，气机失畅，且病及肺肾，而为虚实夹杂之证。病程久远者，总以脾虚为本，湿、痰为标，也可见有血瘀之变。亦有因先天禀赋不足，或年高真阳衰微，脾阳失于温煦者。

【临床表现】

肥胖症可见于任何年龄，女性较多见，多有进食过多或运动不足史，常有肥胖家族史。轻度肥胖多无其他症状；中重度肥胖症可引起气急、关节痛、肌肉酸痛、体力活动减少及焦虑、忧郁等。肥胖症还可伴随或并发阻塞性睡眠呼吸暂停、胆囊疾病、高尿酸血症和痛风、骨关节病、静脉血栓、生育功能受损及某些癌肿发病率增高等，且麻醉或手术并发症增多。肥胖症及其一系列慢性伴随病、并发症严重影响患者健康、正常生活、工作能力和寿命。

【诊断要点】

（1）体重超过标准 20% 或体重指数超过 24（kg/m^2）。

（2）男性腰围 ≥ 85cm，女性腰围 ≥ 80cm 为腹型肥胖。

（3）用 CT 或 MRI 扫描腹部第 4~5 腰椎水平面计算内脏脂肪面积时，以腹内脂肪面积 ≥ $100cm^2$ 作为判断腹内脂肪增多的切点。

【针刀治疗】

（一）治疗原则

针刀医学依据调节肥胖症患者腹部、腰部及四肢部相关经络的电生理线路，选取手足阳明经穴、足太阴经穴、足太阳经穴、任脉及督脉腧穴进行治疗，达到减肥之效果。

（二）操作方法

1. 第 1 次针刀

调节腹部经络的电生理线路。

（1）体位：仰卧位。

（2）体表定位：中脘、水分、天枢、关元、气海。

（3）消毒：将施术部位用碘伏消毒 2 遍，然后铺无菌洞巾，使治疗点正对洞巾中央。

（4）麻醉：1% 利多卡因局部定点麻醉。

（5）刀具：Ⅰ型 4 号直形针刀。

（6）针刀操作（图 14-17）：①中脘穴在上腹部，前正中线上，脐上 4 寸，刀口线和人体纵轴平行，针刀体与皮肤平面垂直刺入 0.8cm，行纵行疏通、横行剥离 2~3 刀。②水分穴在上腹部，前正中线上，脐上 1 寸。刀口线和人体纵轴平行，针刀体与皮肤平面垂直刺入 0.8cm，行纵行疏通、横行剥离 2~3 刀。③天枢穴在腹部，横平脐中，前正中线旁开 2 寸。刀口线和人体纵轴平行，针刀体与皮肤平面垂直刺入 0.8cm，行纵行疏通、横行剥离 2~3 刀。④气海穴在下腹部，前正中线上，当脐中下 1.5 寸。刀口线和人体纵轴平行，针刀体与皮肤平面垂直刺入 0.8cm，行纵行疏通、横行剥离 2~3 刀。⑤关元穴在下腹部，前正中线上，当脐中下 3 寸。刀口线和人体纵轴平行，针刀体与皮肤平面垂直刺入 0.8cm，行纵行疏通、横行剥离 2~3 刀。

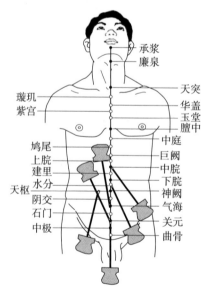

图 14-17　从中脘、水分、天枢、气海、关元穴进针刀方法

2. 第 2 次针刀

调节腰部经络的电生理线路。

（1）体位：俯卧位。

（2）体表定位：肾俞、志室、秩边、承扶。

（3）消毒：将施术部位用碘伏消毒 2 遍，然后铺无菌洞巾，使治疗点正对洞巾中央。

（4）麻醉：1% 利多卡因局部定点麻醉。

（5）刀具：I 型 4 号直形针刀。

（6）针刀操作（图 14-18）：①肾俞穴在腰区，第 2 腰椎棘突下，后正中线旁开 1.5 寸处。刀口线和人体纵轴平行，针刀体与皮肤平面垂直刺入 1.5cm，行纵行疏通、横行剥离 2~3 刀。②志室穴在腰区，第 2 腰椎棘突下，后正中线旁开 3 寸。刀口线和人体纵轴平行，针刀体与皮肤平面垂直刺入 1.5cm，行纵行疏通、横行剥离 2~3 刀。③秩边穴在骶区，横平第 4 骶后孔，骶正中嵴旁开 3 寸。刀口线和人体纵轴平行针刀体与皮肤平面垂直刺入 1.5cm，行纵行疏通、横行剥离 2~3 刀。④承扶穴在大腿后面，臀下横纹的中点。刀口线和人体纵轴平行，针刀体与皮肤平面垂直刺入 1.5cm，行纵行疏通、横行剥离 2~3 刀。

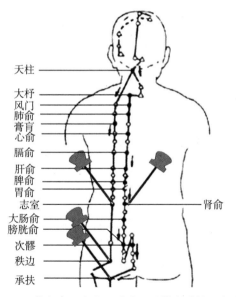

图 14-18　从肾俞、志室、秩边、承扶穴进针刀方法

3. 第 3 次针刀

调节背腰段脊柱弓弦力学系统。

（1）体位：俯卧位。

（2）体表定位：在 T_6~T_{10} 棘突节段上，以正中线旁开 3cm 定点，共 8~10 点。

（3）消毒：将施术部位用碘伏消毒 2 遍，然后铺无菌洞巾，使治疗点正对洞巾中央。

（4）麻醉：1% 利多卡因局部定点麻醉。

（5）刀具：Ⅰ型 4 号直形针刀。

（6）针刀操作：以松解 T_6 棘上韧带、T_6~T_7 棘间韧带及两侧关节囊韧带为例（图 14-19）。①第 1 支针刀松解 T_6 棘上韧带。在 T_6 棘突顶点下缘定位，从棘突顶点进针刀，刀口线与脊柱纵轴平行，针刀经皮肤、皮下组织直达棘突骨面。在骨面上纵疏横剥 2~3 刀，范围不超过 1cm，然后贴骨面向棘突两侧分别用提插刀法切割 2 刀，深度不超过 0.5cm。其他棘上韧带松解方法与此相同。②第 2 支针刀松解 T_6~T_7 棘间韧带。在 T_6 棘突顶点下缘定位，从 T_6 棘突下缘进针刀，刀口线与脊柱纵轴平行，针刀经皮肤、皮下组织直达棘突骨面。调转刀口线 90°，沿 L_4 棘突上缘用提插刀法切割 2~3 刀，深度不超过 1cm。其他棘间韧带松解方法与此相同。③第 3 支针刀松解 T_6 左侧肋横突关节囊韧带。在 T_5~T_6 棘突顶点旁开 3cm 定点，刀口线与脊柱纵轴平行，针刀体与皮肤成 90°，针刀经皮肤、皮下组织、胸腰筋膜、竖脊肌直达横突骨面，沿横突向外到肋横突关节囊，纵疏横剥 2~3 刀，范围不超过 2cm。右侧肋横突关节囊韧带参照左侧操作进行。其余节段参照 T_6 节段进行针刀操作。

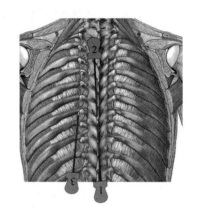

图 14-19　肥胖症第 3 次
针刀松解

（7）针刀术后手法：先松弛背部肌肉及软组织，根据胸椎错位类型，分别选用龙层花整脊手法，用俯卧位双向分压法、旋转分压法、俯卧冲压法、仰卧垫压复位法、立位靠墙垫压复位法或坐位扳肩膝顶复位法，年老或骨质疏松者用悬提摇摆复位法等以纠正脊椎的仰旋、俯旋、侧弯侧摆错位。

4. 第 4 次针刀

调节四肢部经络的电生理线路。

（1）体位：仰卧位。

（2）体表定位：曲池、合谷、足三里、丰隆、三阴交、内庭。

（3）消毒：将施术部位用碘伏消毒 2 遍，然后铺无菌洞巾，使治疗点正对洞巾中央。

（4）麻醉：1% 利多卡因局部定点麻醉。

（5）刀具：选用Ⅰ型 4 号直形针刀。

（6）针刀操作：①曲池穴在肘区，屈肘成直角，在尺泽和肱骨外上髁连线中点凹陷处。刀口线和人体上肢纵轴平行，针刀体与皮肤平面垂直刺入 1cm，行纵行疏通、横行剥离 2~3 刀。（图 14-20）②合谷穴在手背，第 2 掌骨桡侧的中点处。刀口线和人体上肢纵轴平行，针刀体与皮肤平面垂直刺入 1cm，行纵行疏通、横行剥离 2~3 刀（图 14-20）。③足三里穴在小腿外侧，犊鼻下 3 寸，胫骨前嵴外一横指处。刀口线和人体下肢纵轴平行，针刀体与皮肤平面垂直刺入 1cm，行纵行疏通、横行剥离 2~3 刀（图 14-21）。

④丰隆穴在小腿外侧，外踝尖上 8 寸，胫骨前肌外缘。刀口线和人体下肢纵轴平行，针刀体与皮肤平面垂直刺入 1cm，行纵行疏通、横行剥离 2~3 刀。（图 14-21）⑤三阴交穴在小腿外侧，胫骨内侧缘后方凹陷处。刀口线和人体下肢纵轴平行，针刀体与皮肤平面垂直刺入 1cm，行纵行疏通、横行剥离 2~3 刀。⑥内庭穴在足背，在第 2、3 趾间，趾蹼缘后方赤白肉际处。刀口线和人体下肢纵轴平行，针刀体与皮肤平面垂直刺入 0.5cm，行纵行疏通、横行剥离 2~3 刀。（图 14-21）

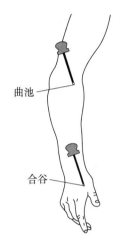

图 14-20　从曲池、合谷穴进针刀

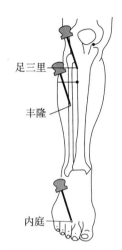

图 14-21　从足三里、丰隆、内庭穴进针刀

【针刀术后手法治疗】

针刀术后 48h 腹部可采用手法治疗，选取任脉、带脉，腧穴取中脘、水分、神阙、天枢、大巨、气海、关元、大横、水道、足三里、丰隆、三阴交，每次选取 6~8 穴。患者仰卧位，全身放松，先顺时针按摩腹部 3min，依次按推腹部的任脉、带脉，每经操作 80~100 次 /min，持续 8min；再点按中脘、水分、天枢、大巨、气海、关元、丰隆、三阴交等穴位，每穴 1min，以酸胀疼痛但能够耐受为宜。行腹部摩法，用手掌推带脉 5min；以神阙为中心，顺时针做摩法，力量由轻到重再转至轻，带动皮下组织运动，速度由慢到快再转至慢，每次 10min，每日 1 次，6 次为 1 疗程。

【护理措施】

1. 饮食护理

合理控制饮食，每天摄入的能量要少于机体消耗的总能量。平时少吃肥腻或含糖量较高的食物，可以多吃一些水果蔬菜，多喝水，不要喝饮料。肥胖患者可能比较多汗，可穿宽松容易吸汗的衣物，保持皮肤清洁干燥，防止皮肤褶皱处出现湿疹。定期洗澡、剪头发、剪指甲等。

2. 心理护理

从社会、家庭、个人等方面了解患者的心理状态，根据实际情况进行心理疏导，使患者以积极的状态来面对肥胖的事实，坚持长期保持合理的生活方式，积极配合医生的治疗方案进行减重，切勿半途而废。

3. 健康教育

肥胖患者进行运动之前要检查皮肤是否有破损，选用合适的护具。明确之前是否有关节损伤或运动的方式是否适合。每日都应坚持进行有氧锻炼，如游泳、慢跑等。

（廖晓英）